全国中等医药卫生职业教育"十二五"规划教材
专家指导委员会

主 任 委 员　高三度（无锡卫生高等职业技术学校）
副主任委员　邓向伟（哈尔滨市卫生学校）
　　　　　　　古蓬勃（运城市口腔卫生学校）
　　　　　　　李俊华（贵州省人民医院护士学校）
　　　　　　　毛春燕（甘肃省中医学校）
　　　　　　　郭积燕（北京卫生职业学院）
　　　　　　　封银曼（郑州市卫生学校）
　　　　　　　王国辰（中国中医药出版社）
委　　　员　（以姓氏笔画为序）
　　　　　　　于　睿（辽宁中医药大学附属卫生学校）
　　　　　　　王　杰（抚顺市卫生学校）
　　　　　　　王发宝（牡丹江市卫生学校）
　　　　　　　韦绪性（安阳职业技术学院）
　　　　　　　尤学平（镇江卫生学校）
　　　　　　　牛东平（北京联袂义齿技术有限公司）
　　　　　　　邓树林（北京市昌平卫生学校）
　　　　　　　刘忠立（山东省青岛卫生学校）
　　　　　　　孙元儒（泰山护理职业学院）
　　　　　　　苏　克（内蒙古自治区人民医院附属卫生学校）
　　　　　　　吴　昊（大同市卫生学校）
　　　　　　　吴　明（新疆巴音郭楞蒙古自治州卫生学校）
　　　　　　　沈丽华（绍兴护士学校）
　　　　　　　张宝琴（西安交通大学医学院附设卫生学校）
　　　　　　　张美林（成都中医药大学附属医院针灸学校）
　　　　　　　张震云（山西药科职业学院）
　　　　　　　胡景团（河南护理职业学院）
　　　　　　　侯再金（四川中医药高等专科学校）
　　　　　　　莫受尧（广东省湛江卫生学校）
　　　　　　　蒋　琪（佛山市南海区卫生职业技术学校）
　　　　　　　程文海（广东省江门中医药学校）
秘 书 长　林超岱（中国中医药出版社）

前　言

"全国中等医药卫生职业教育'十二五'规划教材"由中国职业技术教育学会教材工作委员会中等医药卫生职业教育教材建设研究会组织，全国120余所高等和中等医药卫生院校及相关医院、医药企业联合编写，中国中医药出版社出版。主要供全国中等医药卫生职业学校护理、助产、药剂、医学检验技术、口腔修复工艺专业使用。

《国家中长期教育改革和发展规划纲要（2010－2020年）》中明确提出，要大力发展职业教育，并将职业教育纳入经济社会发展和产业发展规划，使之成为推动经济发展、促进就业、改善民生、解决"三农"问题的重要途径。中等职业教育旨在满足社会对高素质劳动者和技能型人才的需求，其教材是教学的依据，在人才培养上具有举足轻重的作用。为了更好地适应我国医药卫生体制改革，适应中等医药卫生职业教育的教学发展和需求，体现国家对中等职业教育的最新教学要求，突出中等医药卫生职业教育的特色，中国职业技术教育学会教材工作委员会中等医药卫生职业教育教材建设研究会精心组织并完成了系列教材的建设工作。

本系列教材采用了"政府指导、学会主办、院校联办、出版社协办"的建设机制。2011年，在教育部宏观指导下，成立了中国职业技术教育学会教材工作委员会中等医药卫生职业教育教材建设研究会，将办公室设在中国中医药出版社，于同年即开展了系列规划教材的规划、组织工作。通过广泛调研、全国范围内主编遴选，历时近2年的时间，经过主编会议、全体编委会议、定稿会议，在700多位编者的共同努力下，完成了5个专业61本规划教材的编写工作。

本系列教材具有以下特点：

1. 以学生为中心，强调以就业为导向、以能力为本位、以岗位需求为标准的原则，按照技能型、服务型高素质劳动者的培养目标进行编写，体现"工学结合"的人才培养模式。

2. 教材内容充分体现中等医药卫生职业教育的特色，以教育部新的教学指导意见为纲领，注重针对性、适用性以及实用性，贴近学生、贴近岗位、贴近社会，符合中职教学实际。

3. 强化质量意识、精品意识，从教材内容结构、知识点、规范化、标准化、编写技巧、语言文字等方面加以改革，具备"精品教材"特质。

4. 教材内容与教学大纲一致，教材内容涵盖资格考试全部内容及所有考试要求的知识点，注重满足学生获得"双证书"及相关工作岗位需求，以利于学生就业，突出中等医药卫生职业教育的要求。

5. 创新教材呈现形式，图文并茂，版式设计新颖、活泼，符合中职学生认知规律及特点，以利于增强学习兴趣。

6. 配有相应的教学大纲，指导教与学，相关内容可在中国中医药出版社网站

（www. cptcm. com）上进行下载。本系列教材在编写过程中得到了教育部、中国职业技术教育学会教材工作委员会有关领导以及各院校的大力支持和高度关注，我们衷心希望本系列规划教材能在相关课程的教学中发挥积极的作用，通过教学实践的检验不断改进和完善。敬请各教学单位、教学人员以及广大学生多提宝贵意见，以便再版时予以修正，使教材质量不断提升。

中等医药卫生职业教育教材建设研究会

中国中医药出版社

2013 年 7 月

编写说明

《免疫检验技术》旨在介绍免疫学技术及其在医学领域中的应用。本书重点阐述免疫学技术的原理、类型、技术要点、临床应用等。

针对中职中专学生的特点，注重激发学生的学习兴趣，本教材具有以下特色：①每章开头有明确的"知识要点"，以便学生能抓住学习重点；②增加相关"链接"，以拓展学生的视野，提高学生的学习兴趣；③每章配有内容小结和思考题，帮助学生掌握重点内容，把握各知识点之间的联系，便于学生巩固知识，提高技能和解决实际问题的能力。

本教材的编写以"必需、够用"为原则；准确阐释重要概念和知识，重视插图的作用；章节编排格式有新意，章前的知识要点与章后的小结、思考题相呼应，使学生易于抓住重点，并与全国专业技术资格考试相联系，参考历年全国专业技术资格考试真题。教材内容满足了学生从整体上掌握免疫检验技术基本概念和基本知识的需求。教材还将免疫学的基础理论和检验实践紧密结合起来，对免疫学的基本原理、临床上各种免疫性疾病的发病机制及其检验技术做了详细的讲述，同时也反映了免疫学研究、临床实践的新进展。全书重点突出，文图简明扼要，通俗易懂，便于学生对内容的理解和掌握。

《免疫检验技术》适用于三年制中等医药卫生职业教育医学检验技术专业学生，也适用于参加全国卫生专业技术资格临床医学检验专业（士级）考试的人员及其他医学相关专业学生。参加本次教材编写的编者，均是有着丰富教学经验的中等和高等卫生职业教育医学检验专业的一线教师，大家在百忙之中认真完成编写任务，在此对各位编者及对本书的编写提供过帮助的人表示衷心的感谢。免疫检验技术的发展日新月异，鉴于我们的学术水平和写作能力有限，书中难免会有不足之处，希望广大师生在教学实践中对本书多提宝贵意见，以便在修订时加以提高。

《免疫检验技术》

编委会

2013 年 7 月

目 录

第一章 绪 论

知识要点

1. 掌握免疫、免疫学、免疫检验技术的概念及免疫的功能。
2. 熟悉免疫检验技术在医学上的应用及学习任务。
3. 了解免疫的发展简史。

第一节 免疫的基本概念

知识链接

一般来说，在孩子出生48小时内我们都会接种卡介苗，知道为什么吗？——主要是提高机体的免疫功能，接种卡介苗可预防结核病。

一、免疫的概念

免疫（immunity）传统的解释是指免除瘟疫（传染病）。现代免疫是指机体免疫系统识别和排除抗原性异物，借以维持自身生理平衡和稳定的功能。通常免疫对机体是有利的，但在某些情况下，免疫也会造成机体的损伤。

二、免疫的功能

免疫的功能是指机体免疫系统在识别和排除抗原性异物的过程中所发生的各种生物学效应。在免疫功能正常时，能够维持机体内环境的平衡和稳定，是有利的；异常时，可损害机体引起疾病。概括起来，免疫具有以下三大功能：

1. 免疫防御 是指清除进入机体的病原生物及其有害代谢产物。机体免疫系统在正常情况下能发挥有效的抗感染作用；但也有可能对机体造成不利的作用，如防御过强可引起超敏反应，防御低下（或缺陷）可引起机体发生感染或免疫缺陷病。

2. 免疫稳定 是机体免疫系统维持内环境的平衡和稳定的一种生理功能。正常情况下，免疫系统能识别和清除自身衰老死亡的细胞；但如果免疫系统发生清除自身正常的组织和细胞，给机体带来损害，就可发生自身免疫疾病。

3. 免疫监视 是机体免疫系统及时识别和清除体内的突变细胞，发挥抗肿瘤的作用。如果此功能降低，则可发生肿瘤或病毒持续性感染，见表 1 - 1。

表 1 - 1 免疫功能的表现

免疫功能	正常表现（有利）	异常表现（有害）	
免疫防御	清除病原生物及其有害代谢产物，抗感染	过强：超敏反应；	低下：免疫缺陷病
免疫稳定	清除自身衰老死亡、损伤的细胞	自身免疫性疾病	
免疫监视	清除突变细胞，抗肿瘤	发生肿瘤	

第二节 免疫学的发展

知识链接

第一个获得诺贝尔医学奖的人——德国医师贝林，他主要成果是发明了白喉抗毒素。

免疫学（immunology）是研究机体免疫系统防御、识别抗原性异物并与之发生反应的一门学科。是人类与传染病做斗争的过程中发展起来的。免疫学的发展可分为以下三个阶段：

一、免疫学的起始阶段

我国古代医生在治疗天花病人时，发现康复后的天花病人及护理者，或穿过病人痘痂衣服的人不再患上天花，于是就大胆创用了世界上最早的人工疫苗——种人痘苗，即将天花痂粉吹入正常人鼻孔的方法来预防天花（图 1 - 1）。据考证，这种方法在唐代开元年间（公元 713 - 公元 741 年）就已出现，至公元 10 世纪时已在民间广为流行，并逐渐传到国外。据记载，天花流行期间，感染者通常有 15% ~ 20% 的死亡率，而采用接种后的死亡率最多只有 2% ~ 3%，这是中国人对人类预防天花做出的巨大贡献。

到 18 世纪末，英国乡村医生琴纳（Jenner）从挤奶女工患牛痘后不患人类天花的现象得到启发，经过人体试验，于 1798 年公开推行牛痘疫苗。接种牛痘苗成功地消灭了天花，是用免疫预防的方法消灭传染病的最好例证（图 1 - 2）。1980 年 WHO 宣布，危害人类数千年的天花已经在全世界消灭。

二、免疫学的形成阶段

19 世纪中后期，随着显微镜的应用，微生物的发现，明确了微生物是传染病的病原体，促进了免疫学的发展。1880 年法国科学家巴斯德（Pasteur）采用理化和生物学

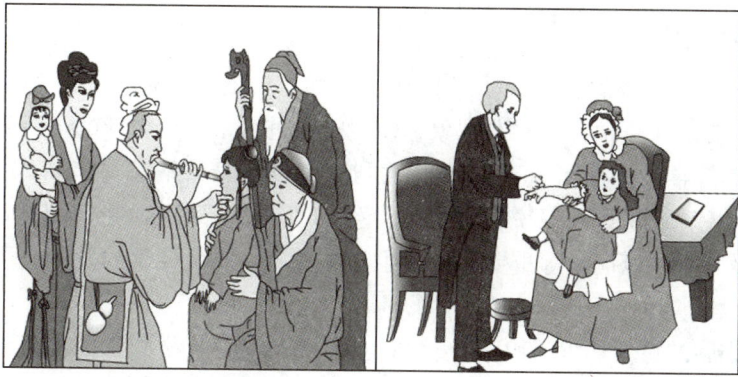

中国古代种人痘　　　　　　Edward Jenner种牛痘

图1-1　种痘图

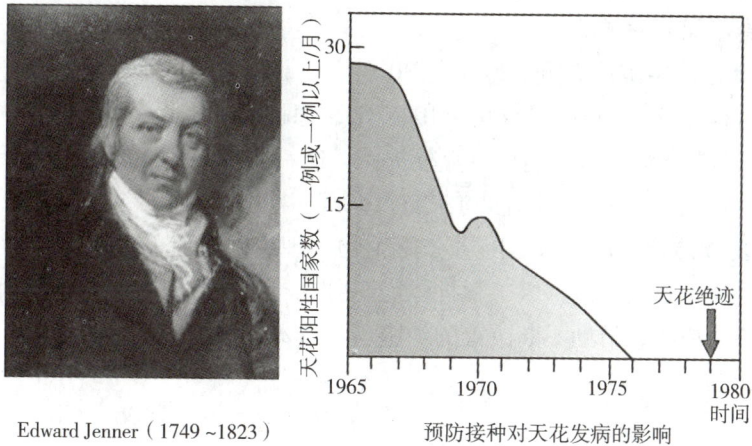

Edward Jenner（1749～1823）　　　预防接种对天花发病的影响

图1-2　Edward Jenner 与天花绝迹

方法，成功制备炭疽减毒活疫苗和狂犬疫苗，将其进行预防接种，有效地预防了传染病的流行，开创了人工主动免疫的方法，促进了疫苗的发展和使用。

1883 年，俄国科学家梅契尼柯夫（Metchnikoff）提出了细胞免疫学说。1890 年德国医师贝林（Behring）和日本学者北里发现了白喉抗毒素，成功治愈了首例白喉病人，制备出白喉及破伤风类毒素并进行预防接种，开创了人工被动免疫的方法；贝林因此在 1901 年获第一个诺贝尔医学奖。1894 年比利时科学家博德特（Bordet）发现了补体，促成了体液免疫学说。1903 年，英国医师瑞特（Wright）发现了调理素，从而将细胞免疫学说及体液免疫学说联系起来。

19 世纪末，随着血清中抗体、补体等成分相继被发现，研究抗原抗体反应的学问——血清学逐渐形成和发展起来。凝集反应、沉淀反应、补体结合反应成为血清学试验的三大经典方法，在免疫学检验中被广泛应用至今。

三、免疫学的飞跃阶段

20 世纪中期后，随着科学技术的迅速发展和实验的深入研究，科学家们以全新的视角来认识、分析免疫学各种实验现象，使免疫学进入了一个崭新的飞跃阶段。

1. 克隆选择学说的提出　1957 年澳大利亚免疫学家贝纳特（Burnet）提出了著名的克隆选择学说，此学说不仅说明了抗体产生的机制，还解释了抗原识别、免疫记忆、自身耐受以及自身免疫应答等重要的免疫生物学现象，对免疫学的发展起了很大的推动作用。

2. 免疫细胞的重新认识　1957 年格里克（Glick）最早发现 B 细胞分化成熟的场所是鸡的腔上囊。1961 年米勒（Miller）等人发现 T 细胞分化成熟的场所是胸腺。自 20 世纪 80 年代以来，先后发现了一系列细胞因子，现已证实细胞因子具有广泛的生理功能，能参与多种疾病过程的发生和发展，同时也可用于临床治疗。到 20 世纪 90 年代，证实细胞毒性 T 细胞（CTL）可通过 Fas/FasL 途径诱导靶细胞发生凋亡，从而对 CTL 的效应机制有了深入的了解。

3. 体液免疫的突破性进展　20 世纪 30 年代后证明了抗体是一种高分子质量的 γ-球蛋白，免疫球蛋白的四肽链结构。1975 年，德国学者柯霍尔（Kohler）和缪斯登（Milstein）利用杂交瘤技术研制出单克隆抗体，这一技术极大地促进了分子免疫学的研究，他们因此获得了 1984 年的诺贝尔奖。

4. 免疫生物治疗　近年来，随着分子生物学理论和技术的发展，从而使应用免疫学获得长足进展。目前，以基因工程抗体为主要导向分子的靶向治疗、基因工程细胞因子等已经在临床应用；借助不断改善的细胞培养技术，细胞免疫疗法已用于多种血液病及肿瘤的治疗。

第三节　免疫检验技术的发展与应用

免疫检验是研究免疫学技术及其在医学领域中应用的一门重要学科。免疫检验技术重点阐述免疫学技术的基本原理、类型、技术要点、临床应用及其方法学评价。

免疫检验技术起源于病原微生物中菌体抗原及其抗体的血清学检测，为鉴定病原菌和检查血清抗体（抗原）提供了可靠方法，并广泛用于传染病诊断和流行病学调查。免疫检验技术应用于临床，至今已经历了一个多世纪。随着免疫学和免疫学技术的迅猛发展，免疫检验技术的应用范围除用于传染性疾病、免疫性疾病、肿瘤、细胞因子、免疫细胞、蛋白质、药物的检验外，已遍及医学检测的各个领域。

以放射性核素、酶、胶体金、生物素 - 亲合素和化学发光物质等作为标志物的免疫标志技术的建立，使免疫检验技术得到质的飞跃发展，基因工程技术、细胞工程技术及分子生物学技术的快速发展和引入，免疫检验技术以其特异性强、敏感性高、稳定、微量、简便和快捷的优势，广泛应用于临床医学、预防医学、海关检疫以及其他相关领域。尤其是单克隆抗体标记技术、免疫印迹技术、免疫 PCR、核酸 DNA 等技术的发展，对研究各种疾病的病因、发病机制、诊断、治疗和预防等都起到了极大的推动作用。

　　免疫检验技术是检验医学重要的专业学科，也是一门理论性与实践性均很强的课程。本学科的学习任务是能理解免疫学基础知识，掌握免疫检验技术的基本原理，熟悉免疫检验方法、操作技能和临床应用。在学习理论知识和掌握操作技能的同时，要培养良好的职业道德和实践工作能力，为今后的职业生涯奠定扎实的基础。

本章小结

　　免疫是指机体免疫系统识别和排斥抗原性异物，借以维持自身生理平衡和稳定的功能。通常免疫对机体是有利的，但在某些情况下，免疫也会造成机体的损伤。免疫具有三大功能免疫防御、免疫稳定、免疫监视。

思 考 题

1. 请说出免疫的概念及功能。
2. 免疫检验技术的学习任务是什么？

第二章 抗 原

知识要点

1. 掌握抗原的概念与特性。
2. 掌握决定抗原免疫原性的因素。
3. 熟悉抗原的特异性与交叉反应。
4. 了解医学上重要的抗原。

第一节 抗原的概念与特性

抗原（antigen，Ag）是指能刺激免疫系统产生特异性免疫应答，并能与相应免疫应答产物（抗体或效应 T 细胞）发生特异性结合的物质，也称为免疫原。

抗原一般具有两种基本特性：一是免疫原性，即能刺激机体免疫系统发生免疫应答，产生相应抗体或效应 T 细胞的特性。二是免疫反应性，即能与相应抗体或效应 T 细胞发生特异性结合的特性。

第二节 影响抗原物质免疫原性的因素

某种物质是否具有免疫原性，能否诱导机体产生免疫应答，受多方面因素的影响，但主要与下列因素有关。

一、异物性

异物性是抗原具有免疫原性的首要条件。凡异己物质以及胚胎期未与机体的免疫活性细胞接触过的或因理化、感染等使物质结构发生改变的某些自身成分均具有异物性。一般而言，抗原与机体之间的亲缘关系越远，组织结构差异越大，其免疫原性越强。具有异物性的物质主要有：①异种物质，大多数抗原属于异种物质，如各种病原体、动物免疫血清制剂等。②同种异体物质，指同一种属不同个体之间的物质，如人类红细胞血型抗原、组织相容性抗原等。③自身物质，如精子、脑组织、眼晶体蛋白及变性的组织成分等。

二、理化特性

1. 化学性质　通常情况下蛋白质是良好的抗原，糖蛋白、脂蛋白以及多糖、脂多糖均具有免疫原性，但核酸、脂类难以诱导免疫应答，若与蛋白质结合形成核蛋白、脂蛋白则具有免疫原性。

2. 分子量大小与结构的复杂性　具有免疫原性的物质，分子量一般在 10kD 以上，大于 100kD 为强抗原，小于 10kD 为弱抗原（有例外），甚至无免疫原性。一般来说，分子量越大，免疫原性越强。而明胶分子量虽达 100KD，但免疫原性却很弱，这是因为明胶由直链氨基酸组成，结构简单，稳定性差，在体内易被降解。故抗原不仅要求分子量大，还需具备结构复杂的条件，才能具有良好的免疫原性。因为抗原的分子量越大，含有抗原决定基越多，对免疫细胞的刺激能力越强；抗原的结构越复杂，在体内越不易被降解，对免疫细胞的刺激时间长，其免疫原性亦越强。因此，化学组成中以含有大量芳香族氨基酸尤其是酪氨酸的蛋白质免疫原性较强。

3. 物理状态　通常聚合状态的蛋白质较单体蛋白质免疫原性强，颗粒性抗原（细胞类）较可溶性抗原（血清蛋白、外毒素等）免疫原性强。因此，通常将免疫原性弱的物质吸附在某些大颗粒表面，以增强其免疫原性。

此外，抗原分子的特殊化学基团与免疫细胞表面相应的抗原受体相互接触的难易程度、抗原进入机体的途径、抗原分子的完整性等对其免疫原性也有一定影响。抗原的免疫原性还受机体的遗传因素、生理状态、年龄及免疫系统的功能是否正常等因素的影响。

第三节　抗原的特异性和交叉反应

一、抗原的特异性

特异性（specificity）是指物质间的相互吻合性或专一性。抗原的特异性具体表现在免疫原性和免疫反应性两个方面，前者指某一抗原分子只能诱导机体发生某一特定免疫应答，产生相应抗体或效应 T 淋巴细胞的性能；后者指某一抗原分子只能与相应的免疫应答产物（抗体或效应 T 淋巴细胞）发生特异性结合的性能。例如痢疾杆菌只能刺激机体产生抗痢疾杆菌的抗体和效应淋巴细胞；痢疾杆菌也只能与抗痢疾杆菌的抗体和效应淋巴细胞发生特异性结合。抗原特异性是免疫应答中最重要的特点，也是免疫学诊断和免疫学防治的理论依据。抗原的特异性是由抗原物质中的抗原决定基所决定的。

1. 抗原决定基（antigenic determinant）　抗原分子中决定抗原特异性的特殊化学基团称抗原决定基。它是 TCR/BCR 及抗体特异结合的基本单位，又称表位（epitope）。抗原决定基的性质、数目及空间构象决定着抗原的特异性。抗原分子还具有一定的空间结构，位于抗原分子表面的表位易与 BCR 或抗体结合，称功能性抗原决定基。位于抗原分子内部，不能与 BCR 或抗体结合的表位称隐蔽性抗原决定基，但它可因理化因素的影响而暴露在分子表面成为功能性表位。

2. 抗原的结合价（antigenic valence） 指一个抗原分子能与相应抗体分子结合的功能性抗原决定基的总数。半抗原为一价，称单价抗原；而天然抗原一般分子量大，由多种、多个抗原决定基组成，是多价抗原，可以和多个抗体分子相互结合。

二、共同抗原与交叉反应

天然抗原表面常带有多种抗原决定基（表位），每一种抗原决定基可刺激机体产生一种特异抗体。因此，复杂抗原能使机体产生多种抗体。然而，在两种不同的抗原之间可以存在相同或相似的抗原决定基，称为共同抗原决定基，又称为共同抗原（common antigen）。由共同抗原刺激机体产生的抗体可以和具有相同或相似抗原决定基的不同抗原发生结合的反应，称为交叉反应（cross - reaction）（图 2 - 1）。

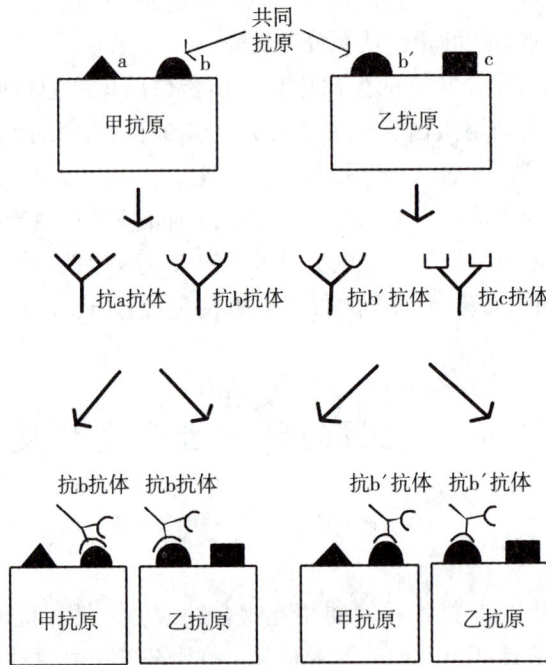

图 2 - 1　共同抗原与交叉反应示意图

第四节　抗原的分类

在医学上，根据不同需要可将抗原分为不同的类型。

一、根据抗原的特性分类

根据抗原的特性，可将其分为完全抗原（complete antigen）和半抗原（hapten）两类。既有免疫原性又有免疫反应性的物质称为完全抗原，如微生物、异种蛋白质、细菌外毒素、异种动物血清等。无免疫原性而只有免疫反应性的物质称为半抗原或不完全抗原，如大多数多糖、所有类脂及某些药物等。半抗原分子较小，不能单独刺激免疫系统产生免疫应答，但若与载体（如细胞、蛋白质）结合，即获得免疫原性成为完全抗原。

二、根据 B 细胞产生抗体是否需要 Th 细胞的辅助分类

根据诱导 B 细胞产生抗体时是否需要 Th 细胞的辅助可将抗原分为胸腺依赖性抗原（TD－Ag）和胸腺非依赖性抗原（TI－Ag）两类。TD－Ag 和 TI－Ag 均是完全抗原。TD－Ag 需要 Th 细胞辅助才能诱导 B 细胞产生抗体。绝大多数蛋白质抗原为 TD－Ag，如病原微生物、血细胞、血清蛋白等。它们既能引起体液免疫应答（主要产生 IgG 类抗体），也能引起细胞免疫应答和免疫记忆；TI－Ag 不需要 Th 细胞辅助即能诱导 B 细胞产生抗体。少数抗原为 TI－Ag，如细菌的脂多糖、荚膜多糖、聚合鞭毛素等。它们只能引起体液免疫应答（只产生 IgM 类抗体），不能引起细胞免疫应答和免疫记忆。

此外，根据抗原与机体的亲缘关系，可将抗原分为异种抗原、同种异型抗原、自身抗原、异嗜性抗原等类型。

第五节　医学上重要的抗原物质

一、异种抗原

异种抗原是指来自另一物种的抗原物质。主要包括以下几种。

1. 病原生物　细菌、病毒等病原微生物及人体寄生虫都是良好的异种抗原。微生物的结构虽然简单，但其化学组成很复杂，含有多种蛋白质、多糖、类脂等多种成分，具有较强的免疫原性。故病原生物在感染机体致病的同时，又可刺激机体产生免疫应答，发挥抗感染的作用。因此，可利用病原生物抗原的免疫原性，将制备出的疫苗和抗体用于传染性疾病的特异性预防、治疗和诊断等。

2. 细菌外毒素和类毒素　外毒素是细菌分泌的一种毒性蛋白质，并具有较强的免疫原性。外毒素若经 0.3% ~0.4% 甲醛溶液处理后，可失去毒性，但仍保留免疫原性，成为类毒素，注射类毒素可刺激机体产生相应的抗体，称抗毒素。抗毒素能中和相应外毒素的毒性作用，保护机体免于患病。因此，将类毒素作为人工免疫的生物制剂，可预防相应外毒素引起的疾病，如接种破伤风类毒素，能使机体获得对破伤风的免疫力。

3. 动物免疫血清　临床上常用抗毒素治疗细菌外毒素引起的疾病。各种抗毒素的制备均是将类毒素免疫马，再取含有抗毒素的马血清而制成。因此，抗毒素对人体具有双重作用：一方面抗毒素作为抗体，可封闭外毒素的毒性作用，用于紧急预防或治疗外毒素引起的疾病；另一方面，它又是异种动物的血清蛋白，作为一种完全抗原，具有较强的免疫原性，可刺激机体产生免疫应答，还可导致某些个体发生超敏反应。因此，在使用抗毒素时必须做皮肤过敏试验。

二、同种异型抗原

来自同一种属不同的个体间的抗原物质称为同种异型抗原。重要的人类同种异型抗原有红细胞血型抗原和组织相容性抗原。

1. 红细胞血型抗原　血型抗原指存在于红细胞表面的同种异型抗原。主要有 ABO 血型抗原系统和 Rh 血型抗原系统。

（1）**ABO 血型抗原**　根据红细胞表面 A、B 血型抗原的不同，可分为 A、B、AB、O 四种血型。若不同血型个体之间相互输血，主要因受者血清中存在天然血型抗体，能使输入的供者红细胞破坏，发生输血反应。因此，输血时供、受者血型必须相符或给病人少量、缓慢输入 O 型血。

（2）**Rh 血型抗原**　在人类红细胞膜上有一些成分与印度恒河猴红细胞膜上的抗原成分相同，称为 Rh 抗原（即 D 抗原）。多数人红细胞表面有 D 抗原，称为 Rh 阳性，少数人无 D 抗原，称为 Rh 阴性。而 Rh 阴性者的血清中不存在抗 Rh 抗原的天然抗体。若 Rh 阴性者机体中产生了 Rh 抗体，再次输入 Rh 阳性血时，可发生输血反应；若 Rh 阴性妇女第二次怀 Rh 阳性的胎儿，可引起流产或新生儿溶血。

知识链接

什么是新生儿溶血病？

新生儿溶血病是指母亲与胎儿血型不合引起新生儿免疫性溶血。其原因是在怀孕期或分娩时可有为数不等的胎儿红细胞进入母体，若彼此血型不合，母亲体内缺乏胎儿红细胞所具有的抗原，母亲会产生相应的抗体。这种免疫抗体可通过胎盘进入胎儿体内引起溶血。发生新生儿溶血病的以 ABO 系统最多，次为 Rh 系统。ABO 血型不合溶血病主要发生在母亲是"O"型，胎儿是"A"型或"B"型者。Rh 血型不合溶血病主要见于母亲是 Rh 阴性，胎儿为 Rh 阳性者。我国汉族 Rh 阳性者占绝大多数（98%～99%），阴性者不多，故 Rh 血型不合的新生儿溶血病较其他民族少见。

2. 组织相容性抗原　人或同种不同品系动物个体间进行组织器官移植时，可因二者组织细胞表面同种异型抗原存在差异而发生排斥反应。将这种代表个体特异性并引起移植排斥反应的同种异型抗原称为组织相容性抗原或移植抗原。该抗原存在于人所有有核细胞的表面。

组织相容性抗原包括多种复杂的抗原系统，其中能引起强烈而迅速排斥反应的抗原系统称为主要组织相容性抗原系统。主要组织相容性抗原也称为人白细胞抗原（human leucocyteantigen，HLA），因最早从白细胞上发现而得名。将编码主要组织相容性抗原的基因群，称为主要组织相容性复合体（major Histocompatibility complex，MHC）。MHC 分为三类基因区域，即Ⅰ类基因区、Ⅱ类基因区和Ⅲ类基因区，他们分别编码MHC－Ⅰ类分子（广泛分布于所有有核细胞及血小板和网织红细胞表面）、MHC－Ⅱ类分子（主要存在于 B 细胞、巨噬细胞和其他抗原递呈细胞表面）及 MHC – Ⅲ类分子（分布于血清中）。MHC 分子具有引起移植排斥反应、参与对抗原的提呈、制约免疫细胞间的相互作用等功能。

MHC 分子与器官移植

MHC – Ⅰ类和Ⅱ类分子是引起同种异体移植排斥反应的主要抗原。临床实践证明，器官移植成败主要取决于供、受者间的组织相容性，供者与受者间的 MHC 分子相似性越高，移植成功的可能性越大。通常情况下，移植物的存活率与供者的关系是：同卵双胎 > 亲子 > 多胎兄弟姐妹 > 亲属 > 无任何亲缘关系的个体。

三、异嗜性抗原

将存在于不同种属生物间的共同抗原称为异嗜性抗原（heterophil antigen）。某些异嗜性抗原与致病有关，如溶血性链球菌的某些菌体成分与人肾小球基底膜及心肌组织之间有共同抗原存在，故链球菌感染后有可能导致急性肾小球肾炎或心肌炎的发生。大肠杆菌 O_{14} 型与人结肠黏膜之间有共同抗原存在，其感染有可能导致溃疡性结肠炎的发生。

此外，链球菌 MG 株与肺炎支原体之间、变形杆菌 OX_{19} 和 OX_2 与立克次体之间分别存在有共同抗原，利用两种细菌的菌体抗原可分别替代相对应的病原体抗原，通过免疫学方法辅助诊断支原体肺炎和立克次体病。

四、自身抗原

将能引起免疫应答的自身组织成分称为自身抗原（auto antigen）。正常情况下人体的自身组织成分不会刺激机体的免疫系统产生免疫应答，但在以下两种情况下可成为自身抗原。

1. 修饰的自身抗原 由于感染、电离辐射、药物等因素的作用，使自身正常组织的分子结构改变，而具有免疫原性，成为修饰性的自身抗原。

2. 隐蔽的自身抗原 因外伤、感染、手术等原因，使从未与机体免疫系统接触过的某些一直处于被隔离状态的自身组织和成分释放入血，即被免疫系统识别为"非己"物质，成为隐蔽的自身抗原，如眼晶体蛋白、甲状腺球蛋白、精子等。

五、肿瘤抗原

肿瘤抗原是细胞在癌变过程中新出现的及过度表达的具有免疫原性的一些大分子物质的总称。分为肿瘤特异性抗原（TSA）和肿瘤相关抗原（TAA）。

1. 肿瘤特异性抗原 是某一肿瘤细胞特有的抗原，正常细胞和其他肿瘤细胞均不表达。如黑色素瘤、结肠癌和乳腺癌细胞表面的 TSA。

2. 肿瘤相关抗原　无肿瘤细胞特异性，正常细胞上也可微量表达，但在细胞癌变时其含量可明显增高。如胎儿甲种球蛋白（AFP）与原发性肝癌相关，故通过检测人血清中 AFP 的含量，可作为原发性肝癌的辅助诊断手段。

六、超抗原

超抗原（superantigen，SAg）指一类只需要极低浓度（1～10ng/ml）即可激活 2%～20% 某些亚型的 T 细胞克隆，产生极强的免疫应答的抗原。超抗原分为外源性超抗原（如金黄色葡萄球菌肠毒素 A～E）和内源性超抗原（如小鼠乳腺肿瘤蛋白）。

本章小结

抗原（Ag）是指能刺激免疫系统产生特异性免疫应答，并能与相应免疫应答产物（抗体或效应 T 细胞）发生特异性结合的物质。抗原一般具有两种基本特性：一是免疫原性，二是免疫反应性，既有免疫原性又有免疫反应性的物质称为完全抗原；无免疫原性而只有免疫反应性的物质称为半抗原。影响抗原免疫原性的主要因素是抗原的异物性和理化特性。抗原的特异性是由抗原物质中的抗原决定基所决定的。在两种不同的抗原之间可以存在相同或相似的抗原决定基，称为共同抗原。由共同抗原刺激机体产生的抗体可以和具有相同或相似抗原决定基的不同抗原发生结合的反应，称为交叉反应。医学上重要的抗原主要有异种抗原、同种异性抗原、自身抗原、异嗜性抗原、肿瘤抗原及超抗原等。

思 考 题

1. 影响抗原免疫原性的因素有哪些？
2. 比较 TD‐Ag 与 TI‐Ag 有哪些区别？
3. 试述交叉反应是如何发生的？
4. 简述医学上重要的抗原物质及医学意义。

第三章　免疫球蛋白

📘 知识要点

1. 掌握免疫球蛋白、抗体的概念。
2. 熟悉免疫球蛋白的基本结构和功能区。
3. 了解免疫球蛋白的水解片段及意义。
4. 掌握免疫球蛋白的生物学活性、五类免疫球蛋白的特性及功能。

抗体（antibody，Ab）是 B 细胞识别抗原后增殖分化为浆细胞，再由浆细胞合成分泌的一类能与相应抗原特异性结合的，具有免疫功能的球蛋白。抗体主要存在于血清、组织液及外分泌液等体液中，故将抗体参与的免疫应答称为体液免疫。1937 年 Tiselius 将血清蛋白电泳后发现，具有抗体活性的球蛋白存在于电泳图谱的 γ 球蛋白区带上，因此曾将抗体称为 γ 球蛋白（丙种球蛋白）。实际上，具有抗体活性的球蛋白除 γ 球蛋白外，还有 α 球蛋白和 β 球蛋白，而 γ 球蛋白亦并非都具有抗体活性。故 1964 年世界卫生组织举行专门会议，将具有抗体活性或化学结构与抗体相似的球蛋白统称为免疫球蛋白（Ig）。免疫球蛋白可分为分泌型 Ig（secreted Ig，sIg）和膜型 Ig（membraneIg，mIg），前者主要存在于血清等体液中；后者存在于 B 细胞膜上，即 B 细胞表面的抗原受体（BCR）。一般而言，抗体都是免疫球蛋白，而免疫球蛋白并非都是抗体。如多发性骨髓瘤患者血清中的异常免疫球蛋白无抗体活性，不能称为抗体。抗体是生物学功能上的概念，而免疫球蛋白是化学结构上的概念。

知识链接

抗体的发现

在免疫学发展的早期人们应用细菌或其外毒素给动物注射，经一定时期后用体外实验证明在其血清中存在一种能特异中和外毒素毒性的组分称之为抗毒素，或能使细菌发生特异性凝集的组分称之为凝集素。其后将血清中这种具有特异性反应的组分称为抗体（antibody，Ab），而将能刺激机体产生抗体的物质称之为抗原（antigen，Ag）。由此建立了抗原与抗体的概念。

1890 年德国学者 Behuing 和日本学者北里用白喉杆菌外毒素免疫动物，在其血清中发现一种能中和这种外毒素的组分称为抗毒素，这是在血清中发现的第一种抗体。这种含有抗体的血清称之为免疫血清。

第一节　免疫球蛋白的结构

一、免疫球蛋白的基本结构

免疫球蛋白由四条多肽链组成，其中两条相同的长链称重链（heavy chain，H 链），两条相同的短链称轻链（light chain，L 链），通过链间二硫键连接而成，称为 Ig 单体（如图 3-1），是构成免疫球蛋白分子的基本单位。每条多肽链均有一个氨基端（N 端）和一个羧基端（C 端）。

1. 重链　免疫球蛋白重链的分子量约为 50~75KD，由 450~550 个氨基酸残基组成。根据重链恒定区的氨基酸组成、排列顺序及免疫原性的不同，将重链分为五类，分别用希腊字母 γ、α、μ、δ、ε 表示。与之相应的免疫球蛋白类别，分别为 IgG、IgA、IgM、IgD、IgE。同一类 Ig 根据铰链区氨基酸组成和重链二硫键数目和位置的差别，又可分为不同的亚类，如 IgG 可分为 IgG1~IgG4；IgA 可分为 IgA1 和 IgA2。IgM、IgD 和 IgE 尚未发现亚类。

2. 轻链　免疫球蛋白轻链的分子量约为 25KD，由 214 个氨基酸残基组成。根据轻链的结构和免疫原性的不同，可将 Ig 分为两型，即 κ 型和 λ 型。同一免疫球蛋白分子的两条轻链总是同型的。正常人血清免疫球蛋白中 κ 型与 λ 型的比例约为 2:1。两型比例异常可反应免疫系统的异常，如人类免疫球蛋白 λ 型过多，提示可能有 λ 链的 B 细胞肿瘤产生。

3. 可变区　免疫球蛋白重链 N 端约 1/4（γ、α、δ）或 1/5（μ、ε），轻链 N 端 1/2，其氨基酸的种类和排列顺序多变，称为可变区（V 区）。重链和轻链的 V 区分别称为 V_H 和 V_L。在可变区中，V_H 和 V_L 各有 3 个区域的氨基酸组成和排列顺序更加多变，故称这些区域为高变区（HVR）。而高变之外的区域，氨基酸的组成和排列顺序变化相对较小，称为骨架区（FR），V_H 和 V_L 各有四个骨架区。

重链和轻链高变区形成的特定空间构型共同组成 Ig 的抗原结合部位，该部位的构型与抗原决定基互补，是抗体与抗原结合的关键部位。因此，V 区尤其是高变区的氨基酸序列及空间构型决定了抗体的特异性，每个 Ig 分子的单体有两个抗原结合部位，故抗体单体分子又称为二价分子。

4. 恒定区　免疫球蛋白重链 C 端的 3/4（γ、α、δ）或 4/5（μ、ε），轻链 C 端的 1/2 其氨基酸组成和排列顺序比较恒定，称为恒定区（C 区）。重链和轻链的 C 区分别称为 C_H 和 C_L。C 区不能结合抗原，但具有其他的生物学功能。

5. 铰链区　铰链区是位于免疫球蛋白 C_H1 与 C_H2 之间的区域。该区富含脯氨酸，坚韧而富有弹性，其伸展、弯曲、转动自如，有利于 Ig 抗原结合部位与不同距离的抗原表位更好地结合，也有利于补体结合位点的暴露。同时铰链区对木瓜蛋白酶、胃蛋白酶敏感，当用这些蛋白酶水解免疫球蛋白分子时常在此区发生裂解。IgM 和 IgE 无铰链区。

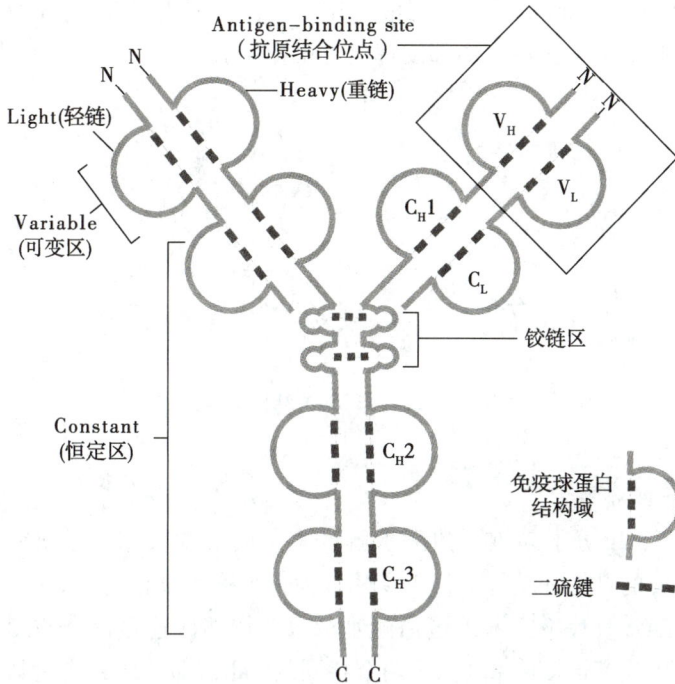

图 3−1　免疫球蛋白分子基本结构示意图

二、免疫球蛋白的功能区

Ig 分子的每条肽链可折叠成几个球形结构，其结构靠链内二硫键连接而稳定。每个球形结构大约由 110 个氨基酸组成，具有一定的生理功能，称为功能区。各类 Ig 轻链有 V_L 和 C_L 两个功能区；IgG、IgA 和 IgD 重链有 V_H、C_H1、C_H2 和 C_H3 四个功能区；IgM 和 IgE 重链有五个功能区，多一个 C_H4 功能区。

Ig 各功能区的作用是：①V_H 和 V_L 是结合抗原的部位；②C_H1 和 C_L 上具有部分同种异型遗传标志；③IgG 的 C_H2 和 IgM 的 C_H3 具有补体 $C1_q$ 结合位点，可启动补体活化的经典途径；④IgG 的 C_H3 可与单核巨噬细胞、中性粒细胞、B 细胞和 NK 细胞表面的 Ig-GFc 受体结合，IgE 的 C_H4 可与肥大细胞和嗜碱性粒细胞的 IgEFc 受体结合，介导 I 型超敏反应。

三、免疫球蛋白的其他结构

1. 连接链　连接链（joining chain，J 链）是由合成 IgA 或 IgM 的浆细胞产生的一条多肽链，可连接两个或两个以上 Ig 单体。例如，IgM 是由 J 链和二硫键连接五个 Ig 单体形成的五聚体；分泌型 IgA（sIgA）是由 J 链连接两个 IgA 单体形成的二聚体（图 3−2）。IgG、IgD、IgE 为单体，无 J 链。

2. 分泌片　分泌片（secretory piece，SP）是分泌型 IgA 分子上的一个辅助成分（图3-2）。它是一种含糖多肽链，由黏膜上皮细胞合成、分泌，以非共价键形式结合到二聚体上，并分泌到黏膜表面的分泌液之中。分泌片具有保护 sIgA 铰链区免受蛋白水解酶降解，有利于 sIgA 在黏膜局部发挥抗感染作用。

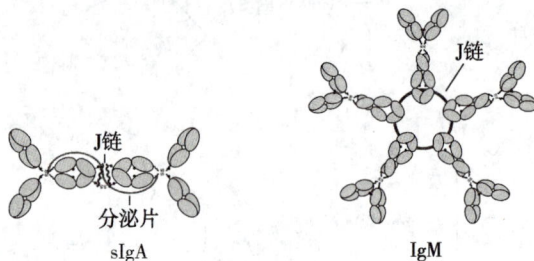

图3-2　IgM 与 sIgA 结构示意图

四、免疫球蛋白的水解片段

在一定条件下，Ig 分子易被蛋白酶水解产生不同的片段。通过研究不同的结构片段，有利于了解 Ig 的结构和功能。以 IgG 酶解为例水解片段有（图3-3）：

1. 木瓜蛋白酶水解片段　木瓜蛋白酶水解 IgG 铰链区连接两条重链的二硫键近 N 端部位，裂解后得到三个水解片段：①两个相同的 Fab，即抗原结合片段（fragment antigen binding，Fab），每个 Fab 只有一个抗原结合部位，只能与一个抗原决定基结合，为单价，与抗原结合后不能形成凝集反应或沉淀反应。②一个 Fc，即可结晶片段（fragment crystallizable，Fc），因其在低温下可结晶而得名，该片段不能结合抗原，但具有激活补体，结合细胞等生物学活性。

2. 胃蛋白酶水解片段　胃蛋白酶水解 IgG 铰链区连接重链的二硫键近 C 端部位，裂解后获得一个 F（ab′）$_2$，具有两个抗原结合部位，能与两个抗原决定基结合，为双价，与抗原结合后可出现凝集反应或沉淀反应。其余部分被裂解为若干小分子碎片（pFc′），无生物学活性。

> **知识链接**
>
> 　　由于胃蛋白酶水解免疫球蛋白后的 F（ab′）$_2$，既保留了与相应抗原结合的生物学活性，同时又避免了 Fc 的免疫原性可能引起的超敏反应。因此，在实际应用中将动物免疫血清（如白喉抗毒素，破伤风抗毒素等）用胃蛋白酶水解后制备成精制提纯的生物制品，能有效地降低其副作用。

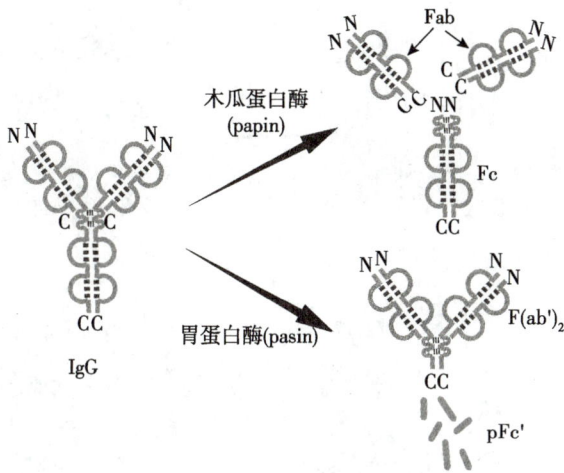

图 3 – 3　IgG 分子的水解片段示意图

第二节　免疫球蛋白的生物学活性

一、特异性结合抗原

抗体以其 Fab 上 V 区的高变区与相应抗原发生特异性结合，这是 Ig 分子的主要生物学作用，单体 Ig 可结合 2 个抗原表位，为双价；分泌型 IgA 为 4 价；IgM 理论上为 10 价，但由于立体构型的空间位阻，一般只能结合 5 个抗原表位，只有 5 价。

抗体在体内与相应抗原结合后所发挥的生物学效应：①抗毒素与外毒素结合，能中和外毒素的毒性作用，阻止外毒素毒害易感细胞；②抗病毒抗体与病毒结合后，能阻止病毒侵入易感细胞；③分泌型 IgA 与相应细菌、病毒等结合，可抑制病原体粘附于宿主细胞。抗体与相应抗原在体外发生特异性结合可用于鉴定病原微生物或检测抗体。

二、活化补体

当 IgM、IgG（IgG1 ~ IgG3）抗体与抗原结合后，其构型改变，Fc 的补体结合点暴露，可通过经典途径活化补体；IgG4、IgA 分子的凝聚物也可经替代途径活化补体，从而发挥多种生物学效应。

三、结合细胞表面的 Fc 受体

1. 调理吞噬作用　当 IgG 分子与细菌等颗粒性抗原结合后，可通过 Fc 与中性粒细胞或单核 - 吞噬细胞的相应受体结合，从而促进吞噬细胞对颗粒性抗原的吞噬作用（图 3 -4）。

2. 协助 NK 细胞发挥细胞毒作用　当 IgG 与相应靶细胞（如病毒感染的细胞和肿

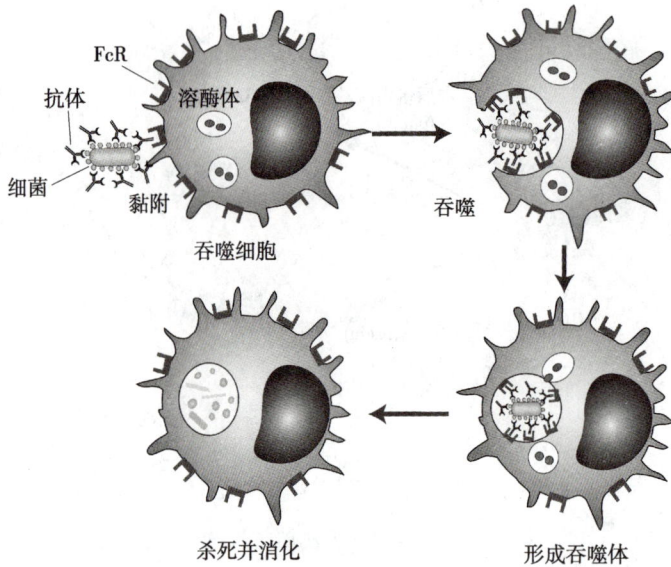

图 3 - 4   抗体介导调理吞噬作用

瘤细胞）结合后，通过其 Fc 与 NK 细胞表面的 IgGFc 受体结合，促进 NK 细胞杀伤靶细胞。

3. 介导 I 型超敏反应   IgE 的 Fc 与肥大细胞或嗜碱性粒细胞表面的 IgEFc 受体结合，引起 I 型超敏反应。

四、穿过胎盘和黏膜

在人类，IgG 是唯一能通过胎盘的 Ig，母体内的 IgG 借助 Fc 段通过与胎盘滋养层细胞表面的相应受体结合而转移到滋养层细胞内，并主动进入胎儿血液循环中，这对新生儿抗感染具有重要意义。此外，在黏膜固有层浆细胞产生的 IgA 通过黏膜上皮细胞时形成分泌型 IgA，并转运至黏膜表面的分泌液之中，是呼吸道、消化道等黏膜局部免疫的主要因素。

第三节   五类免疫球蛋白的特性和功能

一、IgG

IgG 主要由脾和淋巴结中的浆细胞合成，于出生后 3 个月开始合成，3～5 岁接近成人水平，通常以单体形式存在于血液和细胞外液中，是血清和细胞外液中含量最高的 Ig，占血清 Ig 总量的 75%。在五类 Ig 中，IgG 分子质量最小，合成速度快，分解慢，半衰期最长（约 3 周），故临床使用丙种球蛋白时，宜每 2～3 周左右一次。IgG 作为唯一能通过胎盘的 Ig，是新生儿抗感染免疫和发生新生儿溶血病的重要因素。IgG 是体液中抗感染（抗菌、抗病毒、抗毒素）的主要抗体，具有促进吞噬、中和毒素和病毒、介导 NK 细胞杀伤靶细胞、激活补体经典途径等作用。

二、IgM

IgM 为五聚体，分子量最大，又称巨球蛋白。IgM 是个体发育过程中最早合成和分泌的抗体，在胚胎发育晚期即能产生，若脐血中出现特异性 IgM 增高，提示胎儿在子宫内有相应病原的感染。出生后，在抗原诱导机体产生体液免疫应答中，IgM 也是最早产生的抗体，由于 IgM 产生早，半衰期短，在感染过程中血清 IgM 水平升高，说明有近期感染，以此作为早期诊断的依据。IgM 主要存在于血液中，是血管内抗感染的主要抗体，在早期免疫防御中具有重要作用。IgM 的凝集作用及活化补体经典途径的作用均较 IgG 强，亦参与 Ⅱ 型、Ⅲ 型超敏反应。

此外，天然 ABO 血型抗体、冷凝集素、类风湿因子等都是 IgM 类抗体。IgM 尚可存在于 B 细胞膜上，称为膜 IgM（mIgM），为单体型，是构成 B 细胞抗原受体（BCR）的主要成分。

三、IgA

IgA 有两种存在形式，即血清型 IgA 和分泌型 IgA（sIgA）。血清型 IgA 主要为单体，在血清中含量较少，其免疫作用较弱。分泌型 IgA 为双体，由两个 IgA 单体、一条 J 链和一个分泌片组成。

sIgA 主要存在于呼吸道、消化道、泌尿生殖道等外分泌液之中，是黏膜局部抗感染的重要防御机制。初乳中亦存在 sIgA，婴儿可以从母亲初乳中获得，故母乳喂养法可为婴儿提供胃肠道保护性免疫。

四、IgE

IgE 是正常人血清中含量最少的一类 Ig，仅占血清总量 Ig 的 0.002%。但在 Ⅰ 型超敏反应和寄生虫感染时含量明显增高。IgE 为亲细胞抗体，其 Fc 易与肥大细胞、嗜碱性粒细胞表面的高亲和力受体（IgEFc 受体）结合，引起 Ⅰ 型超敏反应。

五、IgD

IgD 主要由扁桃体和脾脏中的浆细胞产生，在个体发育中合成较晚，以单体形式存在于血清中，含量很低，占血清 Ig 总量的 1% 以下，其功能不清。B 细胞膜表面的 IgD（mIgD）可作为 B 细胞分化发育成熟的重要标志，又是 B 细胞的抗原识别受体（BCR），未成熟 B 细胞仅表达 mIgM，成熟 B 细胞可同时表达 mIgM 和 mIgD。活化的 B 细胞或记忆 B 细胞 mIgD 逐渐消失。

五类免疫球蛋白主要的理化特性和生物学活性的比较见表 3–1

表 3 - 1　五类免疫球蛋白主要的理化特性和生物学活性的比较

	IgG	IgA	IgM	IgD	IgE
重链名称	γ	α	μ	δ	ε
主要存在形式	单体	单体、双体	五聚体	单体	单体
占血清总 Ig 百分比（%）	75～80	10～15	5～10	<1	<0.002
半衰期（天）	20～23	6	5	3	2
合成时间	出生后 3 个月	4～6 月	胚胎末期	较晚	较晚
主要生物学功能	a. 激活补体 b. ADCC c. 调理作用 d. 穿过胎盘	黏膜局部抗感染作用	a. 激活补体 b. 调理作用 c. 早期防御作用	B 细胞分化发育成熟的重要标志（BCR）	介导 I 型超敏反应；抗寄生虫感染

第四节　单克隆抗体

大多数天然抗原表面具有多种抗原决定基（表位），每一种表位均可刺激机体内一个相应的 B 细胞克隆产生一种特异性抗体。传统方法制备抗体是用天然抗原（含多种抗原决定基）免疫动物，刺激多种具有相应抗原识别受体的 B 细胞克隆发生免疫应答，从而产生多种针对不同抗原表位的抗体，分泌到体液之中。这样获得的动物免疫血清实际上是含有多种抗体的混合物，称为多克隆抗体。该抗体特异性不高，易出现交叉反应，其应用受限。

单克隆抗体（monoclonal antibody，McAb）指由识别一种抗原表位的一个 B 细胞克隆增殖分化产生的抗体。制备单克隆抗体采用杂交瘤技术，即把经抗原免疫后的小鼠脾细胞（B 细胞）与小鼠骨髓瘤细胞融合成杂交瘤细胞，再选育出单个杂交瘤细胞增殖形成克隆。杂交瘤细胞既具有 B 细胞合成、分泌特异抗体的能力，又具有骨髓瘤细胞无限增殖的特性。其产生的单克隆抗体具有高度特异性、高度均一性、高效价、高产量等特点，现已广泛应用于生命科学的各个领域。例如，单克隆抗体作为诊断试剂用于免疫学诊断，克服了多克隆抗体易产生交叉反应的缺点，大大提高了感染性疾病诊断的准确性；单克隆抗体还可与放射性核素、毒素、化学药物偶联，制备生物导弹用于肿瘤的检测或治疗。

本章小结

　　抗体（antibody，Ab）是 B 细胞识别抗原后增殖分化为浆细胞，再由浆细胞合成分泌的一类能与相应抗原特异性结合的，具有免疫功能的球蛋白。而具有抗体活性或化学结构与抗体相似的球蛋白统称为免疫球蛋白（Ig）。故抗体都是免疫球蛋白，而免疫球蛋白并非都是抗体。

　　免疫球蛋白由四条多肽链组成，其中两条相同的重链及两条相同的轻链，通过链间二硫键连接而成，分为可变区、恒定区及铰链区。

　　木瓜蛋白酶水解 Ig 得到两个相同的 Fab 和一个 Fc，Fab 具有抗体活性，Fc 具有激活补体、与细胞表面的 Fc 受体结合等多种生物学功能。

　　免疫球蛋白分为五类，分别为 IgG、IgA、IgM、IgD、IgE，其中 IgG 是主要的抗感染抗体，也是唯一能通过胎盘的抗体；IgM 是个体发育中和抗感染免疫中最早合成的抗体；IgA 是机体局部黏膜防御感染的主要因素；IgE 主要介导 I 型超敏反应。

思 考 题

1. 简述免疫球蛋白的基本结构、功能区及水解片段。
2. 抗体与免疫球蛋白有何区别？免疫球蛋白分子有哪些功能？
3. 免疫球蛋白根据什么分类，比较各类免疫球蛋白的特性和功能。
4. 何谓单克隆抗体？其特点及应用情况如何？

第四章 免疫系统

1. 掌握免疫器官的组成及功能。
2. 掌握免疫细胞的种类、特征及功能。
3. 熟悉细胞因子的概念、种类及生物学活性。
4. 了解细胞因子的共同特性。

免疫系统是执行免疫功能的组织系统，是机体对抗原刺激产生免疫应答，发挥免疫效应的物质基础。免疫系统由免疫器官、免疫细胞和免疫分子三部分组成。

第一节　免疫器官

免疫器官通常指产生免疫细胞、实现免疫功能的组织或器官。根据其发生和功能的不同，可分为中枢免疫器官和外周免疫器官（图4-1），两者通过血液循环及淋巴循环相互联系。

一、中枢免疫器官

中枢免疫器官是免疫细胞发生、分化、发育、成熟的场所。人或其他哺乳类动物的中枢免疫器官包括骨髓和胸腺。鸟类腔上囊（法氏囊）的功能相当于骨髓。

（一）骨髓

骨髓是造血器官，也是各种免疫细胞的发源地（图4-2）。骨髓中的多能造血干细胞在骨髓的微环境中首先分化为髓系干细胞和淋巴系干细胞，前者进一步分化成熟为红细胞、粒细胞、单核细胞、树突状细胞和血小板等，后者是各种淋巴细胞的前身。部分淋巴系干细胞直接在骨髓中继续分化成熟为执行体液免疫功能的骨髓依赖性淋巴细胞，简称为B淋巴细胞或B细胞。故骨髓还是哺乳类动物B细胞分化成熟的场所。骨髓功能异常时，机体造血功能和免疫功能都会受到影响。另外，骨髓还是再次应答中抗体产生的主要场所。

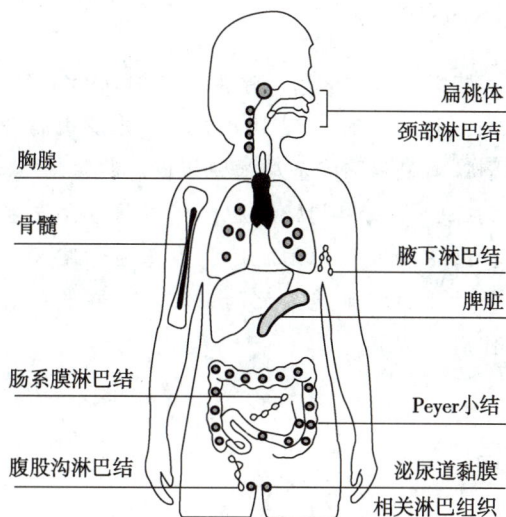

图 4-1　人体免疫器官和组织

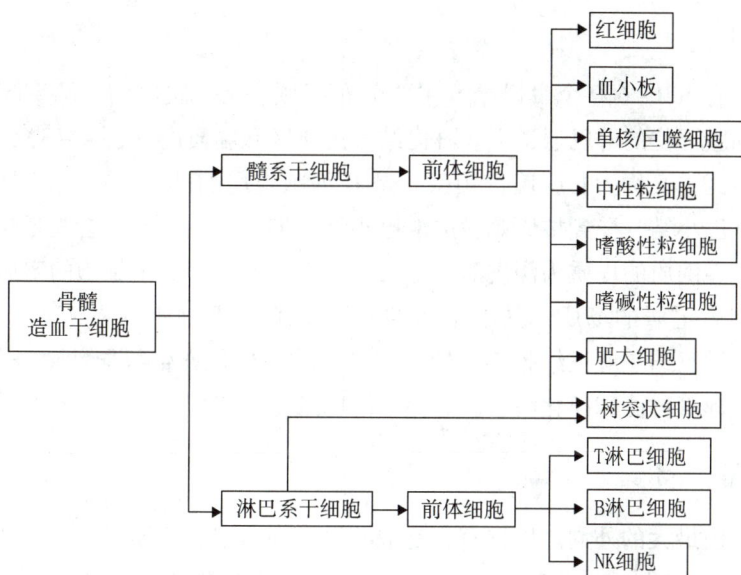

图 4-2　骨髓多能造血干细胞分化过程

（二）胸腺

　　胸腺位于胸腔纵隔上方，胸骨后，心脏上方。部分在骨髓初步发育的淋巴系干细胞随血液迁入胸腺，在胸腺微环境作用下，分化成熟为执行细胞免疫功能的胸腺依赖性淋巴细胞，简称为 T 淋巴细胞或 T 细胞。故胸腺是 T 细胞分化成熟的场所。胸腺还可以诱导 T 细胞分化成为各类亚群。如果胸腺先天发育不全或功能缺陷，可导致 T 细胞缺乏和细胞免疫功能缺陷及整体免疫功能降低。

知识链接

刚出生的新生儿胸腺仅重约20g，青春期达到顶峰，约40g，以后随年龄增长而逐渐萎缩退化，到老年时仅剩10g左右，并多由脂肪组织所取代。胸腺内的细胞主要由胸腺细胞和胸腺基质细胞组成。胸腺细胞是骨髓产生的前T细胞经血循环进入胸腺，即成为胸腺细胞；胸腺基质细胞包括上皮细胞、巨噬细胞、胸腺树突状细胞和成纤维细胞。胸腺基质细胞及分泌的多种胸腺激素和细胞因子等共同构成胸腺细胞分化的微环境，在胸腺细胞分化过程的不同环节均发挥重要作用。

二、外周免疫器官

成熟的T细胞、B细胞等免疫细胞从中枢免疫器官迁移至淋巴结、脾、黏膜相关的淋巴组织等外周免疫器官的不同部位定居、增殖，并在此接受抗原刺激产生特异性免疫应答。

（一）淋巴结

人体全身有500~600个淋巴结，主要分布于颈、腋、腹股沟、肠系膜、盆腔及肺门等全身非黏膜部位的淋巴通道上。淋巴结分皮质区和髓质区（图4-3），靠近被膜的皮质为浅皮质区，又称为非胸腺依赖区，是B细胞定居的部位。在该区内大量的B细胞聚集形成淋巴小结，受到抗原刺激的淋巴小结内形成生发中心，含大量增殖分化的B淋巴细胞。靠近髓质的皮质为深皮质区，又称胸腺依赖区，是T细胞的定居部位。故淋巴结是淋巴细胞定居的场所，其中定居的淋巴细胞中T细胞约占75%，B细胞约占25%。同时，淋巴结是淋巴细胞接受抗原刺激、增殖分化产生特异性免疫应答的场所，在免疫过程中起着过滤和净化淋巴液、储存淋巴细胞的作用。

（二）脾

脾是人体内最大的外周淋巴器官，是成熟淋巴细胞定居的场所之一。脾中淋巴细胞总数的60%为B细胞，约40%为T细胞。脾脏也是淋巴细胞接受抗原刺激并发生免疫应答的主要部位，还可清除血液中的病原体、衰老死亡的细胞等，起到过滤和净化血液的作用。此外，脾脏可合成并分泌如补体、干扰素等生物活性物质，也是机体储存血细胞的血库。

（三）黏膜相关的淋巴组织

黏膜相关的淋巴组织指呼吸道、消化道及泌尿生殖道黏膜固有层及黏膜下散在的无被膜的淋巴组织以及某些带有发生中心的、器官化的淋巴组织（如扁桃体、阑尾和小肠集合淋巴结等）。机体近50%的淋巴组织存在于黏膜系统，构成了机体防御外来抗原入侵的第一道防线，还是产生局部特异性免疫应答的主要场所。同时，黏膜相关的淋巴组

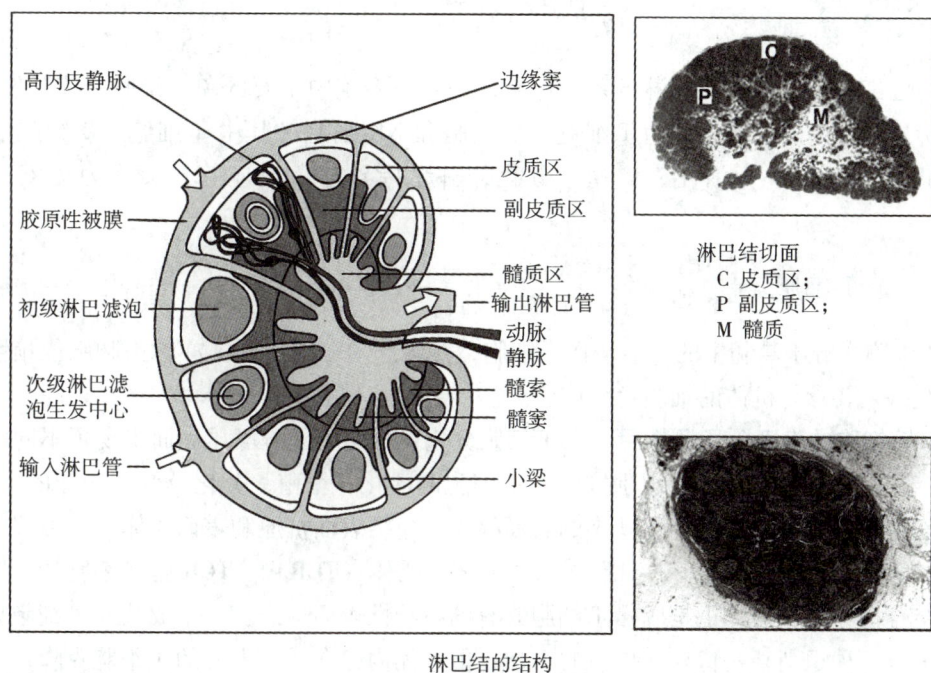

淋巴结切面
C 皮质区;
P 副皮质区;
M 髓质

淋巴结的结构

图 4-3 淋巴结结构模式图

织中的 B 细胞受抗原刺激后直接分泌 sIgA 到附近黏膜,发挥局部免疫作用。

知识链接

定居于外周免疫器官的淋巴细胞可经胸导管进入血流循环于全身,而血液中的淋巴细胞又可通过毛细血管后经微静脉回到淋巴器官或淋巴组织内的现象称为淋巴细胞再循环。该循环使淋巴循环和血液循环互相沟通,免疫细胞畅流于全身,构成免疫系统的完整网络,使淋巴细胞在体内各淋巴组织及器官合理分布,及时动员淋巴细胞至病原体入侵之处,再将被抗原活化的淋巴细胞引流入局部淋巴组织及淋巴器官,产生特异性免疫应答。因此,淋巴细胞再循环是维持机体正常免疫应答并发挥免疫功能的必要前提。

第二节 免疫细胞

免疫细胞指所有参加免疫应答以及与免疫应答有关的细胞。主要包括淋巴细胞(T细胞、B细胞、NK细胞)、抗原提呈细胞(单核-吞噬细胞、朗格汉斯细胞、树突状细胞等)、其他免疫细胞(粒细胞、红细胞、肥大细胞等)。

一、淋巴细胞

淋巴细胞源于骨髓中的淋巴系干细胞，是免疫系统中主要的免疫细胞。按其发生、表面标志及功能的不同，分为 T 细胞、B 细胞和 NK 细胞。其中 T 细胞、B 细胞能特异性识别抗原，进行活化、增殖、分化，引起特异性免疫应答，又称为免疫活性细胞。

（一）T 细胞

T 细胞来源于骨髓中的多能造血干细胞，在胸腺内分化成熟，亦称为胸腺依赖性淋巴细胞，主要参与机体的细胞免疫应答。

1. T 细胞的表面分子及作用 在 T 细胞分化发育的不同阶段，表面出现了不同的膜分子。它们有些参与 T 细胞识别抗原和 T 细胞的活化、增殖、分化及效应功能的发挥。有些作为鉴别 T 细胞及其活化状态的表面标志。包括表面抗原和表面受体：

（1）T 细胞表面受体 T 细胞抗原（识别）受体（TCR） TCR 是 T 细胞特异性识别和结合抗原的结构，也是成熟 T 细胞共有的特异性表面标志。一个成熟的 T 细胞克隆表面只有一种识别某一特异性抗原的 TCR，但人体内存在成千上万的 T 细胞克隆，故体内的 T 细胞能识别成千上万的抗原。另外，TCR 只能识别与抗原提呈细胞（APC）表面MHC 分子结合的抗原肽，而不能直接识别可溶性抗原。

绵羊红细胞受体 绵羊红细胞受体又称 E 受体（CD2 分子），是人类 T 细胞特有的重要标志之一。在实验条件下，将绵羊红细胞与人类淋巴细胞混合，绵羊红细胞与 T 细胞表面的绵羊红细胞受体结合，环绕在 T 细胞表面，经瑞氏染色后镜下呈现玫瑰花环状（E 花环），称为 E 花环形成试验。该实验主要用于检测外周血中 T 细胞的数量，亦可间接反映机体的细胞免疫功能。正常人外周血 E 花环形成率约为60% ~80%。

有丝分裂原受体 T 细胞表面具有植物血凝素（PHA）和刀豆蛋白 A（Con – A）等有丝分裂原受体，在体外培养的淋巴细胞中加入 PHA 或 Con – A，使其中的 T 细胞发生有丝分裂，转化为淋巴母细胞，称淋巴细胞转化试验。该试验主要用于检测待测者细胞免疫功能状态。正常人 T 细胞转化率约为 60% ~80%。

（2）T 细胞表面抗原 分化群抗原（CD） 在淋巴细胞分化成熟及活化过程中的不同发育阶段，细胞膜表面出现或消失的一类标志性分子（表 4 – 1），属于分化群抗原。这些 CD 分子与淋巴细胞的免疫功能密切相关，某些 CD 分子也可作为区分和鉴定淋巴细胞的主要依据。T 细胞表面主要的 CD 分子有：①CD2 为绵羊红细胞受体（E受体），能检测外周血中 T 细胞的数量及诱导 T 细胞活化。②CD3 表达在所有 T 细胞表面，是成熟 T 细胞共有的特征性表面标志。CD3 与 TCR 以非共价键结合形成 CD3 –TCR 复合物，可将 TCR 与抗原识别所产生的活化信号传递到 T 细胞内部并激活细胞。③CD4 和 CD8 为 T 细胞的辅助识别受体，CD4 与抗原提呈细胞（APC）的 MHC – Ⅱ类分子结合，协助辅助性 T 细胞（Th）的 TCR 对抗原的识别。CD8 与靶细胞表面的 MHC - Ⅰ类分子结合，协助细胞毒性 T 细胞（Tc）的 TCR 对靶细胞抗原的识别。④CD28 为协同刺激因子受体，表达于 T 细胞表面，与抗原递呈细胞表面的 B7 结合形成协同信号，促进 T 细胞进一步活化。⑤CD40L 为协同刺激分子 CD40 的配体，与 B 细胞表面的 CD40 结合形成协同信号，介导 T - B 细胞的相互作用，促进 B 细胞的活化、分化。

表 4 - 1　部分 CD 抗原分布及主要特性

种类	主要表达细胞	主要特性和功能
CD2	T 细胞、NK 细胞	绵羊红细胞受体；参与 T 细胞活化
CD3	T 细胞	T 细胞标志；构成 TCR/CD3 复合物，转导 T 细胞活化信号
CD4	Th 细胞、单核/巨噬细胞等	MHC - Ⅱ类分子受体，参与 Th 细胞活化；HIV 受体
CD8	Tc 细胞等	MHC - Ⅰ类分子受体，参与 Tc 细胞活化
CD16	NK 细胞、巨噬细胞等	低亲和力 IgGFc 受体；促吞噬，介导 ADCC
CD28	T 细胞、浆细胞、活化 B 细胞	与 B 细胞和 APC 表面的 B7 结合，提供 T 细胞协同刺激信号
CD35	B 细胞、NK 细胞等	C3b、C4b 受体，调理吞噬；调节 B 细胞活化
CD40	B 细胞	配体为 CD40L，与 CD40L 结合，提供 B 细胞活化的协同刺激信号
CD154（CD40L）	活化的 T 细胞	CD40 的配体，与 CD40 结合，提供 B 细胞活化的协同刺激信号
CD64	单核/巨噬细胞、树突状细胞等	高亲和力 IgGFc 受体；介导 ADCC，调理作用等

MHC 抗原　所有 T 细胞均表达 MHC - Ⅰ类分子，而活化的人 T 细胞还能表达 MHC - Ⅱ类分子，因此，MHC - Ⅱ类分子可被视为 T 细胞活化的标志。

2. T 细胞亚群及其主要功能　T 细胞是不均一的群体，根据 T 细胞表面标志和免疫功能可将其分为若干亚群。成熟的 T 细胞表面只能表达 CD4 或 CD8 一种分子，借此可将 T 细胞分为 CD4$^+$T 细胞和 CD8$^+$T 细胞两大亚群：①CD4$^+$T 细胞：主要有辅助性 T 细胞（help T cell，Th），按其产生细胞因子不同又分为 Th1 和 Th2 细胞。Th1 细胞受到抗原刺激后，可通过释放 IFN - γ、IL - 2 和 TNF - β 等引起炎症或迟发型超敏反应，主要促进细胞免疫应答；Th2 细胞可通过释放 IL - 4、5、6、10 等诱导 B 细胞增殖、分化、分泌抗体，主要促进体液免疫应答。②CD8$^+$T 细胞：按其功能不同分为细胞毒性 T 细胞（Tc 或 CTL）和抑制性 T 细胞（Ts）。Tc 细胞经抗原致敏后，能特异性杀伤带有相应抗原的靶细胞（病毒感染细胞及肿瘤细胞）；Ts 细胞（其存在尚有争议）能抑制特异性免疫应答。

（二）B 细胞

哺乳动物 B 细胞来源于骨髓中的多能造血干细胞，并在骨髓内分化成熟，亦称为骨髓依赖性淋巴细胞，主要参与机体的体液免疫应答。

1. B 细胞的表面分子及作用

（1）B 细胞抗原受体（BCR）　是 B 细胞特异性识别和结合抗原表位的主要结构，

乃是 B 细胞的特征性表面标志，其本质是镶嵌在 B 细胞膜上的免疫球蛋白，故又称膜免疫球蛋白（mIg），成熟 B 细胞膜上同时表达 mIgM 和 mIgD。BCR 又是 B 细胞的表面抗原，具有 Ig 的抗原性，能与抗 Ig 的抗体特异性结合。因此，可用抗人 IgM、抗人 IgD 检测 B 细胞的 mIg，从而鉴别 B 细胞。

（2）补体受体（CR）　B 细胞表面及单核 – 吞噬细胞表面的补体受体（如 CD35）可以结合补体的裂解片段（如 C3b、C4b），参与免疫调理和 B 细胞活化。

（3）Fc 受体　B 细胞和其他许多免疫细胞表面有 IgG Fc 受体（如 CD32），能与 IgG 的 Fc 结合，有利于 B 细胞捕获和结合抗原，并能促进 B 细胞活化和抗体产生。

（4）有丝分裂原受体　B 细胞表面有脂多糖（LPS）受体、葡萄球菌 A 蛋白（SPA）受体和与 T 细胞共有的美洲商陆（PWM）受体，这些受体与相应有丝分裂原结合，可促进 B 细胞活化并增殖，分化为淋巴母细胞。此实验可用于检测 B 细胞功能状态。

（5）MHC 抗原　B 细胞表达 MHC – Ⅰ类和Ⅱ类分子，参与 B 细胞的抗原提呈，促进 T 细胞的活化。

2. B 细胞亚群及其主要功能　根据 B 细胞表面是否表达 CD5，可将 B 细胞分为 B1（CD5$^+$细胞）和 B2（CD5$^-$细胞）两大亚群。①B1 细胞：表面表达 CD5 和 mIgM，主要定居于腹腔、胸腔及肠壁的固有层，对抗原应答时不需 T 细胞的辅助，主要产生 IgM 类低亲和力抗体。参与黏膜免疫应答，还可能与自身免疫性疾病有关。②B2 细胞：即通常所称的 B 细胞，表面表达 mIgM 和 mIgD，对 TD – Ag 应答时需要 T 细胞辅助，能产生针对外来抗原的 IgG 等高亲和力抗体，具有免疫记忆能力，是体液免疫的重要细胞。B2 细胞还具有提呈抗原和参与免疫调节的作用。

人类 T 细胞与 B 细胞的主要区别见表 4 – 2。

表 4 – 2　人类 T 细胞与 B 细胞的主要区别

区别要点	T 细胞	B 细胞
成熟部位	胸腺	骨髓
定居（外周淋巴器官）	胸腺依赖区	B 细胞区
抗原受体	TCR	BCR（mIg）
绵羊红细胞受体	有	无
补体受体	无	有
有丝分裂原受体	PHA、Con – A	LPS、SPA
CD4 与 CD8 分子	有	无
MHC 抗原	MHC – Ⅰ	MHC – Ⅰ、MHC – Ⅱ
细胞分布（%）		
外周血	70 ~ 75	3 ~ 10
淋巴结	70 ~ 75	20 ~ 25
脾	30 ~ 50	50 ~ 65
主要功能	细胞免疫	体液免疫

（三）自然杀伤细胞

自然杀伤细胞（NK 细胞）是一类独立的淋巴细胞群，来源于骨髓中的淋巴系干细胞，主要分布于脾和外周血中，不表达特异性抗原识别受体，因胞浆内含有大量嗜天青颗粒，故又称为大颗粒淋巴细胞。

NK 细胞可非特异性直接杀伤肿瘤细胞和病毒感染的靶细胞，其杀伤过程不需抗原预先刺激，也无 MHC 的限制性，故称为自然杀伤细胞。NK 细胞杀伤靶细胞的方式有：①自然杀伤作用：该杀伤作用不依赖抗体，直接杀伤靶细胞。②抗体依赖性细胞介导的细胞毒作用（ADCC）（图 4-4）：NK 细胞表面有 IgG Fc 受体，当遇到了结合有相应抗体（IgG）的靶细胞时，该受体与 IgG 的 Fc 结合，NK 细胞被激活，通过释放细胞毒性介质（穿孔素及丝氨酸酯酶、颗粒酶）而发挥杀伤靶细胞的作用。从而 NK 细胞广泛参与机体的抗感染，抗肿瘤效应机制，还参与了移植排斥反应、自身免疫病和超敏反应的发生。

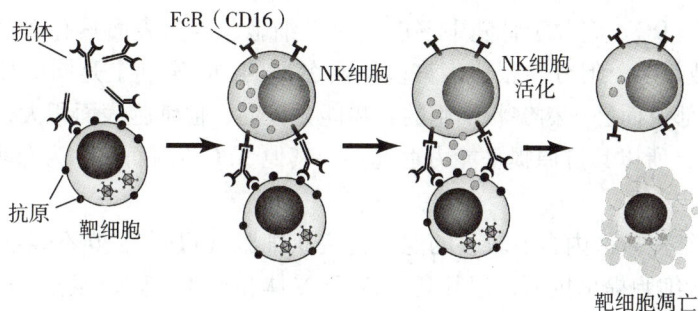

图 4-4 NK 细胞 ADCC 作用示意图

二、抗原提呈细胞

抗原提呈细胞（antigen—presenting cells，APC）是指能摄取、加工、处理抗原，并将抗原信息提呈给特异性淋巴细胞的一类免疫细胞，其在免疫应答过程中发挥重要作用。APC 可分为专职 APC 和非专职 APC 两类，单核－吞噬细胞（Mφ）、树突状细胞（DC）和 B 细胞属于专职 APC；内皮细胞、成纤维细胞（亦称纤维母细胞）、各种上皮和间质细胞等属于非专职 APC。

（一）单核－吞噬细胞

单核－吞噬细胞系统（MPS）包括骨髓内的前单核细胞、外周血中的单核细胞和组织中的巨噬细胞，表面表达有 MHC－Ⅱ分子、补体受体、IgGFc 受体和细胞因子受体等多种分子及受体，与细胞的功能密切相关。单核－吞噬细胞在机体防御和免疫应答中发挥重要作用。

1. 吞噬和杀伤作用 单核－吞噬细胞有极强的吞噬与杀伤能力，能非特异性吞噬和杀伤多种病原微生物，其方式除固有的吞噬杀伤作用外，还可通过其表面的 IgGFc 受体和 C3b 受体发挥调理吞噬作用，在机体执行着重要的免疫防御功能；单核 – 吞噬细胞亦能非特异性识别和清除体内衰老、损伤的细胞，使机体维持自身稳定和平衡；在细胞免疫中，巨噬细胞被淋巴因子激活后，能有效杀伤肿瘤细胞，在机体免疫监视功能中发挥重要作用。因此，单核 – 吞噬细胞是机体执行三大免疫功能的重要细胞。

2. 提呈抗原作用 单核 – 吞噬细胞是重要的抗原提呈细胞。在免疫应答过程中，多数抗原（TD – Ag）需经巨噬细胞摄取、加工、处理，以抗原肽 – MHC 分子复合物的形式表达于巨噬细胞表面，以利于 T 细胞抗原受体（TCR）识别，从而启动免疫应答。

3. 分泌作用 单核 – 吞噬细胞可合成并分泌多种生物学活性介质，如白细胞介素（IL）、肿瘤坏死因子（TNF）、干扰素（IFN）、多种蛋白水解酶、某些补体成分（如 B、D、P、H 因子）、成纤维细胞刺激因子等，这些物质在介导炎症反应和免疫应答的调节中发挥重要作用。

（二）树突状细胞

树突状细胞（DC）起源于骨髓中多能造血干细胞，因其表面具有许多树突状突起而得名。DC 虽数量少，但分布很广，许多不同名称的 DC 实际上是同一种细胞处在不同分化期或不同部位而已。树突状细胞的吞噬能力较弱，但细胞表面积大，且有丰富的 MHC – Ⅱ类分子，所以其抗原提呈能力远远强于其他 APC，因而被称为专职性抗原提呈细胞。

另外，淋巴结皮质区内含有较多的滤泡树突状细胞（FDC），其不表达 MHC – Ⅱ类分子，不能向 Th 细胞提呈抗原；但其高表达 Fc 受体和补体受体，能够通过结合抗体或补体以免疫复合物的形式捕获抗原，供 B 细胞识别，从而诱导免疫应答和免疫记忆。

（三）B 细胞

B 细胞是参与体液免疫应答的重要细胞，也是一类重要的专职 APC。B 细胞通过 BCR 与相应抗原结合并将其内吞处理，以抗原肽 – MHC Ⅱ分子复合物的形式表达于 B 细胞表面，提呈给 $CD4^+$ 的 Th 细胞，这种摄取和呈递抗原的方式在激活 Th 细胞的同时，也使 B 细胞自身也得到活化。虽然 B 细胞的吞噬能力很弱，使这种抗原提呈作用受到很大的限制。但此效应可浓缩抗原，尤其对摄取低浓度抗原具有重要意义。

另外，还有许多细胞在通常情况下不表达 MHC – Ⅱ类分子，但在一定的条件下受某些细胞因子诱导也可表达 MHC – Ⅱ类分子并能处理和提呈抗原，这些细胞称为非专职 APC，包括血管内皮细胞、各种上皮细胞和间隙细胞、皮肤的成纤维细胞以及活化的 T 细胞等。

三、其他免疫细胞

（一）中性粒细胞

占外周血白细胞总数的 60% ~ 70%，是白细胞中数量最多的一种。中性粒细胞具有很强的趋化作用和吞噬功能，移动速度快，是机体抗感染的先锋。当病原体在机体局部引发感染时，中性粒细胞可迅速穿越血管内皮细胞进入病原体感染部位，发挥吞噬杀伤和清除作用。中性粒细胞表面具有 IgG Fc 受体和补体 C3b 受体，也可通过 IgG Fc 和 C3b 的调理作用进一步增强其吞噬杀菌作用。

（二）嗜酸性粒细胞

占外周血白细胞总数的 1%～3%，其具有趋化作用和一定的吞噬杀菌能力，特别是在抗寄生虫感染免疫中发挥重要作用。此外也可通过释放组胺酶等介质，灭活参与超敏反应的生物活性介质（组胺和白三烯），阻止炎症反应的发生，在超敏反应中发挥调节作用。

（三）嗜碱性粒细胞

仅占外周血白细胞总数的 0.2%，存在于血液中，参与炎症反应，表达高亲和力的 IgE Fc 受体，是介导 I 型超敏反应的重要效应细胞。

（四）肥大细胞

肥大细胞主要分布于皮肤、呼吸道、消化道黏膜下结缔组织和血管周围组织中，表面表达高亲和力的 IgE Fc 受体，在胞质内还含有大量嗜碱性颗粒，颗粒内含有多种参与超敏反应的介质，如肝素、组胺和白三烯等，故肥大细胞也是参与 I 型超敏反应的重要效应细胞。

（五）血小板

在免疫应答过程中，血小板在某些因素的作用下，可释放组胺、5－羟色胺等血管活性物质而参与超敏反应。

（六）红细胞

红细胞表面有 C3b 受体，可通过 C3b 片段结合抗原抗体复合物，当红细胞衰老而被吞噬细胞吞噬时，免疫复合物也同时被吞噬，故红细胞在清除循环免疫复合物方面起着重要作用。

第三节　免疫分子

凡参与免疫应答过程中的体液因子都称为免疫分子，主要包括免疫球蛋白、补体和细胞因子等。免疫球蛋白和补体将在有关章节阐述，本节只简要介绍细胞因子。

一、基本概念

细胞因子（CK）是指由免疫细胞（单核－吞噬细胞、T 细胞、B 细胞、NK 细胞等）或某些非免疫细胞（骨髓或胸腺中基质细胞、血管内皮细胞、成纤维细胞等）合成和分泌的一类具有多种生物活性的小分子多肽或糖蛋白，在免疫细胞分化发育、免疫应答、免疫调节、炎症反应、造血功能中发挥重要作用。

二、细胞因子的共同特性

（一）理化特性

多数细胞因子是低分子量（15KD～30KD）、分泌型的蛋白或糖蛋白，多以单体形式存在，少数细胞因子以双体或三聚体形式存在。

（二）产生特性

1. 多向性　一种细胞可分泌多种细胞因子，不同类型的细胞也可产生一种或几种相同的细胞因子。

2. 多源性　体内不只是免疫细胞（如单核-吞噬细胞、T 细胞、B 细胞、NK 细胞等），还有某些非免疫细胞（如骨髓或胸腺中基质细胞、血管内皮细胞、成纤维细胞等）都可以产生细胞因子。

（三）作用特性

1. 非特异性　细胞因子通常以非特异方式发挥作用，对靶细胞的作用不受 MHC 限制。而是与其相应受体以高亲和力结合，极微量的细胞因子即可对靶细胞产生显著的生物学作用，但作用时效短。

2. 局部性　细胞因子通常以旁分泌和自分泌的方式作用于邻近细胞或自身细胞，主要在产生局部起作用，成为免疫细胞间或免疫细胞与其他细胞间相互传递信息的重要机制。另外，某些细胞因子在一定条件下可以内分泌形式随血流作用于全身。

3. 多效性与重叠性　一种细胞因子可作用于多种靶细胞，产生多种生物学效应；几种不同的细胞因子可作用于同一靶细胞，产生相同或相似的生物效应。

4. 网络性　各种细胞因子在机体内的作用并非独立存在，他们之间有的表现为协同效应，有的表现为拮抗效应，这种因子间的相互诱生，相互促进或彼此抑制，使各种细胞因子以网络的形式发挥作用。

5. 两面性　在生理条件下，细胞因子可发挥正常的免疫调节作用，如促进造血、促进免疫细胞发育、抗感染及抗肿瘤等；但在某些条件下，细胞因子又会诱导自身免疫反应，诱导肿瘤的发生，参与某些疾病的发生、发展。因此，在不同微环境或作用于不同的靶细胞，同一细胞因子可能显示完全相反的生物学效应。

三、细胞因子的种类及主要生物学作用

细胞因子种类繁多，目前已发现 200 余种人细胞因子，根据其结构和功能的不同，可分为白细胞介素、干扰素、肿瘤坏死因子、集落刺激因子、生长因子和趋化因子 6 类。

（一）白细胞介素

白细胞介素（interleukin，IL）是一组由淋巴细胞、单核-吞巨噬细胞等免疫细胞和其他非免疫细胞产生的能介导白细胞和其他细胞间相互作用的细胞因子，目前已发现30多种。其主要生物学作用是调节细胞生长分化，促进免疫应答和介导炎症反应。

（二）干扰素

干扰素（interferon，IFN）是1957年发现的第一个细胞因子，因具有干扰病毒复制增殖的功能而得名。根据其来源和理化特点，可分为两型，即Ⅰ型干扰素和Ⅱ型干扰素。①Ⅰ型干扰素：包括IFN-α和IFN-β，主要由白细胞、成纤维细胞和被病毒感染的组织细胞产生，通常由病毒诱导产生。②Ⅱ型干扰素：即IFN-γ，主要由活化的T细胞和NK细胞产生，通常由抗原或有丝分裂原诱导产生。各型IFN作用基本相同，即具有抗病毒、抗肿瘤和免疫调节作用，但Ⅰ型干扰素侧重于抗病毒和抗肿瘤，Ⅱ型干扰素侧重于免疫调节。

（三）集落刺激因子

集落刺激因子（colony stimulating factor CSF）是由活化T细胞、单核-吞噬细胞、血管内皮细胞和成纤维细胞等产生的，能刺激多能造血干细胞和不同发育阶段的造血干细胞进行分化，并在半固体培养基中形成相应细胞集落的一组细胞因子。目前发现的CSF有粒细胞/巨噬细胞集落刺激因子（GM-CSF）、单核-吞噬细胞集落刺激因子（M-CSF）、粒细胞集落刺激因子（G-CSF）、干细胞生成因子（SCF）及多能集落刺激因子（multi-CSF）等。

（四）肿瘤坏死因子

肿瘤坏死因子（tumornecrosis factor，TNF）是一类能引起肿瘤组织出血坏死的细胞因子。根据来源和结构不同主要分为TNF-α和TNF-β两种。前者主要由活化的单核-吞噬细胞产生，又称恶病质素；后者主要由活化的T细胞产生，又称淋巴毒素。两种TNF生物学作用基本相同，即：①杀瘤、抑瘤和抗病毒作用；②免疫调节作用；③促进和参与炎症反应；④致热作用；⑤引发恶病质。

（五）生长因子

生长因子（growth factor，GF）指一类能促进相应细胞生长和分化的细胞因子，主要包括转化生长因子β（TGF-β）、表皮生长因子（EGF）、血管内皮生长因子（VEGF）、成纤维生长因子（FGF）、神经生长因子（NGF）、血小板衍生的生长因子（PDGF）和肝细胞生长因子（HGF）等。其中转化生长因子β（TGF-β）可抑制多种免疫细胞生长及功能，具有免疫抑制作用。

（六）趋化因子

趋化因子（chemokine）是一类对不同靶细胞具有趋化作用的细胞因子。可由白细胞和某些组织细胞分泌。根据其特性和功能，可分为 CC、CXC、C 和 CX_3C 四种亚家族，主要发挥对不同靶细胞的趋化作用。趋化因子除介导免疫细胞迁移外，还参与调节血细胞发育、胚胎期器官发育、血管生成、细胞凋亡等，并在肿瘤发生、发展、转移、病原微生物感染、移植排斥反应等病理过程中发挥作用。

几种细胞因子的来源和主要作用的比较见表4-3

表4-3　几种细胞因子的主要来源和生物学作用

细胞因子	主要产生细胞	主要生物学作用
白细胞介素-1	单核-吞噬细胞及其他基质细胞	促进T、B细胞活化、增殖；增强NK细胞、巨噬细胞活性；介导炎症反应；引起发热反应
白细胞介素-2	活化T细胞、NK细胞	促进T、B细胞增殖分化；增强NK细胞、Tc细胞活性；诱导LAK形成
干扰素	白细胞、成纤维细胞、活化T细胞、NK细胞	抗病毒、抗肿瘤；促进T、B细胞活化；增强NK细胞、巨噬细胞的活性；参与免疫调节
集落刺激因子	活化T细胞、单核-吞噬细胞、血管内皮细胞及成纤维细胞	促进造血干细胞向各种免疫细胞分化；诱导干细胞体外培养形成集落
肿瘤坏死因子	单核-吞噬细胞、活化T细胞	杀瘤、抑瘤和抗病毒作用；参与免疫调节；促进和参与炎症反应；引起发热反应；引发恶病质
生长因子	多种细胞	调节细胞生长、分化；调节免疫功能
趋化因子	白细胞等	介导细胞迁移；调节血细胞发育、胚胎期器官发育、血管形成、细胞凋亡；参与肿瘤的发生、发展及移植排斥反应等

本章小结

免疫系统					
免疫器官		免疫细胞			免疫分子
中枢免疫器官	外周免疫器官	淋巴细胞	抗原提呈细胞	其他细胞	免疫球蛋白
			专职APC　　兼职APC		
骨髓	淋巴结	T细胞	单核-吞噬 内皮细胞	粒细胞	补体
胸腺	脾脏	B细胞	细胞、树突 上皮细胞	肥大细胞	细胞因子
	黏膜相关淋巴组织	NK细胞	状细胞	血小板	
			B细胞　　 成纤维细胞		

　　免疫系统由免疫器官、免疫细胞和免疫分子三部分组成。免疫器官分为中枢免疫器官和外周免疫器官：前者包括胸腺和骨髓，是免疫细胞发生、分化、发育、成熟的场所；后者包括淋巴结、脾、黏膜相关的淋巴组织，是免疫细胞定居和免疫应答发生的场所。在正常机体内，淋巴细胞在血液、淋巴液和组织间周而复始地循环，称为淋巴细胞再循环。

　　免疫细胞指所有参加免疫应答以及与免疫应答有关的细胞。主要包括淋巴细胞（T 细胞、B 细胞、NK 细胞）、抗原提呈细胞（单核 – 吞噬细胞、朗格汉斯细胞、树突状细胞等）、其他免疫细胞（粒细胞、红细胞、肥大细胞等）。淋巴细胞是免疫系统中主要的免疫细胞，其中 T 细胞、B 细胞能特异性识别抗原，进行活化、增殖、分化，引起特异性免疫应答，又称为免疫活性细胞。抗原提呈细胞（APC）是能摄取、加工、处理抗原，并将抗原信息提呈给特异性淋巴细胞的一类免疫细胞，其在免疫应答过程中发挥重要作用。APC 可分为专职 APC 和非专职 APC 两类。

　　凡参与免疫应答过程中的体液因子都称为免疫分子，主要包括免疫球蛋白、补体和细胞因子等，本章重点介绍了细胞因子。细胞因子种类繁多，目前已发现 200 余种人细胞因子，根据其结构和功能的不同，可分为白细胞介素、干扰素、肿瘤坏死因子、集落刺激因子、生长因子和趋化因子 6 类。他们具有抗感染、抗肿瘤、介导炎症反应、调节免疫应答、刺激造血等生物学功能。

思 考 题

1. 简述免疫系统的组成。
2. T 细胞、B 细胞表面有哪些重要的分子？其作用是什么？
3. 简述细胞因子的种类及其生物学活性。

第五章　补体系统

📘 **知识要点**

1. 掌握补体与补体系统的概念、组成与特性。
2. 掌握补体的生物学活性。
3. 熟悉补体三种激活途径。

第一节　概　　述

补体（C）是存在于人和脊椎动物血清、组织液及细胞膜表面的一组经活化后具有酶活性的蛋白质，因其可以辅助、补充特异性抗体介导的溶菌、溶血作用，故此得名。补体包括 30 多种可溶性蛋白和膜结合蛋白，将参与补体活性的各种固有成分、调节因子及补体受体统称为补体系统。

一、补体系统的组成和命名

（一）补体系统的组成

按补体系统各成分的生物学功能，可将其分为三类：

1. 补体的固有成分　主要参与补体的激活过程。包括：①参与经典激活途径的 C1、C4、C2，其中 C1 由 C1q、C1r、C1s 三个亚单位组成；②参与旁路激活途径的 B、D、P 因子；③参与 MBL 途径的 MBL、丝氨酸蛋白酶；④参与末端通路的成分 C3、C5、C6、C7、C8、C9 等。

2. 调节蛋白　参与补体激活的调控。主要以可溶性或膜结合的形式存在，包括备解素（P 因子）、C1 抑制物、C4 结合蛋白、H 因子、I 因子、S 蛋白等。

3. 补体受体（CR）　可与补体活性片段或调节蛋白结合，介导补体生物学效应。包括 CR1～CR5、C3aR、C2aR、C4aR 等。

（二）补体系统的命名

1968 年 WHO 命名委员会对补体系统进行了统一命名。参与补体激活经典途径的固有成分共 11 种，按其被发现的先后顺序分别称为 C1、C2……C9，其中 C1 由 C1q、C1r、C1s 三种亚单位组成；补体系统的其他成分以英文大写字母表示，如 B 因子、D 因子、P 因子、H 因子等；补体调节成分多以其功能进行命名，如 C1 抑制物、C4 结合蛋白、衰变加速因子等。补体活化后的裂解片段以该成分符号后加小写英文字母表示，如 C2a、C2b 等；具有酶活性成分或复合物在其符号上划一横线表示，如 $\overline{C1}$、$\overline{C5b67}$ 等；灭活的补体片段在其符号前面加英文字母 i 表示，如 iC3b 等。

二、补体的理化性质

补体的大多数化学组成均为糖蛋白，且多属于 β 球蛋白；C1q、C8 等为 γ 球蛋白，C1s、C9 为 α 球蛋白。正常血清中各成分的含量相差较大，C3 含量最多，C2 最少。

补体性质不稳定，易受各种理化因素影响，例如加热 56℃ 30 分钟即可被灭活；在室温下补体活性也可减弱甚至消失；0℃ ~10℃ 环境中其活性只能维持 3 ~4 天。另外紫外线照射、机械振荡或某些添加剂等理化因素均可能破坏补体。因此，人或动物的补体活性检测标本应尽快地进行测定，以免补体失活，如需保存，应置于 −20℃ 以下。

知识链接

补体的遗传多态性

补体的遗传多态性是指在同一集团中，两个或两个以上非连续性突变体或基因型，以极小的频率有规律地同时发生的现象。补体成分的多态性是 Alpert 和 Propp1986 年在人的 C3 中首次发现的。此后，已从基因型和表型水平获得有关不同种内补体缺陷与补体多态性的知识，并从四个水平研究了补体的多态性：①通过对血清中天然补体成分同种型的分析（表型水平）；②通过确定它们的亚单位组成（亚表型水平）；③通过建立群体遗传学和形式遗传学（即同种异型的频率和各个基因等位基因的频率与分离）；④通过对它们 DNA 结构的定位和测序，提示限制性片段长度多态性，已发现许多补体分子具有多态性，其中以 C2、Bf、C4、C3 和 C6 最为显著。

第二节 补体系统的激活与调节

在生理状态下，血清或体液中的补体多以非活性状态的酶原形式存在。补体系统的激活是指在受到某些激活物质的作用后，补体各成分依照一定顺序被转化为具有酶活性状态，产生一系列连锁的酶促反应。被激活的补体则表现出各种生物学活性。

补体的激活主要分为三种途径：从 C1 开始激活的途径称为经典途径或传统途径、从 C3 开始激活的替代途径或旁路途径、MBL 激活途径。

一、经典激活途径

参与补体经典激活途径的补体成分包括 C1 ~ C9，激活过程以 C1 的活化开始，可分为三个阶段，即识别阶段、活化阶段和膜攻击阶段（图 5 – 1）。

（一）激活物

补体经典激活途径的激活物主要是免疫复合物，它们是活化 C1 的主要物质，是由 IgG、IgM 类抗体与相应抗原结合形成的抗原抗体复合物。

（二）激活过程

1. 识别阶段　免疫复合物形成后，Ig 铰链区发生构型改变，暴露 Fc 段补体结合点，C1 与之结合并被活化，形成具有活性的 $\overline{C}$ 复合物，即 C1 酯酶。C1 是一个大的多聚体分子复合物，由一个 C1q 分子和两个 C1r 及两个 C1s 分子以钙离子依赖方式相连而成，当两个以上的 C1q 分子与 Ig 结合后，C1q 活化，才可引起 C1r、C1s 相继活化。

2. 活化阶段　C3 转化酶和 C5 转化酶形成阶段。C1s 将 C4 裂解成 C4a 和 C4b 两个片段，其中小片段 C4a 释放入液相；大片段的 C4b 可与靶细胞的细胞膜或抗原抗体复合物结合。在 Mg^{2+} 存在时，C2 可与附着有 C4b 的细胞表面结合，继而被 C1s 裂解，所产生的小片段 C2a 被释放入液相，而大片段 C2b 可与 C4b 形成复合物（$\overline{C4b2b}$），即为经典途径 C3 转化酶。C3 被 C3 转化酶裂解产生的小片段 C3a 释放入液相，大片段 C3b 与靶细胞膜表面结合形成复合物（$\overline{C4b2b3b}$），即为经典途径的 C5 转化酶。

3. 膜攻击阶段　膜攻击复合体（MAC）形成使靶细胞溶解。C5 转化酶裂解 C5 产生的小片段 C5a 释放入液相，大片段 C5b 与 C6、C7 结合形成复合物（$\overline{C5b67}$）。$\overline{C5b67}$ 结合 C8 形成 $\overline{C5b678}$ 复合体，该复合体可与 12～15 个 C9 分子结合形成 $\overline{C5b6789}$，即膜攻击复合体（MAC）。MAC 的形成破坏靶细胞膜的屏障作用，电解质由胞内逸出，大量水分子内流，引起细胞膨胀并破裂溶解。

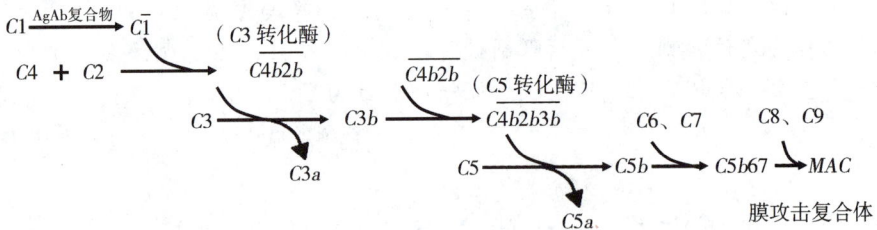

图 5 – 1　补体经典激活途径

二、旁路激活途径

补体激活的旁路途径，又称替代途径，其与经典激活途径不同之处在于激活过程是越过了 C1、C4、C2 三种成分，直接激活 C3 继而完成 C5 至 C9 各成分的连锁反应。参与旁路途径的补体成分除 C3、C5～C9 外，还包括 B 因子、D 因子和 P 因子等。

（一）激活物

补体旁路激活途径的激活物主要是细菌细胞壁成分（脂多糖、肽聚糖、磷壁酸）、酵母多糖及凝聚的 IgA 和 IgG4 等物质。

（二）激活过程

C3 是启动旁路激活途径的关键分子。在体液中或组织的炎症部位存在的蛋白酶作用下，C3 可缓慢、持续地产生少量 C3b。血清中 D 因子将结合状态的 B 因子裂解成小片段 Ba 和大片段 Bb。Ba 释放入液相，大片段的 Bb 和 C3b 结合所形成的复合物（$\overline{C3bBb}$），即是旁路途径的 C3 转化酶，可裂解 C3。$\overline{C3bBb}$ 极不稳定，可被迅速降解。血清中的 P 因子（备解素）可与其结合，并使之稳定。

旁路途径激活物质的存在为 C3b 或 $\overline{C3bBb}$ 提供不易受 H 因子置换 Bb、不受 I 因子灭活 C3b 的一种保护性微环境，使旁路激活途径从和缓进行的准备阶段过渡到正式激活的阶段。此时，C3 转化酶裂解 C3 产生 C3a 和 C3b，并与其产物 C3b 结合形成多分子复合物（$\overline{C3bBb3b}$），即为旁路途径的 C5 转化酶。C5 转化酶形成后的激活过程及产生效应与经典途径完全相同。

（三）C3b 的正反馈途径

旁路途径是补体系统重要的放大机制。C3 不论在经典途径还是在旁路途径中都占据着重要的地位。当 C3 被激活时，其裂解产物 C3b 又可在 B 因子和 D 因子的参与作用下合成新的 $\overline{C3bBb}$，进一步使 C3 裂解。C3b 既是 C3 转化酶的组分，又是 C3 转化酶裂解 C3 的产物，这一过程一经触发，就可能激活产生显著的扩大效应，称为 C3b 的正反馈途径。

三、MBL 激活途径

MBL 途径是指细菌和病毒表面的甘露糖蛋白与血清中的 MBL 结合，进而激活 C4、C2、C3 的活化途径，其激活过程与经典途径相似。

（一）激活物

参与 MBL 补体激活途径的激活物是甘露聚糖结合凝集素（MBL）和 C 反应蛋白。

（二）激活过程

MBL 是一种钙依赖性糖结合蛋白，属于凝集素家族，可与甘露糖残基结合。正常血清中 MBL 水平极低，在机体被病原微生物感染早期，肝细胞产生的 MBL 增加。MBL 首先与细菌的甘露糖残基结合，然后与丝氨酸蛋白酶结合，形成 MBL 相关的丝氨酸蛋白酶（MASP–1、MASP–2）。MASP 具有与活化的 C1s 相同的生物学活性，可水解 C4 和 C2，形成 C3 转化酶（$\overline{C4b2b}$），此后的反应过程与经典途径相同。

三条补体激活途径密切相关，均以 C3 活化为核心。旁路激活途径和 MBL 途径不需要免疫复合物参与，在机体尚未产生抗体前即发挥重要的非特异性免疫作用，对早期感染具有重要意义。三条途径比较见表 5-1。

表 5-1   三条补体激活途径比较

	经典激活途径	旁路激活途径	MBL 激活途径
主要激活物质	免疫复合物（IgG、IgM）等	细菌细胞壁成分、酵母多糖等	MBL、C 反应蛋白
起始分子	C1q	C3	MBAP
参与补体成分	C1～C9	C3、C5～C9、B、D、P 因子	C2～C9
所需离子	Ca^{2+}、Mg^{2+}	Mg^{2+}	Ca^{2+}、Mg^{2+}
C3 转化酶	$C\overline{4b2b}$	$C\overline{3bBb}$	$C\overline{4b2b}$
C5 转化酶	$C\overline{4b2b3b}$	$C\overline{3bBb3b}$	$C\overline{4b2b3b}$
生物学功能	参与特异性体液免疫，在感染后期发挥作用	参与非特异性免疫，在感染期阶段发挥效用	参与非特异性免疫，在感染早期发挥效用

补体系统的激活可产生多种生物学作用，对机体既有保护作用，也可产生损伤。因此激活过程在体内要受一系列调节机制的控制，以保持补体激活与灭活过程的动态平衡，以防止补体成分过度消耗及对机体自身组织的损伤。而这种调控可通过补体系统成分自身衰变，以及机体存在的各种补体调节因子实现。

第三节   补体系统的生物学功能

补体具有多种生物学作用，不仅参与非特异性免疫应答，也参与特异性免疫应答。补体系统的功能可分为两大方面：补体在细胞表面激活并形成 MAC，介导溶细胞效应；补体激活过程中产生不同的蛋白水解片段，从而介导各种生物学效应（表 5-2）。

表 5-2   补体成分及其裂解产物的生物学效应

补体成分或裂解产物	生物学效应	作用机制
C5～C9	溶细胞作用	可形成 MAC，改变细胞膜通透性，裂解靶细胞
C3b、C4b、iC3b	调理作用	与免疫复合物结合的 C3b、C4b、iC3b 和吞噬细胞表面的 CR 结合，促进吞噬作用
C3a、C4a、C5a	过敏毒素作用	刺激肥大细胞等释放活性介质，增加血管通透性，引起平滑肌收缩
C3a、C5a	趋化作用	吸引吞噬细胞向炎症部位聚集，并增强其氧化代谢、脱颗粒能力
C2a、C4a	激肽样作用	增加血管通透性，引起炎症渗出和水肿等
C3b	清除免疫复合物	抑制免疫复合物形成，使免疫复合物结合于红细胞相应受体上，通过血液循环被肝、脾处吞噬细胞清除
C3b	免疫调节作用	参与抗原提呈、调节免疫细胞增殖分化，参与调节多种免疫细胞的效应功能

一、溶细胞作用

补体系统被激活后，可在靶细胞表面形成膜攻击复合体，从而导致靶细胞溶解，这是机体抵抗微生物感染的重要防御机制。在某些病理情况下，补体系统可引起机体自身细胞溶解，导致组织损伤与疾病。补体的溶细胞作用不仅可以抗细菌，也可以抗其他致病微生物及寄生虫感染。

二、调理作用

补体激活过程中产生的 C3b、C4b 和 iC3b 都具有调理作用，它们可结合中性粒细胞或巨噬细胞表面相应受体，促进靶细胞与吞噬细胞黏附，并被吞噬及杀伤。这种依赖 C3b、C4b 和 iC3b 的吞噬作用，被称为补体的调理作用。

三、炎症介质作用

1. 过敏毒素作用　C3a、C4a 和 C5a 又被称为过敏毒素，能使肥大细胞和嗜碱性粒细胞脱颗粒，释放组胺等血管活性物质，引起血管扩张，通透性增强，平滑肌收缩和支气管痉挛等症状。

2. 趋化作用　C3a 和 C5a 有趋化作用，能吸引中性粒细胞和单核－吞噬细胞向炎症病灶部位集中，发挥吞噬作用，释放炎性介质引起或增强炎症反应。

3. 激肽样作用　C2a、C4a 具有激肽样作用，能使血管扩张，通透性增加，引起炎性渗出和水肿等。

四、清除免疫复合物

正常机体血液循环中可持续存在着少量的免疫复合物（IC），当体内存在大量循环 IC 时，其可沉积在血管壁，通过激活补体而造成周围组织损伤。补体成分可减少免疫复合物产生，并能使已生成的复合物溶解解体，其机制为：①补体与 Ig 分子结合，使抗体与抗原间亲和力降低，抑制新的 IC 形成或使已形成的 IC 解离；②循环 IC 可激活补体，产生的 C3b 与相应受体红细胞结合，随血流进入肝和脾，被其中的吞噬细胞清除。

五、免疫调节作用

补体可对免疫应答的各个环节发挥调节作用：①C3 可参与捕捉、固定抗原，使其易被 APC 处理与提呈；②补体成分可与多种免疫细胞相互作用，调节免疫细胞的增殖分化；③补体参与调节多种免疫细胞效应功能。

第四节　补体的异常

补体系统的异常可表现在两个方面：一是机体代谢水平失常，引起血清补体量的改变；另一种是先天性补体缺陷所导致的补体系统某种组成成分缺失。在正常情况下，机体血清中的补体含量是相对稳定的，只有患病时，补体总量或各组分的含量才会发生变化。

一、补体含量增高

补体含量增高在炎症、感染及恶性肿瘤患者中多见。很多传染病患者血中补体效价明显增高，但在疾病急性期或危重期时补体量多下降，这是大量消耗了补体成分所致。另外，一些糖尿病、甲状腺炎、痛风患者也可见血清补体含量增高。

二、补体含量降低

引起补体含量下降的原因可能有以下几方面：①补体成分消耗过多：常见于免疫复合物病，如血清病、肾病、肾小球肾炎、系统性红斑狼疮、自身免疫性溶血性贫血、类风湿性关节炎等。②补体大量丧失：见于大面积烧伤等，由于血清蛋白大量丢失，引起补体成分减少。③补体合成不足：多见于肝病患者，如肝硬化等。这时常发生 C2、C3、C4、C6 和 C9 水平明显降低。

本章小结

　　补体是存在于人和脊椎动物血清、组织液及细胞膜表面的一组经活化后具有酶活性的蛋白质。

　　按补体系统各成分的生物学功能，可将其分为三类：补体固有成分、调节蛋白和补体受体。

　　补体的激活途径有三条：经典激活途径、旁路途径或替代途径、MBL途径。

　　补体具有多种生物学功能，不仅参与非特异性免疫应答，也参与特异性免疫应答。补体系统的功能可分为两大方面：补体在细胞表面激活并形成MAC，介导溶细胞效应；补体激活过程中产生不同的蛋白水解片段，从而介导各种生物学效应（溶解细胞作用、调理作用、炎症介质作用、清除免疫复合物作用、免疫调节作用）。

思 考 题

1. 什么是补体？
2. 简述补体系统的组成。
3. 简述补体三条激活途径的区别与联系。
4. 简述补体成分及其裂解产物的生物学功能。

第六章　免疫应答

知识要点

1. 掌握免疫应答的概念、免疫应答的基本过程、抗体产生规律、体液免疫和细胞免疫的生物学作用。

2. 熟悉体液免疫应答和细胞免疫应答的发生机制。

3. 了解免疫耐受的概念、形成条件及意义。

免疫应答（immune response）指机体免疫系统接受抗原刺激后产生的针对抗原性异物的一系列排异反应过程。在正常情况下，免疫应答能及时清除体内抗原性异物，以保持机体内环境的相对稳定；在异常情况下，免疫应答可造成机体损伤，引起超敏反应或其他免疫性疾病。

根据免疫应答的发生时间和作用特点，将其分为两种类型：一种是物种在长期的进化过程中逐渐形成的，遇到抗原性异物后，能非特异性的迅速发挥作用、清除异物的固有免疫应答（非特异性免疫应答），包括屏障结构的屏障作用，吞噬细胞和 NK 细胞的吞噬杀伤作用，补体、溶菌酶的溶菌杀菌作用等；另一种是机体出生后在抗原的诱导下产生的针对该抗原的适应性免疫应答（特异性免疫应答），包括抗原提呈细胞加工处理、提呈抗原，淋巴细胞特异性识别抗原后活化、增殖、分化，产生免疫效应等一系列反应。通常所说的免疫应答指的就是适应性免疫应答。根据参与细胞类型和效应机制的不同，适应性免疫应答可分为 B 细胞介导的体液免疫应答和 T 细胞介导的细胞免疫应答。

第一节　体液免疫和细胞免疫

一、免疫应答的基本过程

抗原进入机体后，被抗原提呈细胞摄取加工处理后，以抗原肽－MHC Ⅰ/Ⅱ类分子复合物的形式表达在细胞表面，供相应免疫细胞识别，免疫细胞被抗原激活后，在细胞因子的作用下增殖、分化成效应细胞，发挥免疫效应。免疫应答的发生过程可分为：感应阶段、活化增殖分化阶段和效应阶段（图 6-1）。

（一）感应阶段（抗原提呈与识别阶段）

指抗原经一定途径进入机体后，被抗原提呈细胞摄取、加工、处理成抗原肽，以抗原肽－MHC 分子复合物的形式表达于抗原提呈细胞的表面，供特异性淋巴细胞（T、B 细胞）抗原受体识别结合的阶段。

（二）活化、增殖、分化阶段

指 T 细胞和 B 细胞接受抗原刺激后，在细胞因子等成分的参与下，活化、增殖、分化为效应淋巴细胞（效应 T 细胞和浆细胞）。在淋巴细胞增殖、分化的过程中，有一部分细胞中途停止了分化，转化为记忆细胞，并长期存在于体内，当再次遇到相同抗原时，记忆细胞会迅速增殖、分化为效应淋巴细胞（效应 T 细胞和浆细胞），发挥免疫效应。

（三）效应阶段

浆细胞分泌抗体，抗体与相应抗原结合，通过补体、吞噬细胞、NK 细胞等因素参与，清除抗原，发挥特异性体液免疫效应；效应 T 细胞再次接触抗原后，通过直接杀伤靶细胞或释放细胞因子的方式清除抗原，发挥特异性细胞免疫效应。

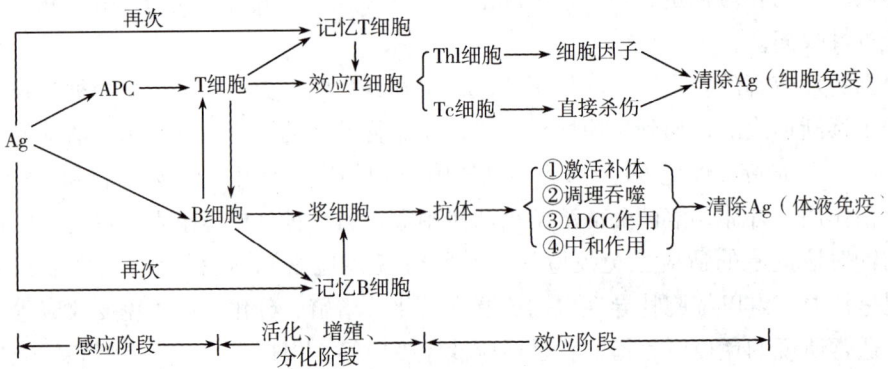

图 6-1　免疫应答的基本过程

免疫应答的主要特征：①特异性：指机体的免疫系统接受抗原刺激之后，只能产生针对该抗原的特异性免疫应答。②记忆性：指免疫系统对抗原的刺激具有记忆性，当同一抗原再次进入机体时，机体免疫系统可产生更为迅速、强烈、持久的免疫效应。③放大性：机体免疫系统对抗原的刺激所发生的免疫应答在一定条件下可以扩大，少量的抗原进入即可引起全身性的免疫应答。④MHC 限制性：在免疫应答过程中，免疫细胞相互作用时，只有在双方 MHC 分子一致时免疫应答才能发生，这一现象称为 MHC 限制性。

知识链接

　　T 细胞不能直接识别可溶性游离蛋白抗原，大多数抗原只能通过抗原提呈细胞（APC）的摄取加工处理，降解为多肽片段，并与 MHC 分子结合为抗原肽 – MHC 分子复合物，转移至 APC 表面，才能被 T 细胞识别。

　　1. 对外源性抗原的加工处理和提呈　外源性抗原指细胞外感染的微生物或其他蛋白质抗原。当外源性抗原进入机体，被 APC（如巨噬细胞）通过吞噬、胞饮等方式摄入细胞内形成吞噬小体，继而与溶酶体融合形成吞噬溶酶体，被蛋白酶等水解为抗原多肽片段，抗原肽与其新合成的 MHC – Ⅱ类分子结合，形成抗原肽 – MHCⅡ类分子复合物，转运至 APC 表面，供 CD4$^+$Th 细胞识别。

　　2. 对内源性抗原的加工处理及提呈　内源性抗原指机体细胞内合成的抗原，如病毒感染的细胞合成的病毒蛋白以及肿瘤细胞内合成的蛋白等。内源性抗原在细胞内蛋白酶体的作用下降解为多肽，然后转移到内质网腔内，与新合成的 MHC – Ⅰ类分子结合，形成抗原肽 – MHCⅠ类分子复合物，再转运至细胞表面，供 CD8$^+$Tc 细胞识别。

二、体液免疫应答

　　体液免疫应答（humoral immunity）指在抗原刺激下，B 细胞活化、增殖、分化为浆细胞，并合成分泌抗体，发挥特异性免疫效应的过程。由于抗体主要存在于体液中，故将抗体参与的免疫称为体液免疫。体液免疫应答包括 B 细胞对 TD – Ag 的免疫应答和 B 细胞对 TI – Ag 的免疫应答。

（一）B 细胞对 TD – Ag 的免疫应答

　　B 细胞对 TD – Ag 的免疫应答，即 B 细胞的活化、增殖、分化需 T 细胞辅助。

　　1. 感应阶段（抗原提呈与识别阶段）　　TD – Ag 进入机体后，被 APC（如巨噬细胞）捕获，经 APC 加工处理成抗原肽，并与 MHC – Ⅱ类分子结合，形成抗原肽 – MHCⅡ类分子复合物表达于 APC 表面，供 Th 细胞识别。同时，B 细胞通过表面的 BCR 直接识别结合抗原分子。

　　2. 活化、增殖、分化阶段　此阶段包括 Th 细胞和 B 细胞识别抗原后，自身活化、增殖和分化成为效应细胞的阶段。

　　（1）Th 细胞的活化、增殖及分化　TD – Ag 诱导 B 细胞产生抗体需 Th 细胞的辅助，而 Th 细胞必须经活化后才具有辅助作用。Th 细胞的活化需双信号刺激（图 6 – 2）。其第一信号为双识别信号，该信号由 Th 细胞表面的 TCR 识别 APC 表面的抗原肽 – MHCⅡ类分子复合物的抗原肽部分（TCR 与抗原肽结合）；Th 细胞表面的 CD4 分子（受体）识别 APC 表面抗原肽 – MHCⅡ类分子复合物的 MHC – Ⅱ类分子（配基）而产生，并通过 CD3 分子传入细胞内。第二信号为协同刺激信号，即 APC 上的多个协同刺激分子（如 B7 等）与 Th 细胞表面的相应受体（CD28 等）的配对结合，相互作用。在双信号刺激下，Th 细胞活化。并在以 IL－4 为主的细胞因子的作用下，增殖、分化为 CD4$^+$ Th2 细胞。Th2 细胞能产生多种细胞因子，作用于 B 细胞，辅助 B 细胞产生抗体。

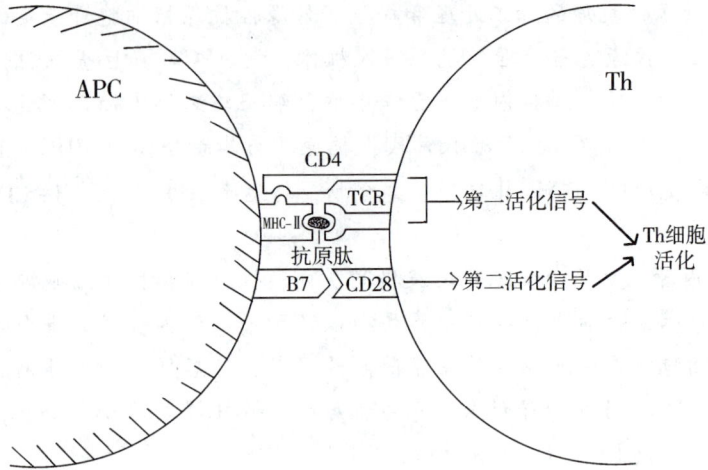

图 6－2　Th 细胞活化的双识别与双信号示意图

（2）B 细胞的活化、增殖与分化　B 细胞不仅是体液免疫的效应细胞，也是一种重要的抗原提呈细胞。B 细胞通过其表面的抗原受体（BCR）与抗原结合，并将抗原摄入细胞加工处理成抗原肽，后者与胞内的 MHC－Ⅱ类分子结合形成复合物转运到细胞表面。被具有相应抗原受体的 Th 细胞识别，Th 细胞与 B 细胞的相互作用和它与其他抗原提呈细胞的相互作用类似。

B 细胞的活化亦需双信号作用（图 6－3）。当 B 细胞通过表面抗原受体（BCR）结合摄取抗原时，即获得了 B 细胞活化的第一信号，活化的 Th 细胞表面表达的 CD40 受体（CD40L）与 B 细胞表面的 CD40 结合，并与其他协同刺激分子共同提供 B 细胞活化的第二信号。在双信号刺激下 B 细胞活化。活化的 B 细胞可表达多种细胞因子受体，在不同细胞因子作用下 B 细胞增殖分化为浆细胞。在 B 细胞的分化过程中，部分 B 细胞停止分化，转化为记忆 B 细胞。若再次接受相同抗原的刺激，记忆 B 细胞可直接活化、增殖、分化为浆细胞，产生大量的抗体，发挥免疫效应。

3. 效应阶段　浆细胞合成分泌抗体后，当抗体与相应抗原结合，在其他免疫细胞或分子的协同作用下，能发挥多种免疫效应，最终清除抗原性异物。具体作用有：①中和作用：抗体与侵入机体的病毒或外毒素分子结合，从而阻断了病毒进入细胞的能力或中和外毒素分子的毒性作用。②调理作用：抗体与相应抗原结合后，其 Fc 段与巨噬细胞及中性粒细胞表面的 Fc 受体结合，增强吞噬细胞的吞噬功能，促进其对抗原性异物的清除。③激活补体：抗体与相应抗原结合后，可激活补体系统，从而发挥补体溶菌、溶解靶细胞等效应。④ ADCC 作用：IgG 可以介导吞噬细胞及具有杀伤活性的细胞对肿

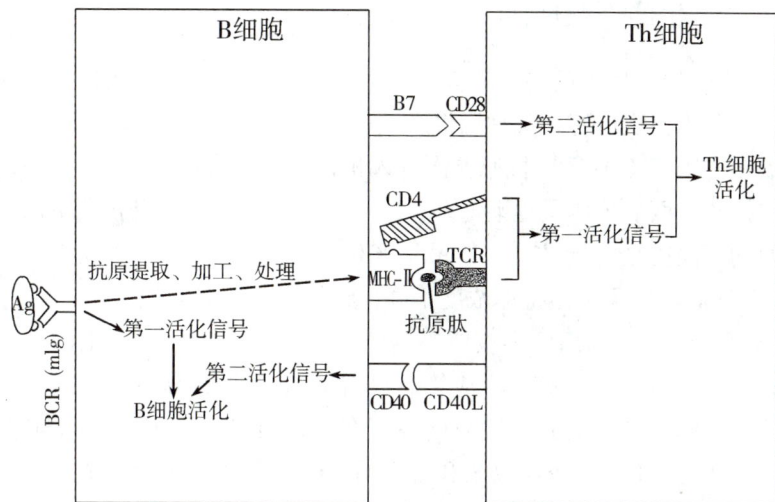

图6-3 B细胞活化的双信号示意图

瘤细胞或病毒感染的细胞等靶细胞的杀伤作用。

抗体通过上述效应作用，发挥抗感染、抗肿瘤作用，但在某些情况下，抗体还会造成免疫损伤作用，引起超敏反应（IgE介导Ⅰ型超敏反应，IgG、IgM介导Ⅱ、Ⅲ型超敏反应）及某些自身免疫病。

体液免疫应答过程见图6-4

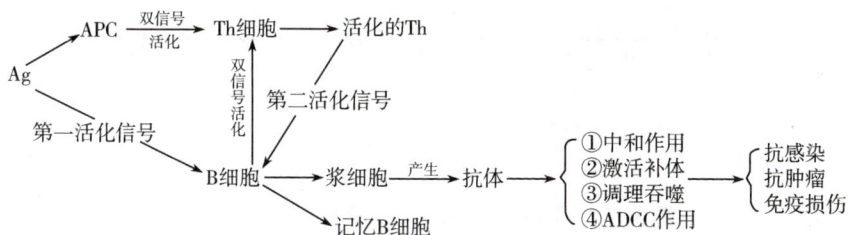

图6-4 体液免疫应答过程示意图

（二）B细胞对 TI – Ag 的免疫应答

某些抗原，如某些细菌多糖、多聚蛋白质及脂多糖等，能直接激活 B 细胞，而不需 Th 细胞的辅助，这类抗原称为 TI – Ag。由 TI – Ag 诱导 B 细胞产生的体液免疫应答特点：①TI – Ag 能直接激活 B 细胞，不需抗原提呈细胞的加工处理，也不需 Th 细胞的辅助。②TI – Ag 激发的体液免疫应答过程中不产生记忆细胞，也无再次应答。③ TI – Ag 只能诱导 B 细胞产生 IgM 类别的抗体。

针对 TI – Ag 产生的体液免疫应答因无需 Th 细胞预先致敏与克隆性扩增，较针对 TD – Ag 产生的免疫应答发生早，在抗某些胞外病原体早期感染中发挥重要作用。

（三）抗体产生的一般规律

TD－Ag 初次进入机体引起的免疫应答称为初次应答，机体再次接受相同抗原刺激产生的免疫应答称为再次应答，又称回忆反应。

1. 初次应答抗体产生规律 抗原首次进入机体，需经 1～2 周的潜伏期，才能从体液中检出相应抗体，而后抗体量逐渐增多，2～3 周达最高峰。一种抗原可以刺激机体产生针对该抗原的不同类型的抗体，一般最早产生的是 IgM，稍后产生是 IgG，当 IgM 接近消失时，IgG 达高峰阶段。但抗体浓度不高，在体内维持时间短。

2. 再次应答抗体产生规律 再次应答是建立在初次应答的基础上的，由于初次应答过程中有记忆细胞的产生，故再次应答时只需 1～3 天的潜伏期，就能从体液中检出相应抗体，抗体浓度可迅速上升，且浓度高，在体内维持时间长，再次应答中仍然是 IgM 类抗体最早出现，但抗体类型以亲和力高的 IgG 为主（图 6－5、表 6－1）。

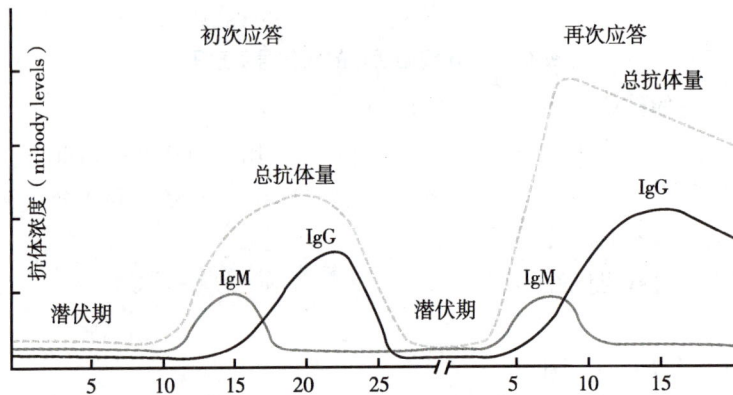

图 6－5 抗体产生规律示意图

表 6－1 初次应答和再次应答抗体产生规律比较

项目	初次应答	再次应答
潜伏期	长（1～2 周）	短（1～3 天）
抗体浓度	低	高
抗体维持时间	短	长
主要抗体类型	IgM	IgG
抗体亲和力	低	高

掌握抗体产生的规律在医学实践中具有重要的意义：疫苗接种或制备免疫血清时，应采用再次或多次加强免疫，以诱发机体的再次应答，产生高效价、高亲和力的抗体，获得较好的免疫效果；免疫诊断时，由于 IgM 最早产生，消失快，故临床上检测特异性 IgM 可作为病原微生物早期感染的诊断指标；很多传染病，特别是病毒性传染病的诊断，需要检测疾病早期和恢复期双份血清的抗体效价，恢复期抗体效价增高四倍以上有

诊断价值；通过连续监测血液中抗体含量变化，可了解病程及评估疾病转归。

三、细胞免疫应答

细胞免疫应答是 T 细胞接受抗原刺激后，增殖分化为效应 T 细胞（CD4$^+$Th1 细胞和 CD8$^+$Tc 细胞），当再次接触相同抗原时，通过释放多种细胞因子或直接杀伤靶细胞来发挥免疫效应。与体液免疫相比，细胞免疫主要针对细胞内抗原发挥免疫效应。根据其效应细胞的不同，细胞免疫有两种基本形式，一种是 CD4$^+$Th1 介导的通过释放细胞因子引起炎性细胞浸润为主的炎症反应；另一种是 CD8$^+$Tc 介导的对靶细胞的特异性杀伤作用。

（一）CD4$^+$Th1 介导的免疫应答

CD4$^+$Th1 主要针对胞内寄生病原生物产生免疫效应，CD4$^+$Th 细胞活化也需要双信号刺激：即第一信号为双识别信号，该信号由 Th 细胞表面的 TCR 识别 APC 表面的抗原肽–MHCⅡ类分子复合物的抗原肽部分（TCR 与抗原肽结合）；Th 细胞表面的 CD4 分子（受体）识别 APC 表面抗原肽–MHCⅡ类分子复合物的 MHC–Ⅱ类分子（配基）而产生，并通过 CD3 分子传入细胞内；第二信号为协同刺激信号，即 APC 上的多个协同刺激分子（如 B7 等）与 Th 细胞表面的相应受体（CD28 等）的配对结合，相互作用。活化的 Th 细胞在以 IL–12 为主的细胞因子作用下，增殖分化为具有介导炎症反应功能的 CD4$^+$效应 Th1 细胞（致敏 Th1 细胞），部分活化的 Th 细胞转化成为记忆性 T 细胞。

CD4$^+$效应 Th1 细胞当再次接受相同抗原刺激后，释放多种淋巴因子，包括干扰素（IFN–γ）、集落刺激因子（CSF）、肿瘤坏死因子（TNF–β）、白细胞介素–2（IL–2）、白细胞介素–3（IL–3）等，可通过激活单核–吞噬细胞，增强其吞噬和胞内杀伤能力；促进 T 细胞增殖分化，放大免疫效应；活化中性粒细胞、NK 细胞，以促进其杀伤作用等方式，发挥免疫效应作用，清除胞内寄生的病原体。同时引起局部组织产生以淋巴细胞和单核–吞噬细胞浸润为主的慢性炎症反应。

（二）CD8$^+$Tc 介导的免疫应答

CD8$^+$Tc 细胞主要针对病毒感染的细胞或肿瘤细胞等靶细胞产生免疫效应。这些细胞本身具有抗原提呈作用，抗原在胞浆中降解为抗原肽，与 MHC–Ⅰ类分子结合形成抗原肽–MHCⅠ类分子复合物，被运送至靶细胞表面，供 Tc 细胞识别。CD8$^+$Tc 细胞的活化需要双信号的刺激（图 6–6）。Tc 细胞通过表面的 TCR 识别靶细胞表面抗原肽–MHCⅠ类分子复合物中的抗原肽，同时 CD8 分子识别 MHC–Ⅰ类分子，从而获得 Tc 细胞活化的第一信号，此信号经 CD3 分子传入细胞内；Tc 细胞表面的黏附分子（主要为 CD28）与靶细胞表面的相应配体分子（主要为 B7）结合形成 Tc 细胞活化的第二信号。Tc 细胞在双信号的刺激后，并在 Th 细胞的协助下，活化，增殖、分化成为效应 Tc 细胞。

效应 Tc 细胞与靶细胞紧密结合，分泌穿孔素和颗粒酶等细胞毒性物质。穿孔素在 Ca^{2+}参与下，插入靶细胞膜内，形成穿膜的"管状通道"，它们可以改变靶细胞渗透

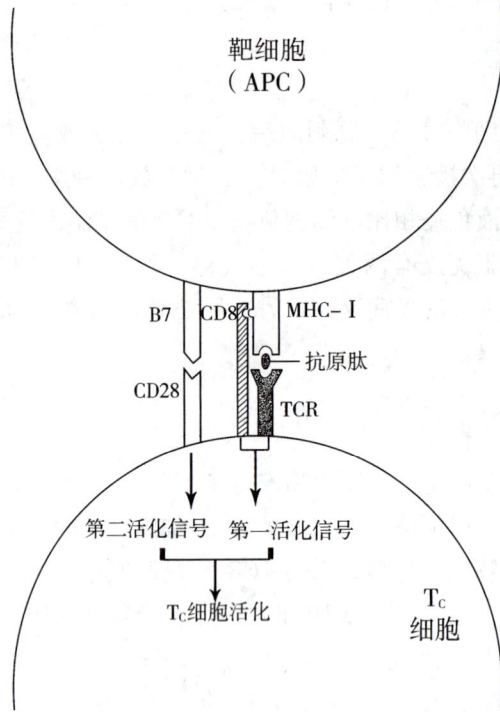

图 6 – 6　CD8⁺ Tc 细胞活化的双信号示意图

压，使大量水分子、电解质进入胞内，而 K^+ 和大分子物质从胞内流出，导致靶细胞被溶解破坏。颗粒酶从穿孔素形成的"管状通道"进入靶细胞内，通过激活内切酶系统，使细胞 DNA 断裂，最终导致靶细胞凋亡。

效应 Tc 细胞对靶细胞的杀伤作用特点是：①特异性杀伤作用；②杀伤作用受 MHC – I 类分子限制；③可连续杀伤靶细胞，杀伤效率高，自身无任何损伤。

细胞免疫应答过程见图 6 – 7。

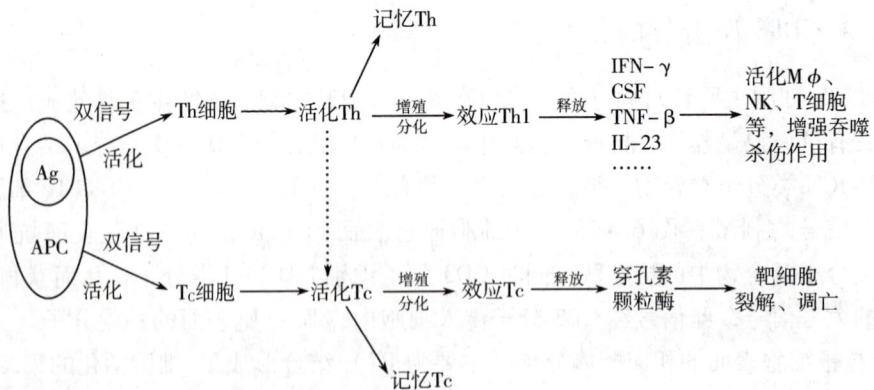

图 6 – 7　细胞免疫应答过程示意图

细胞免疫应答的主要生物学效应：①抗感染作用：细胞免疫应答主要针对胞内感染的病原体，如胞内寄生菌（结核分枝杆菌、麻风分枝杆菌、伤寒沙门菌等）、真菌、病毒及某些寄生虫等。②抗肿瘤作用：效应 T 细胞可直接杀伤带有相应抗原的肿瘤细胞；也可通过释放多种细胞因子增强巨噬细胞、NK 细胞的抗肿瘤作用。③免疫损伤作用：某些情况下，细胞免疫应答可引起Ⅳ型超敏反应、移植排斥反应和某些自身免疫病的发生。

与体液免疫相比，细胞免疫的特点是：①主要针对细胞性抗原发挥免疫效应；②发生缓慢，再次接触抗原一般需要 2~3 天才出现反应；③反应多局限于抗原所在部位；④产生以淋巴细胞和单核 - 吞噬细胞浸润为主的慢性炎症反应。

体液免疫与细胞免疫的比较，见表 6 - 2。

表 6 - 2　体液免疫与细胞免疫比较

项目	体液免疫	细胞免疫
介导细胞	B 细胞	T 细胞
作用对象	胞外游离抗原	细胞性抗原
效应物质	抗体	效应 Th1、Tc、细胞因子
作用范围	全身为主	局部为主
生物学效应	抗感染、抗肿瘤、介导Ⅰ型、Ⅱ型、Ⅲ型超敏反应及某些自身免疫病	抗胞内寄生病原体感染、抗肿瘤、介导Ⅳ型超敏反应及某些自身免疫病

第二节　免疫耐受

免疫耐受（immunotolerance）是机体免疫系统接受某种抗原性物质刺激时所表现的特异性免疫无应答状态。即对某种抗原已形成免疫耐受的机体，再次接触相同抗原不发生免疫应答，但对其他抗原仍保留正常的免疫应答能力。免疫耐受不同于免疫缺陷和免疫抑制（表 6 - 3），前者是机体对某种抗原性的特异性免疫无应答状态；后两种是机体对任何抗原均不反应或反应减弱的非特异性免疫无应答状态。目前认为，免疫耐受不是一种单纯的免疫无应答，而是一种特殊形式的免疫应答，具有免疫应答的特点，即需要抗原诱导产生，有特异性和记忆性。

表 6 - 3　免疫耐受与免疫抑制、免疫缺陷的比较

项目	免疫耐受	免疫抑制	免疫缺陷
形成原因	免疫细胞接受某种抗原刺激后失去免疫功能，处于无能状态	免疫抑制剂抑制了免疫系统的功能	免疫系统先天缺损或后天损伤，致免疫功能缺失
特异性	有，只对诱导耐受的抗原不应答	无，对任何抗原均不应答或反应减弱	无，对任何抗原均不应答或反应减弱
临床表现	无	反复感染、肿瘤	反复感染、肿瘤

自身抗原或外来抗原均可诱导机体产生免疫耐受，这些诱导免疫耐受的抗原称为耐受原。由自身抗原诱导产生的免疫耐受称为天然免疫耐受或自身耐受；由外来抗原诱导的免疫耐受称为获得性免疫耐受或人工诱导的免疫耐受。自身免疫耐受机制的建立，使机体的免疫系统对自身正常成分不应答，避免自身免疫病的发生，对维系机体自身内环境的稳定有重要意义。

一、免疫耐受形成的条件

抗原物质进入机体能否诱导产生免疫耐受，主要取决于抗原和机体两方面的因素。

（一）抗原因素

抗原的性质、剂量、进入机体途径及维持时间等都与免疫耐受的形成有关。

1. 抗原性质　一般来说小分子、可溶性、非聚合单体物质如血清蛋白、多糖、脂多糖等，多为耐受原，易诱导免疫耐受；而大分子颗粒性抗原和蛋白质聚合物，如血细胞、细菌等均为良好的免疫原，易于引起免疫应答。

2. 抗原的剂量　抗原剂量过高或过低均可诱导出现免疫耐受。T、B细胞产生免疫耐受所需抗原剂量明显不同。T细胞耐受所需抗原剂量较B细胞小，而且发生快、持续时间长（数月至数年）；而B细胞形成耐受不但需要较大剂量的抗原，且发生缓慢，耐受持续时间短（数周）。因此小剂量抗原引起T细胞耐受，而大剂量抗原可引起T细胞和B细胞耐受。只有适量的抗原会引起细胞或体液免疫应答。

3. 抗原进入机体途径　一般而言，抗原经静脉注射易诱导产生免疫耐受，腹腔注射次之，皮下及肌肉注射最难诱导耐受。

4. 佐剂的影响　抗原不加佐剂易诱导免疫耐受，而加佐剂则易诱发免疫应答。

（二）机体因素

1. 年龄或机体的免疫状态　免疫耐受的诱导一般在胚胎期最易，新生儿期次之，成年期最难。

2. 动物种属和品系　大鼠和小鼠对免疫耐受敏感较易形成耐受性，在胚胎期或新生儿期均易诱导成功。兔、有蹄类和灵长类动物通常只在胚胎期较易诱导免疫耐受。

3. 免疫抑制措施的影响　成年动物免疫细胞已发育成熟，单独使用抗原一般不易诱导产生免疫耐受，如果与免疫抑制措施（照射、应用免疫抑制剂等）联合作用则可建立免疫耐受。

二、研究免疫耐受的意义

免疫耐受的研究无论在理论上还是医学实践中均有重要意义。如前所述，由于在胚胎期免疫系统对自身物质已建立了免疫耐受，之后对自身成分不再予以应答，而对"非己"物质产生免疫应答，并予以清除，这种认识不仅有助于进一步理解免疫系统为何能识别"自己"和"非己"，还可以为阐明免疫应答和免疫调节机制提供实验依据。

免疫耐受的诱导、维持和终止与许多临床疾病的发生、发展和转归有关。例如，诱导和维持免疫耐受性，可防治超敏反应疾病、自身免疫病和移植排斥反应。而通过解除对某些病原微生物或突变细胞的免疫耐受，激发免疫应答来恢复机体抗感染或抗肿瘤的免疫效应。

本章小结

免疫应答指机体免疫系统接受抗原刺激后产生的针对抗原性异物的一系列排异反应过程。外周免疫器官是发生免疫应答的主要场所。免疫应答的基本过程可分为感应阶段、活化、增殖分化阶段和效应阶段，根据参与细胞类型和效应机制的不同，免疫应答可分为 B 细胞介导的体液免疫应答和 T 细胞介导的细胞免疫应答。体液免疫应答是在抗原刺激下，B 细胞活化、增殖、分化为浆细胞，并合成分泌抗体，发挥特异性免疫效应的过程。抗体的产生有一定规律，初次应答与再次应答在潜伏期、抗体产生种类、次序、浓度、亲和力以及体内持续时间等方面都有各自的特点，其对免疫防御和疾病诊断方面有重要的指导意义。细胞免疫应答是 T 细胞接受抗原刺激后，增殖分化为效应 T 细胞（$CD4^+$Th1 细胞和 $CD8^+$Tc 细胞），当再次接触相同抗原时，通过释放多种细胞因子或直接杀伤靶细胞来发挥免疫效应。根据其效应细胞的不同，细胞免疫有两种基本形式，一种是 $CD4^+$Th1 介导的通过释放细胞因子引起炎性细胞浸润为主的炎症反应；另一种是 $CD8^+$Tc 介导的对靶细胞的特异性杀伤作用。免疫应答的生物学作用是抗病原体的感染，抗肿瘤及引起免疫损伤。

免疫耐受是机体免疫系统接受某种抗原性物质刺激时所表现的特异性免疫无应答状态。抗原物质进入机体能否诱导产生免疫耐受，主要取决于抗原和机体两方面的因素。诱导和维持免疫耐受性，可防治超敏反应疾病、自身免疫病和移植排斥反应。而通过解除对某些病原微生物或突变细胞的免疫耐受，激发免疫应答来恢复机体抗感染或抗肿瘤的免疫效应。

思 考 题

1. 简述免疫应答基本过程及类型。
2. 简述抗体产生规律及其意义。
3. 比较细胞免疫和体液免疫的特点。

第七章　抗原抗体反应概述

■ 知识要点

1. 掌握抗原抗体反应特点。
2. 掌握抗原抗体反应的影响因素。
3. 掌握抗原抗体反应的类型。
4. 了解抗原抗体反应原理。

抗原抗体反应是抗原、抗体的特异性结合反应。两者在体内结合可引起杀菌、溶菌、调理、中和毒素、免疫病理损伤等作用；在体外结合，如在试管中，可出现凝集、沉淀、溶细胞、补体结合等反应现象。由于抗体主要存在于人或动物血清中，临床上一般多采用血清进行试验，因此体外的抗原抗体反应又称为血清学反应。

抗原抗体反应技术应用的范畴已经远远超出了免疫学、医学甚至生命科学的范围，成为一类微量、灵敏、快速的检测分析方法，并已成为疾病诊断、病原微生物鉴定、流行病学调查以及科学研究工作的手段。

第一节　抗原抗体反应的原理

抗原、抗体能够特异性结合是以两分子间的结构互补性与亲和性为基础，而这两种特性是由抗原、抗体分子的空间构型决定的。除两种分子构型空间互补外，抗原决定簇和抗体超变区必须密切接触，才有足够的结合力。

一、抗原抗体结合力

抗原抗体之间是一种非共价的结合，需要四种分子间引力参与，包括静电引力又称库伦引力、范德华引力、氢键结合力、疏水作用力。其中疏水作用力是这些结合力中最强的，因而对维系抗原抗体结合作用最大。

二、抗原抗体的亲和力

抗体的亲和力是指抗体结合部位与抗原决定基间结合的强度，与抗体结合价相关，抗体亲和力高，与抗原结合牢固，不易解离。如 IgG 为单体分子，即两价分子，其亲和

力是单价的 10^3 倍，而 IgM 是五聚体结构，与大分子抗原结合时只表现为五价，其亲和力是单价的 10^7 倍，亲和力越大，抗原抗体结合也就越牢固。

亲和性是指抗体与相应的抗原决定基之间互补而固有的引力，是抗原抗体间固有的结合力。亲和性用平衡常数 K 来表示，K 值越大，亲和性越高，与抗原结合也越牢固。

三、亲水胶体转化为疏水胶体

抗体和大多数抗原均属于蛋白质。它们溶于水后是胶体溶液。由于蛋白质分子带负电荷，周围出现极化的水分子，形成水化层，因此不会产生自然沉淀，这就是亲水胶体的生成机制。当抗原抗体特异性结合后，表面携带电荷数量减少或消失，水化层变薄，复合物由亲水胶体转化为疏水胶体，在疏水作用力下，形成大的的免疫复合物。

第二节　抗原抗体反应的特点

一、抗原抗体反应的特异性

特异性是由抗原决定簇和抗体分子的超变区之间空间结构的互补性确定的，是抗原抗体反应的最主要特征。这种高度的特异性在传染病的诊断与防治方面得到有效的应用。随着免疫学技术的发展进步，还将在医学和生物学领域得到更加深入和广泛的应用，如肿瘤的诊断和特异性治疗等。但这种特异性并不是绝对的，同一抗原分子可具有多种不同的抗原决定簇，若两种不同的抗原分子具有一个或几个相同的抗原决定簇，与抗体反应时即可出现交叉反应。

二、抗原抗体反应的可逆性

可逆性是指抗原抗体结合形成复合物后，在一定条件下又可解离恢复为抗原与抗体的特性。解离后的抗原和抗体仍具有原有的理化性质及生物学活性。抗原抗体复合物能否解离主要取决于两方面因素：特异性抗体超变区与相应抗原决定簇空间构型的互补程度，互补程度越高，两者结合越牢固，不易解离；反之，则容易发生解离。另外与环境因素的影响有关，当存在可减弱或消除抗原抗体亲和力的环境因素时，如 pH 值、温度变化等，则可发生复合物解离。

三、抗原抗体反应的比例性

比例性是指抗原与抗体发生可见反应需遵循的量比关系。在抗原抗体反应中，如果不考虑抗原、抗体的数量比例，则很可能出现抗原或抗体过剩。过剩的一方多呈游离形式存在，反应仅形成小分子复合物，不能出现肉眼可见的结果。若抗原、抗体的量比恰当，反应中基本无游离的抗原或抗体出现。此时，可形成肉眼可见的明显反应物，即沉淀或凝集物。

在一定量的抗体中加入递增量的相应可溶性抗原形成复合物，根据所形成复合物及参加反应抗原、抗体量比关系可绘制出曲线图（图7–1）。曲线的高峰部分是抗原、抗体比例最合适的范围，称为等价带。在等价带前后分别为抗体过量带和抗原过量带。如果抗原或抗体极度过量，则无沉淀物形成，在免疫测定中称为带现象。抗体过量称为前带，抗原过量称为后带。

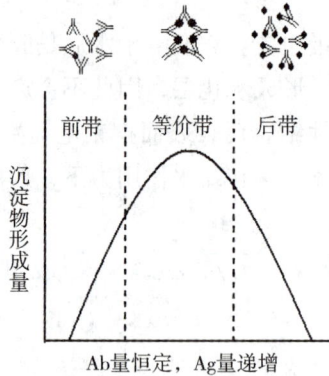

图7–1 抗原抗体分子比例与复合物形成大小的关系

在抗原抗体反应中，抗体或抗原与其相应反应物结合产生可见复合物所需的最小量称为效价。

四、抗原抗体反应的阶段性

抗原抗体反应的过程可分为两个阶段：特异性结合阶段和反应的可见阶段。在特异性结合阶段，抗原决定基和相应抗体特异结合，反应发生速度较快，大多在几秒钟至数分钟内即可完成，但无可见反应出现。在可见阶段，在抗原与抗体特异结合的基础上，受多种因素的影响，如环境中的电解质、温度等，表现为凝集、沉淀和细胞溶解等反应。此阶段反应速度较慢，常需要数分钟、数小时乃至数天。但若为单价抗体或半抗原，则仍不出现可见反应。这两个阶段并无严格界限，往往第一阶段反应还未完全完成，即开始第二阶段反应。

第三节 影响抗原抗体反应的因素

影响抗原抗体反应的因素有两方面，一是反应物自身的因素；二是反应环境条件。

一、反应物自身因素

1. 抗体 来源不同的抗体，反应性具有一定差异性。抗体的浓度、特异性和亲和力都影响抗原抗体反应结果，为提高试验的可靠性，应选择高特异性、高亲和力的抗体作诊断试剂。另外，等价带的宽窄也可影响抗原抗体复合物的形成。

2. 抗原 抗原的理化性质、分子量大小、抗原决定基的种类及数目均可影响反应结果。如与相应抗体结合，颗粒性抗原出现凝集反应；可溶性抗原出现沉淀反应；而单价抗原与相应抗体结合不出现沉淀现象。

知识链接

抗体反应差异性

　　来自不同动物的免疫血清，其反应性有差异。人和马等其他大动物的免疫血清等价带较窄，少量的抗原或抗体过剩，就可形成可溶性免疫复合物；家兔等大多数动物的免疫血清具有较宽的等价带，通常在抗原过量时才易出现可溶性免疫复合物；家禽免疫血清不能结合哺乳动物的补体，并且在高盐浓度溶液中沉淀现象明显。

二、反应环境因素

1. 电解质 抗原与抗体发生特异性结合后，虽由亲水胶体变为疏水胶体，若溶液中无电解质参加，仍不会出现可见反应。为了促成沉淀物或凝集物的形成，常用0.9% NaCl溶液（生理盐水）或各种适宜的缓冲液作为抗原及抗体的稀释液。

2. 酸碱度 抗原抗体反应必须在适宜的 pH 环境中进行。抗原抗体反应一般在 pH6～9进行，pH过高或过低都将影响抗原与抗体反应。

3. 温度 在一定范围内，温度升高可加速分子运动，抗原与抗体接触机会增多，反应速度加快。抗原抗体结合时，温度一般为15℃～40℃，常用的抗原抗体反应温度为37℃，温度如高于56℃，可导致已结合的抗原抗体再解离，甚至变性或破坏。每种试验都有其独特的最适反应温度要求。此外，适当振荡、搅拌也能促进抗原抗体分子的接触，使反应加速。

第四节 抗原抗体反应的类型

　　近年来，随着免疫学检验技术的不断发展，在传统免疫学方法基础上，又不断出现新的免疫学检测方法。目前根据抗原抗体反应的基本原理和表现，可分为五种基本类型：①凝集反应；②沉淀反应；③细胞溶解反应；④中和反应；⑤免疫标记技术见表7-1。这些反应类型各有特点，会在以后的章节中详细叙述。

表7-1 抗原抗体反应的基本类型

类型	相关试验技术	结果判断方法
凝集反应	直接凝集试验	肉眼直接观察、借助放大镜或显微镜观察各种凝集现象
	间接凝集试验	
	凝集抑制试验	
	协同凝集试验	
	抗球蛋白试验	

续表

类型	相关试验技术	结果判断方法
沉淀反应	液相沉淀试验	肉眼观察沉淀；测定浊度
	琼脂凝胶扩散试验	肉眼观察沉淀；测定扫描沉淀环或线
	凝胶电泳技术	肉眼观察沉淀；测定扫描沉淀峰或弧
细胞溶解反应	补体溶血试验	肉眼观察结果或光电比色计测定溶血现象
	补体结合试验	
中和反应	病毒中和试验	病毒感染性丧失
	毒素中和试验	外毒素毒性消失
免疫标记技术	放射免疫技术	可借助放射性免疫分析仪检测放射性强度
	荧光免疫技术	可用荧光显微镜检测荧光
	酶标免疫技术	可用酶标仪检测酶底物显色
	金免疫技术	检测金属粒沉淀线
	化学发光免疫技术	可借助仪器检测发光强度
	生物素、亲和素免疫技术	可肉眼观察结果

本章小结

　　抗原抗体反应是抗原、抗体的特异性结合反应。两者既可在体内又可以体外结合。抗原、抗体能够特异性结合是以两分子间的结构互补性与亲和性为基础，而这两种特性是由抗原、抗体分子的空间构型决定的。抗原抗体反应具有特异性、可逆性、比例性、阶段性四大特点。整个反应的完成受多种因素的制约，以自身因素和环境因素尤为重要。

思 考 题

1. 抗原抗体反应的概念。
2. 抗原抗体反应的基本原理。
3. 抗原抗体反应的特点。
4. 抗原抗体反应的常见类型。

第八章　免疫原和抗血清的制备

📚 知识要点

1. 掌握免疫佐剂的概念，常用免疫佐剂的制备。
2. 熟悉多克隆抗体的制备流程；抗血清的鉴定和保存方法。
3. 了解常见免疫原的制备、动物的选择和接种方法。

抗原和抗体是免疫学检验的两大重要因素，也是整个免疫反应的基本条件。抗原的纯化是制备特异性抗体的先决条件，制得的抗体可用于纯化抗原和检测抗原。抗体有单克隆和多克隆两类。单克隆抗体用杂交瘤技术制备，多克隆抗体存在于免疫动物抗血清中。近年来又出现了基因工程抗体（单链抗体）。

第一节　免疫原的制备

自然众多的物质皆可成为免疫原，但绝少是单一成分，所以必须将某个抗原从复杂的组分中提取出单一的成分。下面介绍有代表性的免疫原的制备方法。

一、颗粒性抗原的制备

颗粒性抗原主要是指细胞抗原或细菌抗原。最常用的细胞抗原为制备溶血素用的绵羊红细胞。细菌抗原多用液体或固体培养物经集菌后处理。有时虫卵也可做成抗原，如日本血吸虫卵抗原可制成悬液供免疫用。有些细胞膜成分，如组织细胞膜、血细胞膜经打碎后亦可制成颗粒抗原。颗粒抗原悬液呈乳浊状，多采用静脉内免疫法，较少使用佐剂作皮内注射。

二、可溶性抗原的制备和纯化

蛋白质、糖蛋白、脂蛋白、细菌毒素、酶、补体等皆为良好的可溶性抗原。但因这些蛋白质多为复杂的蛋白组分，免疫前需进行纯化。

（一）组织和细胞粗抗原的制备

免疫原多来源于人类及动物的组织或细胞，这些材料在取得可溶性蛋白质之前，必须先进行处理，以适合于进一步纯化。

1. 组织细胞抗原的制备 所用组织必须是新鲜的或低温（＜－40℃）保存的。器官或组织得到后立即去除表面的包膜或结缔组织以及一些大血管。如有条件，脏器应进行灌注，除去血管内残留的血液。处理好的组织用生理盐水洗去血迹及污染物。将洗净的组织剪成小块，进行粉碎。粉碎的方法有两类：①高速捣碎法。②研磨法。研磨法可用于韧性较大组织，如皮肤、空腔器官等。

2. 组织细胞或培养细胞可溶性抗原的制备 制备抗原用的细胞包括正常细胞、病理细胞（如肿瘤细胞）或传代细胞。组织细胞的制备一般通过上述机械破碎后取得。或通过酶消化，所用的酶大多为胃蛋白酶或胰酶。通过酶解将细胞间质蛋白消化，获得游离的单个细胞。细胞抗原一般分为三个组分：膜蛋白抗原、细胞质抗原（主要为细胞器）和细胞核及核膜抗原。三种抗原的制备皆需将细胞破碎，方法有反复冻融法、冷热交替法、超声破碎法、自溶法、溶菌酶处理法等。

（二）超速离心和梯度密度离心法

超速离心是分离亚细胞及蛋白质大分子的有效手段，往往是进一步纯化的第一次过筛。超速离心又分差速离心和梯度离心。差速离心系指低速与高速离心交替进行，用于分离大小差别较大的颗粒。梯度密度离心是一种区带分离法，通过梯度密度来维持重力的稳定性。通过离心，沉淀的颗粒比液体的比重大，漂浮的颗粒比液体的比重小。通常待分离的悬液中的颗粒比液体重，假如要使之上浮，必须加入第三种成分，使其密度连续或不连续地升高，形成所谓梯度。第三种成分多用甘油、蔗糖、氯化铯或氯化铷等。假如梯度柱的范围所表现的密度与待分离颗粒的密度大致相等时，则经过较长时间离心可得到分离。这种方法称为密度离心或梯度离心。

用超速离心或梯度离心分离和纯化抗原只是一种根据抗原的比重特点分离的方法，除个别成分外，极难将某一抗原成分分离出来。目前仅用于少部分大分子抗原，如IgM、C1q、甲状腺球蛋白等，以及一些比重较轻的抗原物质如载脂蛋白 A、B 等。对于大量的中、小分子量蛋白质，多不适宜用超速及梯度密度离心作为纯化手段。

（三）选择性沉淀法

选择性沉淀是采用各种沉淀剂或改变某些条件促使抗原成分沉淀，从而达到纯化的目的。

1. 核酸去除法 从微生物或细胞提取蛋白质抗原时，其中常含有大量核酸成分。除去核酸可用提取沉淀剂，如氯化锰、硫酸鱼精蛋白或链霉素等。核糖核酸降解法较为简便，用 DNA 或 RNA 酶与提取液作用 30～60 分钟（4℃），即可有效地除去核酸成分。

2. 盐析沉淀法 这是最古老而又经典的蛋白质纯化分离动技术。由于方法简便、有效、不损害抗原活性等优点，至今仍被广泛应用。

3. 有机溶剂沉淀法 有机溶剂以降低溶液的电解常数，从而增加蛋白质分子上不同电荷的引力，导致溶解度降低。另外，有机溶剂与水作用，能破坏蛋白质的水化膜，故蛋白质在一定浓度的有机溶剂中被沉淀析出。使用的有机溶剂多为乙醇和丙酮。高浓度的有机溶剂易引起蛋白质变性、失活，操作必须在低温下进行。

4. 水溶性非离子型聚合物沉淀法　常用的聚合物为聚乙二醇（PEG）及硫酸葡聚糖。此法受许多因素影响，主要是 pH、离子强度、蛋白质浓度和 PEG 的分子量等。

（四）凝胶过滤和离子交换层析

凝胶过滤又名分子筛层析，利用微孔凝胶，将不同分子量的成分分离。离子交换层析是利用一些带离子基团的纤维素或凝胶，吸附交换带相反电荷的蛋白质抗原，将蛋白质抗原按带电荷不同或量的差异分成不同的组分。这两种层析如能共同应用或者反复应用其中的一种，皆可将某一蛋白质从一复杂的组分中纯化出来。

（五）亲和层析

上面介绍的各种纯化方法主要是依赖抗原的物理和化学特性，如分子量、携带电荷等，经过纯化后只能取得相同性质的物质，在免疫特性上是否为同种物质还不能肯定。亲和层析是利用生物大分子的生物学特异性，即生物分子间所具有的专一性亲和力而设计的层析技术。例如抗原和抗体、酶和酶抑制剂（或配体）、酶蛋白和辅酶、激素和受体等之间有一种特殊的亲和力，在一定条件下，它们能紧密地结合成复合物。如果将复合物的一方固定在不溶性载体上，则可从溶液中专一地分离和提纯另一方。与上述其他纯化方法相比，亲和层析能产生相当高的纯化作用。另外，此法的优点是迅速，有时仅一步即可达到纯化的目的。

（六）免疫球蛋白片段的制备

免疫球蛋白具有抗原性，可用以免疫动物制备相应的抗体，而这种抗体常用于免疫球蛋白的检测。五类免疫球蛋白皆可用前面介绍的纯化方法提取出来。如将这些免疫球蛋白分解成片段，如 Fc 段、Fab 段、轻链等作为免疫原制备抗血清，则可制得分辨能力更高的特异性抗体。制备方法有温和条件析离亚单位、二硫键的解离、溴化氰裂解法、酶裂解法。

（七）纯化抗原的鉴定

纯化抗原的鉴定方法较多，常用的有聚丙烯酰胺凝胶电泳法、结晶法、免疫电泳法、免疫双扩散法等。事实上，仅用一种方法还无法做纯度鉴定，只有几种方法联合应用才较可靠。结晶法不是纯度的标准，因结晶中往往含有其他成分。电泳谱中呈现单一区带也不能排除在这条带中含有其他成分。有时虽出现几条带，也可能是同一物质的聚合体或降解物。

三、半抗原性免疫原的制备

多肽、甾族激素、药物、脂肪胺、核苷等小分子物质仅能与相应的抗体发生特异性结合反应，而它们自己并不是免疫原，不能诱导抗体产生。只有将这种半抗原与载体（carrier）结合后才能刺激机体产生抗体。结合的方法有物理法和化学法。物理吸附的载体有淀粉、聚乙烯吡咯烷酮（PVP），硫酸葡聚糖、羧甲基纤维素等，是通过电荷和微孔吸附半抗原。化学法是利用功能团把半抗原连接到载体上。

（一）载体选择

1. 蛋白质类　蛋白质是结构复杂的大分子胶体物质，是一种良好的载体。常用的有人血清白蛋白、牛血清白蛋白、牛甲状腺球蛋白等。其中以牛血清白蛋白最为常用，因其溶解度大，免疫活性强，又容易获得。蛋白质和半抗原结合是通过游离氨基、游离羧基、酚基、巯基、咪唑基、吲哚基和胍基等活性基团的缩合。

2. 多肽类聚合物　是人工合成的多肽聚合物，常用的是多聚赖氨酸（polylysine）。这种多聚合物与半抗原结合后，可诱发动物产生高滴度、高亲和力的抗体。多聚赖氨酸的分子量可达十几万到几十万，是良好的载体。

3. 大分子聚合物和某些颗粒　PVP、羧甲基纤维素和活性炭等皆可与半抗原结合，加入福氏完全佐剂可诱发产生良好的抗体。

因半抗原种类、动物类别、载体种类及结合方法的不同，制得的免疫原对动物免疫所产生的效果也不同。实际应用时，应多采用几种载体或方法。

（二）连接方法

半抗原和载体连接的方法在一般实验室皆可完成，但反应条件应严格要求，以防半抗原失活或载体严重变性（一般变性并不妨碍）。常用的有碳化二亚胺法、戊二醛法、氯甲酸异丁酯法。

（三）无羧基和氨基半抗原衍生物的制备

某些类固醇和药物，需加以适当的改造，使其转变为带有羧基或氨基的衍生物。依据半抗原的性质有琥珀酸酐法、O -（羧甲基）羧胺法、一氯醋钠法、重氮的对氨基苯甲酸法4种方法。

四、免疫佐剂

为了促进抗体产生，可在注射抗原的同时，加入一种辅助剂，这种辅助剂称为免疫佐剂（简称佐剂）。佐剂本身可以有免疫原性，也可不具备免疫原性。常用的有免疫原性的佐剂有百日咳杆菌、革兰阴性杆菌的内毒素和抗酸杆菌（包括结核分枝杆菌和枯草分枝杆菌）等；非抗原性的佐剂有铝乳、磷酸钙、石蜡油、羊毛脂、表面活性剂、藻酸钙、聚核苷酸、胞壁肽等。应用最多的是福氏（Freund）佐剂。

福氏佐剂分为不完全佐剂（石蜡油＋羊毛脂）和完全佐剂（石蜡油＋羊毛脂＋卡介苗）。佐剂和抗原的比例为1∶1。由于佐剂是油剂，加入抗原后要充分混合成乳剂。混合的方法有2种，一为研磨法，二为搅拌混合法。

第二节　抗血清的制备

抗血清（antiserum）的制备是将准备好的免疫原按照一定的免疫程序接种给所选择的动物，该动物在含有多种抗原表位（epitope）的抗原刺激下，体内多个 B 细胞克隆被激活并产生针对某一抗原不同表位的抗体，其混合物为多克隆抗体（polyclonal antibody，pcAb）。采集动物血液，分离含有抗体的血清，即为抗血清。

一、动物的选择

选择合适的动物进行免疫极为重要。选择时应考虑以下几个因素：①抗原与免疫动物的种属差异越远越好。②抗血清量的需要：大动物如马、骡等可获得大量血清（一头成年马反复采血可获得 10000ml 以上的抗血清）；但有时抗体需要不多，选用家兔或豚鼠即可。③抗血清的要求：抗血清可分为 R 型和 H 型。H 型抗血清用于沉淀反应较难掌握，因而极少应用。④抗原的选择：对蛋白质抗原，大部分动物皆适合，常用的是山羊和家兔；甾体激素免疫多用家兔；酶类免疫多用豚鼠。

二、免疫剂量、时间和途径

免疫原合适剂量的选定应考虑抗原性强弱、分子量大小和免疫时间。大动物抗原剂量（以蛋白抗原为准）约 0.5～1mg/只，小动物约 0.1～0.6mg/只。

免疫注射的途径也很重要。一般采用多点注射，一只动物注射总数约为 8～10 点，包括足掌及肘窝淋巴结周围，背部两侧、颌下、耳后等处皮内或皮下，皮内易引起细胞免疫反应，对提高抗体效价有利。但皮内注射较困难，特别是天冷时更难注入（因佐剂加入后黏度较大）。其他途径还有肌肉、腹腔、静脉、脑内等，但较少应用。如抗原极为宝贵可采用淋巴结内微量注射法，抗原只需 10～100μg，方法是先用不完全佐剂在足做基础免疫（预免疫），10～15 天后可见肘窝处有肿大的淋巴结（有时在腹股沟处触及），用两手指固定好淋巴结，消毒后用微量注射器直接注射入抗原（一般不需要佐剂）。

免疫间隔时间也是重要因素，首次与第 2 次一般以间隔 10～20 天为好。二次以后每次的间隔一般为 7～10 天。免疫的总次数多，多为 5～8 次。如为蛋白质抗原，第 8 次免疫未获得抗体，可在 30～50 天后再追加免疫 1 次；如仍不产生抗体，则应更换动物。半抗原需经长时间的免疫才能产生高效价抗体，有时总时间为 1 年以上。

三、动物采血法

动物免疫 3～5 天后，如抗血清鉴定合格，应在末次免疫后 5～7 天及时采血，否则抗体将会下降。因故未及时取血，则应补充免疫一次（肌肉、腹腔或静脉内注射，不加佐剂），过 5～7 天取血。

1. 颈动脉放血法　这是最常用的方法，对家兔、山羊等动物皆可采用。

2. 心脏采血法 此法多用于豚鼠、大鼠、鸡等小动物。采血技术应熟练，穿刺不准容易导致动物急性死亡。

3. 静脉多次采血法 家兔可用耳中央静脉，山羊可用颈静脉。

抗血清的分离多采用室温自然凝固，然后放置37℃或4℃待凝块收缩。前者迅速，但得血清较少；后者时间长，有时还会出现溶血，但获得血清多，而且效价不会下跌。

四、抗血清的鉴定和保存

（一）抗血清的鉴定

动物血采集后，立即分离出血清，此抗血清在保存或应用前，必须作效价和特异性鉴定。

1. 双向免疫扩散法鉴定抗体的特异性 按双向免疫扩散技术打两排孔，上排放抗原粗提物（如抗原来自动物血清则放相应的混合血清）和纯化抗原，下排加抗血清，进行双扩散18~24h后，仔细观察上下两排孔之间出现的沉淀线。若与粗抗原及纯抗原之间出现一条沉淀线，且两者互相融合，则证明该动物已产生单价特异性抗体。若与纯化抗原出现一条沉淀线，而与粗抗原出现多条沉淀线，且其中一条沉淀线与纯抗原沉淀线相连接，也是成功的免疫，待取血后将杂抗体吸收去除，可以成为单价特异性抗体。若不出现沉淀线，表明免疫失败。

2. 双向免疫扩散法测定抗血清效价 测定抗血清效价有两种稀释方法：一是稀释抗血清，如1/2、1/4、1/8、1/16对倍稀释，分别与一个浓度的纯抗原反应；另一是稀释抗原，即把抗原作对倍稀释或按浓度（如mg/ml）进行稀释，分别与不同浓度的抗血清进行双扩散试验（称为棋盘滴定），见表8-1。

表8-1 抗血清效价测定

抗原	抗血清							
	不稀释	1/2	1/4	1/8	1/16	1/32	1/64	1/128
不稀释	+ + +	+ + +	+ + +	+ +	+ +	+	−	−
1/2	+ + +	+ + +	+ + +	+ +	+ +	+	−	−
1/4	+ + +	+ + +	+ + +	+ +	+ +	+	−	−
1/8	+ + +	+ +	+ +	+ +	+	−	−	−
1/16	+ +	+ +	+ +	+	+	−	−	−
1/32	+	+	+	+	−	−	−	−
1/64	+	+	+	+	−	−	−	−

表中 + ~ + + + 代表出现沉淀线的浓度，如1:8抗体出现中等浓度沉淀线，与1:16、1:32则出现较弱的沉淀线。按表8-1的互为比例稀释后确定抗血清的效价为1:32，最佳抗原浓度为1:16。效价在1:8以上即可采用于一般试验。

（二）抗血清的保存

抗血清保存有三种方法。第一种是 4℃ 保存，将抗血清除菌后，液体状态保存于普通冰箱，可以存放 3 个月到半年，效价高时，一年之内不会影响使用。保存时要加入 0.1% ~ 0.2% NaN_3 以防腐。如若加入半量的甘油则保存期可延长。第二种方法是低温保存，放在 −20℃ ~ −40℃，一般保存 5 年效价不会有明显下降，但应防止反复冻融，反复冻融几次则效价明显降低。因此低温保存应用小包装，以备取出后在短期内用完。第三种方法是冰冻干燥，最后制品内水分不应高于 0.2%，封装后可以长期保存，一般在冰箱中 5 ~ 10 年内效价不会明显降低。

五、抗血清中抗体的纯化

单价特异性是指血清只与其特异性抗原发生反应。有时免疫原不纯，含有微量的杂抗原（性质相近的），制得的抗血清中出现 2 ~ 3 种杂抗体。

（一）除去杂抗体的方法

1. 亲和层析法　将交叉杂抗原交联到琼脂糖珠 4B 上，如除去抗白蛋白抗体，则交联上白蛋白或不含甲胎蛋白的血清，装柱后，将预吸收的抗体通过亲和层析柱，杂抗体吸附在柱上，流出液则是单价特异性抗体。

2. 吸附剂方法　用不含特异性抗原的抗原液，即不含用于免疫动物抗原的其他杂抗原液，如血清、组织液或已知的某种杂抗原，用双功能试剂将其交联，做成固相吸附剂，直接加到抗血清中，杂抗体与抗原吸附剂结合被除去。

（二）特异性 IgG 抗体的制备

在标记的免疫测定或其他技术中将特异性抗体纯化出来，是极为重要的。特异性 IgG 和 F (ab′)$_2$ 的制备方法有如下几种。

1. 粗提法提取球蛋白　大多用硫酸铵盐析法或硫酸钠盐析法。

2. 离子交换层析法提取 IgG　常用的离子交换剂有 DEAE 纤维素或 QAE 纤维素，以 QAE – Sephadex 最为理想，DE22、32、52 也可应用。用该技术纯化 IgG 简便，不损坏抗体，既可小量提取，也可大量制备。

3. 亲和层析法提取特异性 IgG　将纯化抗原或粗制抗原交联 Sepharose 4B 制成亲和层析柱，将抗血清过柱后洗去未结合的杂蛋白，再用硫氰酸钾洗脱，流出的是纯的特异性 IgG 抗体。

4. 酶解法制备 F (ab)$_2$ 片段　胃蛋白酶对 IgG 的作用点是在连接两重链的二硫键靠 C 端处（232 氨基酸处），结果 2 个 Fab 由二硫键连接，保留了抗体的结合点。与 IgG 相比，F (ab′)$_2$ 的特点是去掉了 Fc 段，这样在细胞免疫实验中免除了受体作用；同时也使 IgG 失去主要的抗原特性，不被抗 IgG 抗体结合；在反向间接血凝中，用 F (ab′)$_2$ 致敏羊红细胞比用 IgG 效果好。

知识链接

动物免疫血清

　　用类毒素免疫动物（如马、牛等）后，动物血清中可含大量的相应抗毒素，即动物免疫血清。临床上常用抗毒素对相应疾病进行特异性治疗及紧急预防。这种来源于动物血清的抗毒素，对人体具有二重性：一方面可向机体提供特异性抗体（抗毒素），可以中和细菌产生的相应外毒素，起到防治疾病的作用；另一方面，对人而言又是一种具有免疫原性的异种蛋白质，可以刺激机体产生抗动物血清的抗体，当机体再次接受此种动物血清时，有可能发生超敏反应。目前，随着动物免疫血清纯化技术的提高，发生超敏反应的几率也随之减少。

第三节　单克隆抗体的制备

一、单克隆抗体的概念和特点

　　1975 年 Köhler 和 Milstein 首先报道用细胞杂交技术使经绵羊红细胞（SRBC）免疫的小鼠脾细胞与骨髓瘤细胞融合，建立起第一个 B 细胞杂交瘤细胞株，并成功地制得抗 SRBC 的单克隆抗体（monlclonalantibody，McAb）。单克隆抗体的理化性状高度均一，生物活性单一，与抗原结合的特异性强，便于人为处理和质量控制，并且来源容易，所以一问世便受到欢迎和重视。

二、制备单克隆抗体的基本方法

　　杂交瘤抗体技术的基本原理是通过融合两种细胞而同时保持两者的主要特征。这两种细胞分别是经抗原免疫的小鼠脾细胞和小鼠骨髓瘤细胞。脾淋巴细胞的主要特征是它的抗体分泌功能和能够在选择培养基中生长，小鼠骨髓瘤细胞则可在培养条件下无限分裂、增殖，即所谓永生性。在选择培养基的作用下，只有 B 细胞与骨髓瘤细胞融合的杂交瘤细胞才具有持续增殖的能力，形成同时具备抗体分泌功能和保持细胞永生性两种特征的细胞克隆。单克隆抗体制备的基本流程为：①免疫动物；②免疫脾细胞和骨髓瘤细胞的制备；③细胞融合；④杂交瘤细胞的选择培养；⑤杂交瘤细胞的筛选及克隆化；⑥单克隆抗体的检定；⑦分泌单克隆抗体杂交瘤细胞系的建立；⑧单克隆抗体的大量制备（图 8-1）。

三、单克隆抗体在医学中的应用

　　单克隆抗体在生物学和医学研究领域中显示了极大的应用价值，是亲和层析中重要的配体，是免疫组化中主要的抗体，是免疫检验中的新型试剂，是生物治疗的导向武

```
                    ┌──────────┐
                    │ 动物免疫  │
                    └──────────┘
                        ↑
              ──── ELISA法测定抗血清
                        │
        ┌──────────┐         ┌──────────────┐
        │ 分离脾细胞 │         │ 制备骨髓瘤细胞 │
        └──────────┘         └──────────────┘
   饲养细胞  │              │
            └──────┐  ┌──────┘
                 ┌──────────┐
                 │ 细胞融合  │
                 └──────────┘
                      │
          ┌────────────────────────┐
          │ HAT培养基筛选杂交瘤细胞 │
          └────────────────────────┘
                      │
          ┌────────────────────────┐
          │ 阳性孔克隆化并扩大培养   │══→ 细胞冻存
          └────────────────────────┘
   饲养细胞  │
            └──────┐
                 ┌──────────┐
                 │ 再次克隆化 │
                 └──────────┘
                      │
          ┌──────────────┐
          │ 克隆扩大培养   │══→ 细胞冻存
          └──────────────┘
                      │
        ┌──────────────┐   ┌────────────────┐
        │ 扩大培养收集上清 │   │ 动物接种收集腹水 │
        └──────────────┘   └────────────────┘
                │              │
          ┌────────────────────────┐
          │ 阳性孔克隆化并扩大培养   │
          └────────────────────────┘
```

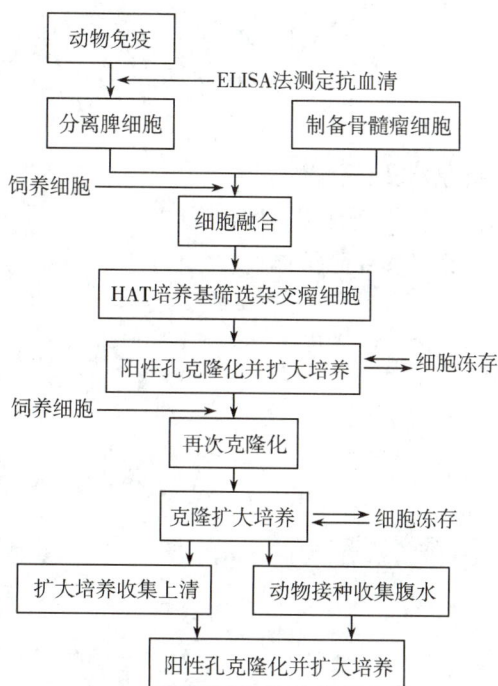

图 8 – 1 杂交瘤技术制备单克隆抗体的流程

器，其主要应用于诊断各类病原体，检测肿瘤特异性抗原和肿瘤相关抗原，检测淋巴细胞的表面标志，测定机体微量成分等。

上述应用的单克隆抗体属于鼠源性，作为体外诊断试剂是比较满意的。鼠源单克隆抗体如作为生物制剂应用于人体，则因是异性蛋白可引起过敏反应甚至危及生命。从临床治疗及预防疾病的要求，希望制备出人源性单克隆抗体。目前虽然已有文献报道，通过人－鼠细胞杂交及人－人细胞杂交进行了一些探索，但对这些细胞株培养很不稳定，融合细胞中人的染色体往往呈选择性丢失，以致细胞株难以维持培养。因此制备人源单克隆抗体是目前急待解决的问题。

本章小结

　　免疫原是诱导机体产生抗体并能与抗体发生反应的物质。半抗原是指仅有抗原性而无免疫原性的物质，与载体结合后可具有免疫原性。

　　免疫佐剂是先于抗原或与抗原一起注入机体，可增强机体对该抗原的特异性免疫应答或改变免疫应答类型的物质。

　　抗血清是经过抗原免疫的动物血清。在含有多种抗原表位的抗原刺激下，机体多个 B 细胞克隆被激活并产生针对多种不同抗原表位的抗体，其混合物为多克隆抗体。

思 考 题

1. 什么是免疫原？
2. 如何制备可溶性抗原？
3. 什么是免疫佐剂？免疫佐剂有哪些种类？
4. 什么是抗血清？什么是多克隆抗体？

第九章　凝集反应

📘 **知识要点**

1. 掌握凝集反应的概念、原理和特点；直接凝集反应、间接凝集反应的类型、原理和应用。
2. 熟悉抗球蛋白参与的凝集实验的原理和应用。
3. 了解自身红细胞凝集试验。

凝集反应（agglutination reaction）是指细菌和红细胞等颗粒性抗原与相应抗体结合后，可出现肉眼可见的凝集现象。早在 1896 年，Widal 就利用伤寒病人的血清与伤寒杆菌发生特异性凝集的现象，有效地诊断伤寒病。至 1900 年 Landsteriner 在特异性血凝现象的基础上发现了人类血型，并于 1930 年获得了诺贝尔奖。凝集试验灵敏度高，方法简便，迄今已成为通用的免疫学试验，广泛应用于临床检验。

第一节　凝集反应的特点

凝集反应的发生分两阶段：①抗原抗体的特异结合；②出现可见的颗粒凝集。通常，细菌和红细胞等颗粒抗原在悬液中带弱负电荷，周围吸引一层与之牢固结合的正离子，外面又排列一层松散的负离子层，构成一个双层离子云。在松散层内界和外界之间的电位差形成 Z 电位。溶液中的离子强度愈大，Z 电位也就愈大。Z 电位使颗粒相互排斥。当特异抗体与相应抗原颗粒互补结合时，抗体的交联作用克服了抗原颗粒表面的 Z 电位，而使颗粒聚集在一起。但当抗体分子太少，不足以克服相当厚度的离子云层时，则不能使颗粒聚集。因此在凝集反应中，IgM 类抗体的作用比 IgG 类抗体要大数百倍，所以 IgG 类抗体常出现不完全反应，即不可见的抗原抗体反应。这种抗体有时又称不完全抗体。不完全的含义是：可与抗原牢固结合，但因其分子量较小，不能起到由桥联作用而形成的可见凝集现象。在试验过程中，为促使凝集现象的出现，可采取以下措施：增加蛋白质或电解质，降低溶液中离子强度以缩短颗粒间的距离；增加试液的黏滞度，如加入右旋糖酐或葡聚糖等；用胰酶或神经氨酸酶处理，改变细胞的表面化学结构；以离心方法克服颗粒间的排斥等。

凝集试验是一个定性的检测方法，即根据凝集现象的出现与否判定结果是阳性或阴性；也可以进行半定量检测，即将标本作一系列对倍稀释后进行反应，以出现阳性反应的最高稀释度作为滴度。由于凝集反应方法简便，敏感度高，因而在临床检验中被广泛应用。

在免疫学技术中，凝集反应可分为直接凝集反应和间接凝集反应两大类。自身红细胞凝集试验和抗球蛋白参与的凝集试验是两种特殊的凝集反应。

第二节　直接凝集反应

细菌、螺旋体和红细胞等颗粒抗原，在适当电解质参与下可直接与相应抗体结合出现凝集，称为直接凝集反应（direct agglutination）。凝集反应中的抗原称为凝集原（agglutinogen），抗体称为凝集素（agglutinin）。常用的凝集试验有玻片法和试管法两种。

一、玻片凝集试验

玻片凝集试验为定性试验方法，一般用已知抗体作为诊断血清与受检颗粒抗原如菌液或红细胞悬液各加一滴在玻片上，混匀，数分钟后即可用肉眼观察凝集结果，出现颗粒凝集的为阳性反应。此法简便、快速，适用于从病人标本中分离得到的菌种的诊断或分型。玻片法还用于红细胞 ABO 血型的鉴定。

知识链接

滴血认亲不科学

观众熟悉的"李府连环案"是《大宋提刑官》中很精彩的一段，宋提刑运用"滴血认亲"的方法验证出了和魁父女并无血缘之亲的事实，进而破获了李府连环案使和魁伏法。"滴血认亲"是古代的检验方法，但按现代医学的观点分析，这种方法缺乏科学性。但由于当时人们认识的局限性和科学手段的缺乏，宋提刑将滴血认亲运用到法医勘验实践中已经很了不起，在宋提刑所处的时代仍不失为先进方法。

现代的"滴血认亲"就要选用 DNA 做亲子鉴定。脱氧核糖核酸（DNA），又称去氧核糖核酸，是染色体的主要化学成分，同时也是组成基因的材料。有时被称为"遗传微粒"，因为在繁殖过程中，父代把它们自己 DNA 的一部分复制传递到子代中，从而完成性状的传播。

二、试管凝集试验

试管凝集试验为半定量试验方法，在微生物学检验中常用已知细菌作为抗原液与一系列稀释的受检血清混合，保温后观察每个管内抗原凝集的程度，通常以产生明显凝集现象的最高稀释度作为血清中抗体的效价，亦称为滴度。在试验中，由于电解质浓度和pH 不适当等原因，可引起抗原的非特异性凝集，出现假阳性反应，因此必须设不加抗体的稀释液作对照组。

临床上常用的直接试管凝集试验为肥达试验（Widal test）和外斐试验（Weil – Felix test）。在输血时也常用于受体和供体两者的红细胞和血清的交互配血试验。

第三节 间接凝集反应

将可溶性抗原（或抗体）先吸附于适当大小的颗粒性载体的表面，然后与相应抗体（或抗原）作用，在适宜的电解质存在的条件下，出现特异性凝集现象，称间接凝集反应（indirect agglutination）或被动凝集反应（passive agglutination）。胶乳凝集试验是一种间接凝集试验，所用的载体颗粒为聚苯乙烯胶乳，间接血凝试验是以红细胞作为载体的间接凝集试验，间接凝集反应适用于各种抗体和可溶性抗原的检测，广泛应用于临床检验。

一、间接凝集反应的类型

根据致敏载体用的是抗原或抗体以及凝集反应的方式，间接凝集反应可分为4类：

1. 正向间接凝集反应 用抗原致敏载体以检测标本中的相应抗体（图9－1）。

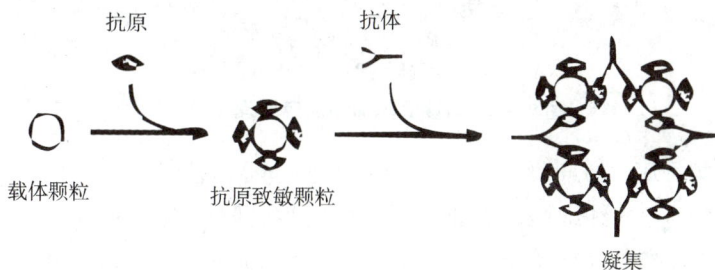

图 9 － 1 正向间接凝集反应原理示意图

2. 反向间接凝集反应 用特异性抗体致敏载体以检测标本中的相应抗原（图9－2）。

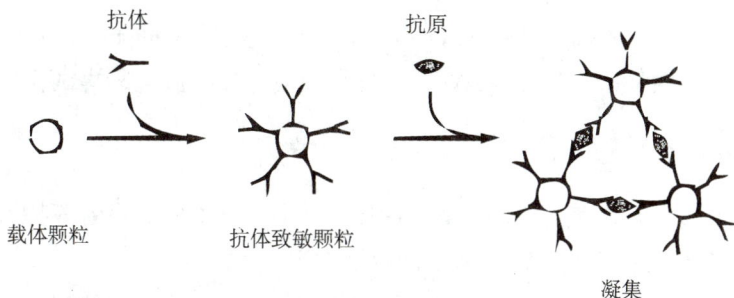

图 9 － 2 反向间接凝集反应原理示意图

3. 间接凝集抑制反应 诊断试剂为抗原致敏的颗粒载体及相应的抗体，用于检测标本中是否存在与致敏抗原相同的抗原。检测方法为将标本先与抗体试剂作用，然后再加入致敏的载体,若出现凝集现象,说明标本中不存在相同抗原,抗体试剂未被结合,因此仍与载体上的抗原起作用;如标本中存在相同抗原,则凝集反应被抑制(图9-3),即反应结果出现凝集现象为阴性,不出现凝集现象为阳性。同理可用抗体致敏的载体及相应的抗原作为诊断试剂,以检测标本中的抗体,此时称反向间接凝集抑制反应。

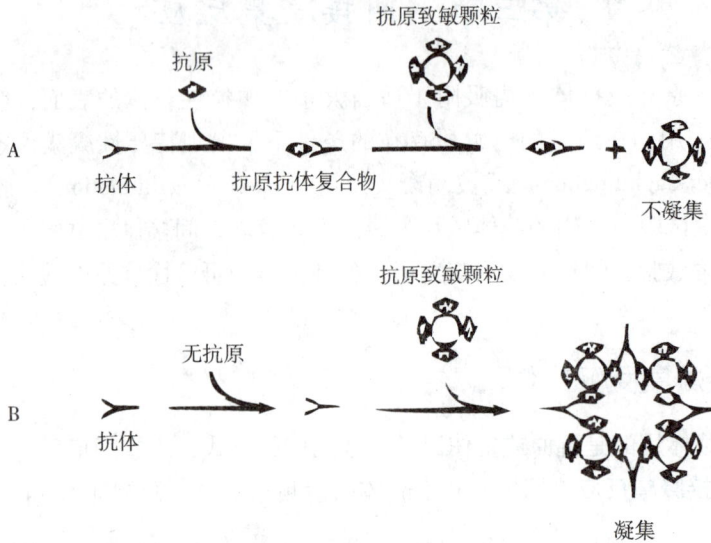

A:标本中含抗原 B:标本中不含抗原

图9-3 间接凝集抑制反应原理示意图

4. 协同凝集反应 协同凝集反应(coaggoltination)与间接凝集反应的原理相类似,但所用载体既非天然的红细胞,也非人工合成的聚合物颗粒,而是一种金黄色葡萄球菌。它的菌体细胞壁中含有 A 蛋白(staphylococcusprotienA,SPA)。SPA 具有与 IgG 的 Fc 段结合的特性,因此当这种葡萄球菌与 IgG 抗体连接时,就成为抗体致敏的颗粒载体。如与相应抗原接触,即出现反向间接凝集反应。协同凝集反应也适用于细菌的直接检测。

在间接凝集反应中,可用作载体的颗粒种类很多,常用的有动物或人红细胞、细菌和多种惰性颗粒如聚苯乙烯胶乳(polystyrenelatex)、皂土(bentonite)及明胶颗粒、活性炭、火棉胶等。在临床检验中最常用的为间接血凝试验和胶乳凝集试验。

二、间接凝集反应的作用

间接凝集反应具有快速、敏感、操作简便、无需特殊的实验设备等特点,而且能用于抗原或抗体的测定,因此在临床检验中广为应用。

(一)抗原的检测

反向间接凝集试验可用于检测病原体的可溶性抗原,也可用于检测各种蛋白质成分。间接凝集反应的敏感度虽较沉淀反应高,但低于新发展的各种标记免疫测定。因此在微量抗原测定中其实用性取决于临床的要求。例如测定尿液 HCG 的胶乳凝集妊娠试验，直接凝集法的敏感度约为 300mIU/ml，凝集抑制法的敏感度约为 1000mIU/ml，停经 35~40 天以上的孕妇可测得阳性结果。检测乙型肝炎表面抗原（HBsAg）的间接血凝试验敏感度一般在 2~5ng/ml，对献血员的筛检已不符合要求。

（二）抗体的检测

可用于检测细菌、病毒、寄生虫等感染后产生的抗体，例如间接血凝试验或明胶颗粒凝集试验用于检测抗人免疫缺陷病毒（HIV）抗体以诊断艾滋病，胶乳凝集试验用于检测抗溶血素 O 等。也有用于检测自身免疫性疾病的抗体，例如类风湿因子胶乳凝集试验、抗 DNA 抗体和抗甲状腺球蛋白抗体的间接血凝试验等。

第四节 自身红细胞凝集试验

自身红细胞凝集试验（autologousred cell agglutination assay）与一般间接血凝试验不同之处为反应中的红细胞是未经致敏的受检者的新鲜红细胞。主要试剂材料为抗人 O 型红细胞的单克隆抗体，这种抗体能与任何血型的红细胞结合，但不引起凝集反应。这种抗体与另一特异性抗体连接成的双功能抗体可用于检测标本中的抗原。如与特异性抗原连接，则可用于检测标本中的抗体。反应中的标本为受检者的全血。

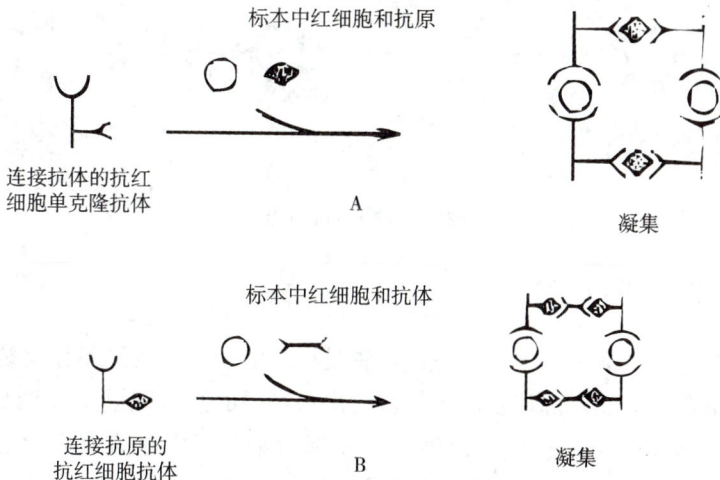

A：检测抗原；B：检测抗体

图 9-4 自身红细胞凝集试验原理示意图

试验的过程如下：在白色塑料片上加血液标本 1 滴和上述试剂 1 滴，混匀，2 分钟后观察结果，出现红细胞凝集为阳性。反应机制见图 9-4。血液标本中的红细胞和抗原（或抗体）分别与试剂中的抗红细胞单克隆抗体和特异性抗体（或抗原）反应，形成网络而导致红细胞的凝集。

自身红细胞凝集试验的特点是受检标本为全血，不需分离血清，采指血或耳垂血进行试验，受检者即刻可知检测结果。此试验已成功地用于抗 HIV 抗体的检测。也有检测 HBsAg 的试剂供应，其敏感度与间接血凝试验相仿。

第五节　抗球蛋白参与的血凝试验

抗球蛋白参与的血凝试验由 Coombs 于 1945 年建立，故又称为 Coombs 试验，是检测抗红细胞不完全抗体的一种很有用的方法。所谓不完全抗体，多半是 7S 的 IgG 类抗体，能与相应的抗原牢固结合，但在一般条件下不出现可见反应。Coombs 利用抗球蛋白抗体作为第二抗体，连接与红细胞表面抗原结合的特异抗体，使红细胞凝集。经常用作试验的有两类方法。

一、直接 Coombs 试验

将含球蛋白的试剂直接加到红细胞表面结合抗体的细胞悬液中，即可见细胞凝集（图 9-5）。可用玻片法定性测定，也可用试管法作半定量分析。常用于新生儿溶血症、自身免疫性溶血症、特发性自身免疫性贫血和医源性溶血性疾病等的检测。

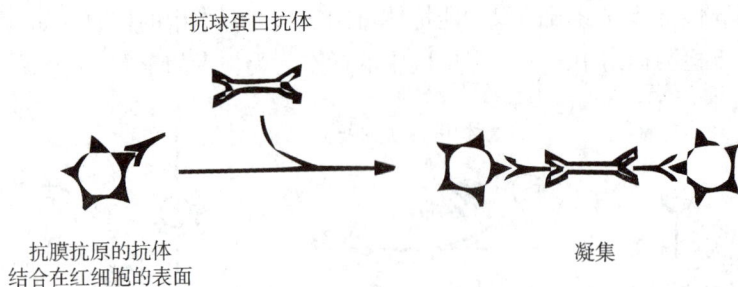

图 9-5　直接 Coombs 试验

二、间接 Coombs 试验

用以检测游离的血清中的不完全抗体。将受检血清和具有待测不完全抗体相应抗原性的红细胞相结合。再加入抗球蛋白抗体就可出现可见的红细胞凝集（图 9-6）。此试验多用于检测母体 Rh（D）抗体，以便及早发现和避免新生儿溶血症的发生。亦可对红细胞不相容的输血所产生的血型抗体进行检测。

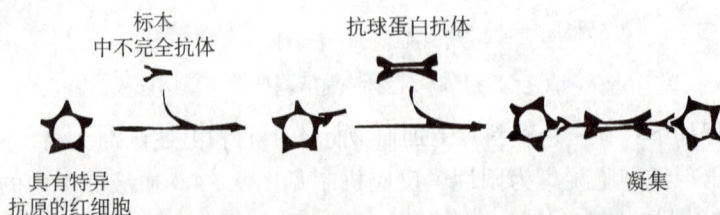

图 9-6　间接 Coombs 试验

Coombs 试验除了广泛应用于血液病的检测外，还可采用专一特异性的抗球蛋白的血清如 IgG 血清、抗 IgA 或抗 IgM 以及抗补体血清等，分析结合于红细胞上的不完全抗体的免疫球亚类。

知识链接

凝集反应是指细菌和红细胞等颗粒性抗原或表面包被抗原的颗粒性载体与相应抗体结合后，可出现肉眼可见的凝集现象。可以分为直接凝集反应和间接凝集反应。

抗球蛋白试验又称为 Coombs 试验，是检测抗红细胞不完全抗体的一种很有用的方法。直接 Coombs 试验用于病人红细胞上不完全抗体的检测；间接 Coombs 试验用于检测游离血清中的不完全抗体。

思 考 题

1. 什么叫凝集反应？凝集反应的特点是什么？
2. 什么叫直接凝集反应？什么叫间接凝集反应？它们之间有何异同？
3. 什么是不完全抗体？
4. 什么是直接 Coombs 试验？什么是间接 Coombs 试验？它们之间有何区别？
5. 叙述抗球蛋白试验的临床应用。

第十章　沉淀反应

知识要点

1. 掌握沉淀反应的概念。
2. 熟悉沉淀反应的特点。
3. 掌握沉淀反应的类型。
4. 了解各类沉淀反应的原理。

第一节　概　　述

一、沉淀反应的概念

可溶性抗原（细菌培养滤液、外毒素、组织浸出液和血清蛋白等）与相应抗体结合，在一定条件下（电解质、pH 环境和温度）出现肉眼可见的沉淀现象，称为沉淀反应。反应中的抗原称为沉淀原，抗体称为沉淀素。

二、沉淀反应的特点

沉淀反应的特点有：①抗原是分子量较小的可溶性物质，分散在液体中呈胶体溶液（溶液大多澄清、稳定）；②反应所形成的沉淀产物主要由抗体组成；③沉淀反应的抗原与抗体比较，分子小、反应面积大，试验时为不使抗原分子过量，常采用固定抗体用量、稀释抗原，以使得抗原抗体比例适当，形成肉眼可见的沉淀物；④反应结果以抗原的稀释度判定效价。

三、沉淀反应的类型

沉淀反应的试验可分为：

1. 液相沉淀反应　包括环状沉淀实验、絮状沉淀实验、免疫浊度分析。

2. 凝胶内沉淀反应　包括单项琼脂扩散试验、双向琼脂扩散试验。

3. 免疫电泳技术　包括对流免疫电泳、火箭免疫电泳、免疫电泳、免疫固定电泳、交叉免疫电泳、自动化免疫电泳。

知识链接

　　1897 年 Kraus 发现将细菌培养液与其相应的抗血清混合后可发生肉眼可见的沉淀反应，于是，免疫沉淀试验应运而生，由于其可以直接用于抗原或抗体的定量测定以及应用的方便因而获得突飞的发展。免疫扩散技术，免疫电泳技术，放射免疫分析法，酶免疫技术和荧光免疫技术无不源于沉淀反应。

第二节　液相内沉淀反应

　　液相内沉淀反应指抗原抗体在以生理盐水或无机盐缓冲溶液为反应介质的液体内自由接触，短时间出现可见现象的沉淀反应。

一、环状沉淀试验

　　环状沉淀试验指一种在液体界面上进行的抗原抗体反应。当抗原与相应的抗体接触，在界面处形成清晰的乳白色沉淀环。环状沉淀试验可用于微量抗原的检测，操作简易，但只能定性，灵敏度和分辨力差。

二、絮状沉淀试验

　　絮状沉淀试验指将抗原与抗体溶液混合后，在电解质的存在下，两者结合形成絮状沉淀物。现使用的有性病研究实验室试验（VDRL）、不加热血清反应素试验（USR）或快速血浆反应素环状卡片试验（RPR）等方法，用来检测梅毒病人血清中的反应素。本试验只能作为定性或半定量实验方法。

知识链接

　　梅毒是一种古老的性传播疾病，最早在美洲出现，后传入欧洲，17 世纪初经沿海传入我国，随后蔓延开来。我国著名中医学家陈司成早在 1636 年著《霉疮秘录》，该书就对梅毒作了记录。近些年来，梅毒和其他性传播疾病一样在我国死灰复燃，而且迅速蔓延。为了有效控制性病蔓延，卫生部门已决定各医疗单位对婚前、输血、参军、招工以及旅游、饮食服务、个体摊贩职员进行体检时，要恢复性病的有关检查项目，其中之一就有梅毒的血清学检查。

三、免疫浊度分析

　　基本原理：抗原与相应的抗体在特殊缓冲液（可非特异性的促进蛋白质沉淀）中能快速形成抗原抗体复合物，致使反应液变浑浊。当反应液中的抗体量固定且过量时，免疫复合物的形成随抗原量的增加而增加，反应液的浊度亦随之增加。反应系统的浊度与抗原的含量正相关。测定反应系统的浊度，可计算出样品中待测抗原的含量。根据试验原理和测定浊度的方法的不同，免疫浊度试验可分为透射免疫比浊法、散射免疫比浊法和速率散射免疫比浊法等类型。

（一）透射免疫比浊法

此法是以测定透过溶液的光的减少，来反映待测抗原的含量。当光线透过反应物时，溶液中的抗原抗体复合物可对光线加以吸收和反射，使透射光减少。抗原抗体复合物越多，吸收的光线越多，透射光越少，这种变化可用吸光度表示。若抗体量固定，所测吸光度与复合物的量成正比，也与待测抗原量成正比。用已知浓度的抗原标准品建立标准曲线（以抗原浓度为横坐标，相应的吸光度为纵坐标），根据待测样品的吸光度可得出抗原的含量。

（二）散射免疫比浊法

此法是以测定溶液对光的散射程度来判定检样中抗原的含量。一定波长的光沿水平轴照射，遇到小颗粒的免疫复合物可导致光散射，散射光的强度与抗原抗体复合物的含量成正比，也与待测抗原含量成正比。散射光的强度还与各种物理因素，如加入抗原或抗体的时间长短、入射光源的波长和强弱以及测量角度等密切相关。增加抗原抗体复合物体积及数量，扩大检测的散射角，减少射入光的波长等都可以增加检测的敏感度。为维持复合物的相对稳定性，一定要使加入的抗原浓度合适，加入的抗体适当过量。另外要选择适宜的离子强度、pH值等。散射免疫比浊法是免疫比浊法中最常用的一种方法，但测定的是抗原抗体反应的第二阶段，不适合快速检测。

（三）速率散射免疫比浊法

速率散射免疫比浊法是抗原抗体结合反应的动力学测定方法。速率是指抗原抗体反应在单位时间内所形成免疫复合物的量，连续测定各单位时间内复合物形成的速率与散射光信号相联系，形成动态的散射免疫比浊法。该方法对单位时间内的抗原和抗体形成复合物的速度进行动力测定，当抗体的浓度固定于一定范围内时，速度峰值的高低与抗原的含量成正比，随着时间的延长，免疫复合物的量逐渐增多，抗原抗体结合速度的峰值在一定的时间出现。不同抗原含量的样本其速率只是不同的，通过微机处理即可得到待测抗原的含量。

（四）免疫比浊分析的主要影响因素

（1）抗原抗体比例　抗原抗体比例要适当。在测定中抗原过量是引起误差的主要因素，自动化仪器应有抗原过量的自动检测程序。

（2）抗体的纯度与效价　如果抗体含有非特异性交叉反应性抗体成分，会影响检测结果的准确性。因此，诊断试剂应尽可能选择高纯度与高效价的抗体。

（3）免疫复合物的大小及稳定性　免疫复合物的大小对浊度有较大的影响，溶液中免疫复合物颗粒的分散度尽可能相同，颗粒应该不容易相互聚集。

（4）**增浊剂**　反应中常使用增浊剂促进循环免疫复合物的形成。

（5）**离子强度**　离子浓度直接影响反应液中的 pH 值，从而影响抗原抗体的结合。PBS 是较好的反应液。

（五）免疫比浊分析的临床应用

免疫比浊分析主要用于检测特定蛋白系列，如免疫球蛋白 IgG、IgM、IgA；补体 C3、C4；血浆蛋白中的白蛋白、前白蛋白、α 微球蛋白、β 微球蛋白、C 反应蛋白、抗链球菌溶血素 O、类风湿因子等，还可用于血浆药物浓度的测定。

第三节　凝胶内沉淀反应

琼脂扩散试验是指在含电解质的凝胶中，可溶性抗原与相应抗体向四周辐射状扩散，形成浓度梯度，二者相遇并在比例适合处形成肉眼可见的乳白色沉淀物。实验室最常用的是在生理盐水或某些缓冲溶液中配制 1% 的琼脂或琼脂糖凝胶（琼脂本身不参与抗原抗体反应，只起一种支架作用），形成内部充满水分（99% 或更多）、多孔的网状介质。抗原抗体在凝胶中在浓度差的作用下扩散。分子量在 200kD 以下的物质在凝胶中可以自由扩散；抗原抗体复合物（分子量超过 1 000KD）则被琼脂网络固定，形成肉眼可见的沉淀物（可经生理盐水浸泡后，去除游离的抗原和抗体，沉淀结果更明显）。琼脂扩散试验通常采用玻片法，分为单向琼脂扩散试验和双向琼脂扩散试验。

一、单向琼脂扩散试验

将一定量的抗体与含电解质的凝胶混合在一起制板，加入待测抗原，使抗原在含有相应抗体的凝胶中自由扩散，当抗原抗体相遇且比例适宜时，形成白色沉淀环（圈），称单向琼脂扩散试验。单向琼脂扩散试验的沉淀环直径与抗原的浓度成正比（图 10 - 1）。通常用已知浓度的标准抗原与待测抗原同时进行试验，根据标准抗原的已知浓度和沉淀环直径对应关系绘制成标准曲线，由待测抗原沉淀环的直径从标准曲线中查出其含量。单向琼脂扩散试验最常应用于补体单一成分及 Ig 的定量检测。

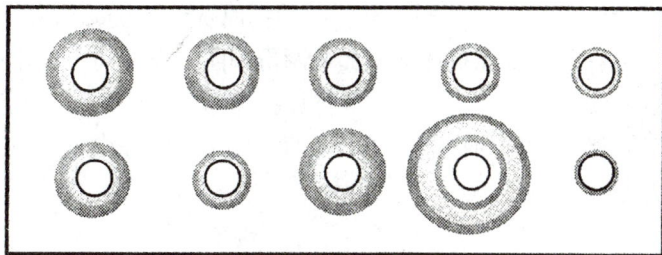

图 10 - 1　单向琼脂扩散试验

二、双向琼脂扩散试验

抗原与抗体在含有电解质凝胶板的对应孔中，各自向周围辐射自由扩散，当抗原抗体相遇，则在比例适宜处形成肉眼可见的白色沉淀线，称双向琼脂扩散试验。将加热融化的1%琼脂趁热浇在玻片上，待琼脂板冷却凝固后，可根据需要打孔，常用梅花形，一般孔距3~5mm，孔径3mm。中央孔加抗体，外周孔分别加待测抗原（抗原可做不同稀释度，如定量每孔10μl），置水平湿盒内，经37℃18~24小时后，观察抗原抗体沉淀线，以出现沉淀线的为阳性（如定量则以最高稀释倍数孔的稀释度为效价），见图10-2。

形成沉淀线说明实验材料中存在对应的抗原抗体系统，若不出现沉淀线，则不存在相对应的抗原抗体或二者比例不适宜。根据沉淀线的形态和位置等可作如下三种分析：

1. 沉淀线的位置　沉淀线的位置与反应物的浓度有关，它一般靠近浓度小的一方。如果沉淀线位于抗原抗体中间，表明抗原抗体浓度接近；如果沉淀线靠近抗体孔，表明抗原浓度大于抗体浓度；如果沉淀线靠近抗原孔，则表明抗体浓度大于抗原浓度（图10-2）。

2. 沉淀线的形状　沉淀线的外形与反应物的分子量有关，沉淀线一般弯向分子量大的一方。抗原抗体在琼脂内自由扩散，其扩散速度受分子量的影响，分子量大扩散速度慢，扩散圈小，沉淀线弯向分子量大的一方，反之亦然。若两者分子量相等，则形成直线（图10-2）。

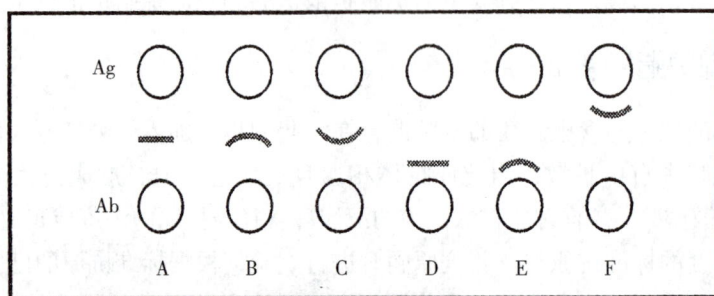

图 10-2　双向琼脂扩散试验沉淀线的外形与位置

3. 抗原性质分析　一条沉淀线表示存在一种抗原抗体系统，如果出现几条沉淀线，则说明实验材料中存在几对抗原抗体。①如果两份相同抗原向同一抗体扩散时，可形成顶端融合的沉淀线；②如果两种完全不同的抗原抗体形成沉淀线时，沉淀线交叉，这是因为两条沉淀线互不影响对方的扩散；③如果两种抗原有部分相同，则两条沉淀线部分融合，部分交叉（图10-3）。

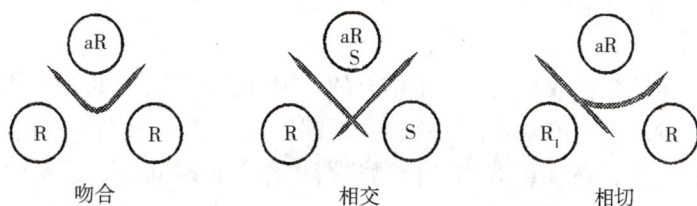

图 10 – 3　双向琼脂扩散试验结果示意图

双向琼脂扩散试验可用于抗原或抗体的定性检测；根据 IgG 的分子量粗略估计抗原的分子大小；抗原或抗体纯度分析及抗原或抗体效价的测定。

第四节　免疫电泳技术

免疫电泳技术包括对流免疫电泳、火箭电泳等。此技术是将琼脂扩散试验与电泳技术相结合，既加快抗原抗体的扩散速度，又提高了琼脂扩散试验的灵敏度。可用于抗原或抗体的定性或定量分析。

一、对流免疫电泳

此试验是双向琼脂扩散与电泳技术相结合的一种方法。它是一种电场内定向的免疫双扩散。在 pH8.6 的缓冲液中，将双向扩散琼脂板置于电场中，使带电抗原和抗体在外加电场的作用下向相对电极移动，如果两者对应又相遇，在最适比例处形成乳白色沉淀线。抗原和抗体在电场中移动的位置受电泳和电渗两种作用的影响。蛋白胶体粒子由负极向正极泳动的现象称为电泳。在电场中液体对于固体的相对移动，称为电渗。在 pH8.6 缓冲溶液中，抗体球蛋白（IgG）因等电点高（pH6～7）只带有微弱的负电荷，而且分子又较大，电泳小于电渗，因此向负极移动；而一般抗原蛋白质因等电点较抗体低（pH4～5）常带有较强的负电荷，分子较小，电泳大于电渗，向正极移动。电泳时将抗体置于正极侧，抗原置于负极侧，抗原抗体相向泳动。一定时间后，抗原抗体在两孔之间相遇，在比例适合处形成肉眼可见的沉淀线。由于电场限制了抗原抗体运动方向，加速了反应速率，使反应时间大大缩短，灵敏度显著提高（图 10 – 4）。本法可用于一些病原微生物抗原及其他蛋白质抗原的检测。

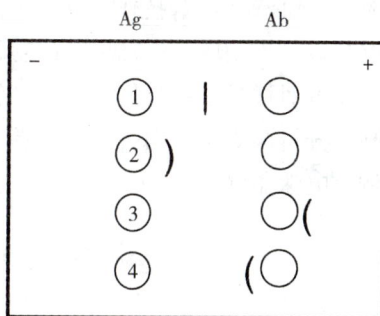

图 10 – 4　对流免疫电泳

二、火箭免疫电泳

此试验是单向琼脂扩散与电泳技术结合的一种方法，它是一种电场内定向加速的免疫单扩散。将适量抗体与琼脂混合后浇板，凝固后在琼脂板一端打一排孔，各孔内分别加不同稀释度的抗原，在 pH8.6 缓冲液中进行电泳。短时间内，泳动的抗原与琼脂内的抗体相遇，并在比例适合处形成肉眼可见的火箭形状的沉淀峰，故名火箭电泳（图 10 - 5）。

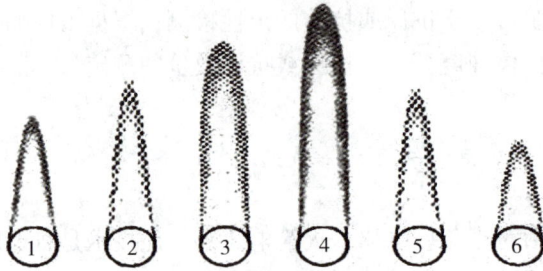

火箭免疫电泳图

①②③④为标准抗原；⑤⑥为标本

图 10 - 5　火箭免疫电泳图

临床上可用于定量测定可溶性抗原，如甲胎蛋白、免疫球蛋白等。

三、免疫电泳

此试验是将区带电泳与双向扩散相结合的一项技术。试验时先将抗原加于琼脂板内进行区带电泳，不同抗原成分由于所带电荷、分子量及分子构型的不同，在电场内有着各不相同的泳动速率，从而被分成不同的区带。在与电泳方向平行的侧边开槽，并加入相应的抗血清（混合抗体）进行双扩散。各电泳区带的抗原在相应位置与抗体结合形成沉淀弧（图 10 - 6）。根据沉淀弧的数量、位置、形状与已知抗原抗体形成的图谱比较，即可对样品中所含抗原成分及性质作定性分析。此方法的优点是样品用量少，特异性高，分辨能力强，但灵敏度略差。沉淀弧的数目和分辨率受很多因素（如抗原抗体的比例、电泳条件等）的影响。

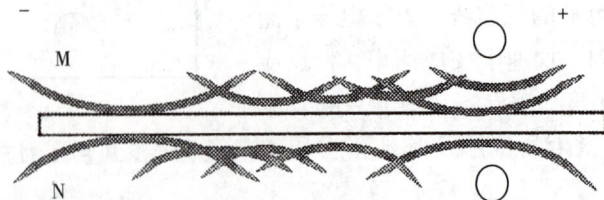

图 10 - 6　免疫电泳结果示意图（M 为骨髓瘤患者血清，N 为健康对照血清）

临床上主要用于抗原抗体定性分析。如血清蛋白组分分析、多发性骨髓瘤的诊断和鉴别诊断、抗原或抗体提取物纯度鉴定以及研究抗体组分动态变化等。

四、免疫固定电泳

免疫固定电泳是区带电泳和沉淀反应的相结合。将抗血清直接加于电泳后的蛋白质区带表面，抗原抗体在凝胶中直接发生沉淀反应，在适当位置形成抗原抗体复合物，经染色后，可对各类免疫球蛋白及其轻链进行分型。该法分辨率强，敏感度高，操作周期短，结果易于分析。

五、交叉免疫电泳

交叉免疫电泳是区带电泳和火箭免疫电泳的相结合。可一次对多种抗原定量，分辨率较强，可用于比较各种蛋白组分。

本章小结

　　沉淀反应是指可溶性抗原与相应抗体在适当条件下（适量的电解质、适宜的 pH 环境和温度）发生特异性结合而出的沉淀现象。沉淀反应的抗原是分子量较小的可溶性物质；反应所形成的沉淀产物主要由抗体组成；沉淀反应的抗原与抗体比较，分子小、反应面积大，试验时常采用固定抗体用量、稀释抗原；反应结果以抗原的稀释度判定效价。根据沉淀反应介质和检测方法的不同，将其分为液体内沉淀试验、凝胶内沉淀试验和免疫电泳试验三大基本类型。可以对待测抗原进行定性、定量分析。

思 考 题

1. 什么是沉淀反应？
2. 沉淀反应的特点？
3. 免疫浊度法的原理、方法与分类？
4. 免疫比浊测定的影响因素有哪些？
5. 单向扩散试验的原理和应用？

第十一章　免疫标记技术

1. 掌握 ELISA 的原理、方法类型及操作步骤。
2. 掌握膜载体酶免疫测定的常见方法与应用。
3. 熟悉荧光免疫技术的基本原理、荧光免疫显微技术的类型及操作步骤。
4. 掌握放射免疫标记技术的分类及原理。
5. 掌握金免疫测定技术的方法类型及其原理。
6. 了解化学发光免疫技术的基本原理。
7. 了解生物素–亲合素系统的特点、生物素–亲合素免疫技术的基本原理与应用。

　　免疫标记技术是指用某些可微量检测的物质对抗原（或抗体）进行标记，使其与相应抗体（或抗原）作用后，再通过检测标记物来分析测定待检物质的免疫技术。常用的标记物有酶、荧光素、放射性核素、化学发光剂、胶体金等，当其标记于抗原或抗体分子后，既不影响抗原抗体的免疫活性，也不影响标记物本身的特性。免疫标记技术的突出特点是将免疫反应的高特异性和可微量检测标记物的高敏感性相结合，大大提高了检测的灵敏度，传统血清学方法无法检出的一些微量或超微量物质，都可用这类方法进行检测。根据所用标记物的不同，常用免疫标记技术有酶免疫技术、免疫荧光分析技术、放射免疫技术、金免疫技术、化学发光免疫分析技术、生物素–亲合素免疫技术等。这些方法由于具有检测准确性高、重复性好、操作简便、易于自动化和商品化、适用范围广等显著的优势，现已成为生物活性物质微量分析最主要的方法之一，在临床疾病的诊断和研究等领域越来越广泛地被采用。

知识链接

　　免疫标记技术不仅大大提高了试验敏感性，而且若与光镜或电镜技术相结合，还能对组织或细胞内的待测物质作精确定位，从而为基础与临床医学研究及诊断提供方便。

第一节 酶免疫技术

一、概述

酶免疫技术（enzyme immunoassay，EIA）是将酶作为一种标记物，与抗原或抗体结合后，成为酶结合物（酶标试剂），利用酶对底物的高效催化作用提高检测抗体或抗原的灵敏度。酶免疫技术具有灵敏度高、特异性强、准确性好，酶标记试剂稳定期长，检测方法简便、安全、易行等优点，在实践中应用非常广泛。

酶免疫技术的基本原理：利用酶标记抗原（或抗体）形成酶标记抗原（或抗体）结合物，此结合物既保留抗原（或抗体）的免疫活性，又保留了酶对底物的催化活性。酶标记抗原（或抗体）与相应抗体（或抗原）进行反应后，酶催化相应的底物显色，借助酶作用于底物的显色反应来判断检测结果。

参与酶免疫技术的试剂或材料中有三种是必需的，即酶、酶底物与固相载体。标记抗原或抗体常用的酶有辣根过氧化物酶（HRP）、碱性磷酸酶（AP）等。HRP 催化的反应式为：$DH_2 + H_2O_2 \rightarrow D + 2H_2O$，式中 DH_2 为供氢体，习惯上称为底物，H_2O_2 为受氢体。HRP 常用的底物有四甲基联苯胺（TMB）或邻苯二胺（OPD）。其中 TMB 经 HRP 作用后呈蓝色，便于目测观察结果，加入终止液 H_2SO_4 后变黄色，在 450nm 波长处有最高吸收峰；TMB 是目前 ELISA 中应用最广泛的底物，具有稳定性好，显色无需避光，无致癌性特点，但水溶性差。OPD 经 HRP 作用后呈橙黄色，加入终止液 H_2SO_4 后变棕黄色，在 492nm 波长处有最高吸收峰；OPD 灵敏度高，测定方便，但配成应用液后稳定性差，需新鲜配制后 1 小时内使用，显色过程须避光，且有致癌性。碱性磷酸酶常用对硝基苯磷酸酯（P－NPP）作为底物，产物为黄色的对硝基酚，用 $NaOH_2$ 作终止液，在 405nm 波长处有最高吸收峰。固相载体的种类有塑料制品、微颗粒、微孔滤膜等；塑料制品由聚苯乙烯或聚氯乙烯制成，它们都有较强的吸附蛋白质的性能，且因材料经济、操作方法简便、易于自动化，所以被普遍使用。

二、酶免疫技术的分类

酶免疫技术分为酶免疫组织化学技术（EIHCT）和酶免疫测定（EIA）两大类，前者用酶标记抗体，用于组织切片或其他标本中抗原的定位检查；后者用酶标记抗体或抗原，用于体液中的可溶性抗原或抗体的定性或定量测定。根据抗原抗体反应后是否需要将结合与游离的酶标记物分离，酶免疫测定又分为均相酶免疫测定和异相酶免疫测定两种类型。均相酶免疫测定属于竞争结合分析方法，在试验过程中，不需要分离结合与游离的酶标记物而直接加入底物，测定反应体系中的总酶活性的变化。异相酶免疫测定是目前应用最广泛的一类标记免疫测定技术，需要在抗原抗体反应后，将结合与游离的酶标记物分离，再行测定。根据测定方法是否采用固相材料吸附抗原或抗体，异相酶免疫测定又分为固相酶免疫测定法和液相酶免疫测定法。固相酶免疫测定法是将酶－抗原抗体复合物固定在固相载体上，洗涤去除反应液中游离物质并加入底物，通过测定固相载体上的酶标记物催化底物生成的有色产物，确定样品中抗原或抗体的含量。这类方法中具代表性的是酶联免疫吸附试验（ELISA），本章将重点加以介绍（图 11 - 1）。

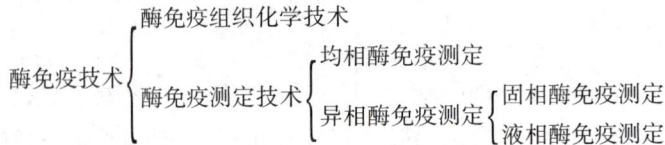

酶免疫技术 { 酶免疫组织化学技术 酶免疫测定技术 { 均相酶免疫测定 异相酶免疫测定 { 固相酶免疫测定 液相酶免疫测定

图 11 - 1　酶免疫技术的分类

三、酶联免疫吸附试验

酶联免疫吸附试验（ELISA）的试验过程一般分为三个步骤：①包被：将已知抗原或抗体通过物理作用吸附到固相载体表面，这一步骤通常由试剂生产厂家完成。②抗原抗体反应：先后加入待测标本和酶结合物，使之与固相抗原或抗体发生免疫反应而被结合固定，经洗涤去除游离的酶标物。③酶促反应：在反应体系中加入酶的相应底物，使之发生酶促反应而显色。ELISA 可用于测定抗原，也可用于测定抗体。根据检测目的和操作步骤的不同，可选择不同的检测方法。

1. 间接法　是检测抗体最常用的方法，属非竞争结合试验。其基本步骤：①包被：将已知抗原吸附于固相载体上，形成固相抗原。洗涤除去未结合的抗原及杂质。②加样：加入待测血清，若待测血清中有特异性抗体，则形成固相的抗原抗体复合物。③加酶标记物：加入酶标抗抗体（酶标抗人球蛋白），使酶标抗抗体与固相复合物中的抗体结合，从而使该抗体间接地标记上酶。洗涤后，固相载体的酶量就代表特异性抗体的量。④加酶底物显色：颜色深度代表标本中待测抗体的量（图 11 - 2）。

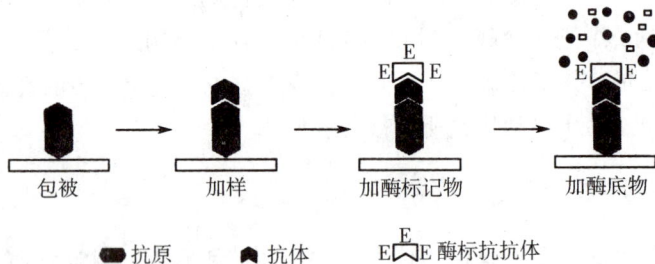

图 11 - 2　间接法实验原理

该法的优点是只需变换固相抗原，即可用一种酶标抗抗体检测各种与抗原相应的抗体。

2. 夹心法　夹心法有双抗原夹心法（测抗体）和双抗体夹心法（测抗原），两种方法操作步骤相同，但包被物、酶结合物和检测目的不同。以双抗体夹心法为例，其基本步骤：①包被：将已知抗体吸附于固相载体，形成固相抗体，洗涤除去未结合的抗体及杂质。②加样：加入待测标本，使标本中相应的抗原与固相抗体结合，形成固相抗体抗原复合物。③加入酶标抗体：使固相抗体抗原复合物上的抗原与酶标抗体结合，彻底洗涤未结合的酶标抗体。此时固相载体上带有的酶量与标本中待测标本的量呈正相关。④加酶底物：固相夹心式复合物中的酶催化底物形成有色产物，根据颜色反应的程度进行该抗原的定性或定量（图11-3）。如果标本中待检抗原浓度过高，抗原易分别与固相抗体和酶标抗体结合而不形成上述夹心式复合物，可出现假阳性，因此对此类标本应适当稀释后再测定。

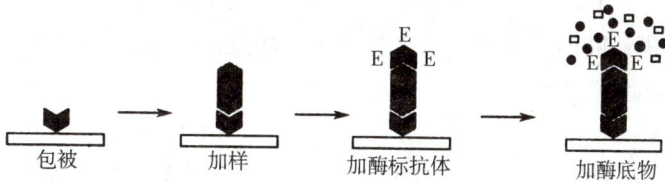

包被　　　加样　　　加酶标抗体　　　加酶底物

图11-3　双抗体夹心法实验原理

3. 竞争法　用于检测待测标本中未知抗原或抗体。以测定抗体的竞争法为例，其基本步骤：①包被：将已知抗体吸附于固相载体，形成固相抗体，洗涤除去未结合抗体。②加特异性抗原：与包被抗体形成固相抗体抗原复合物。③加标本和酶标抗体：标本中的抗体与酶标抗体竞争结合固相复合物中的抗原。标本中的抗体越多，其竞争力越强，与固相抗原结合的酶标抗体越少。洗涤除去血清蛋白及未结合的酶标抗体。④加酶底物：酶促反应后检测有色产物。有色产物的多少与酶标抗体量成正比，与被测抗体量成反比（图11-4）。

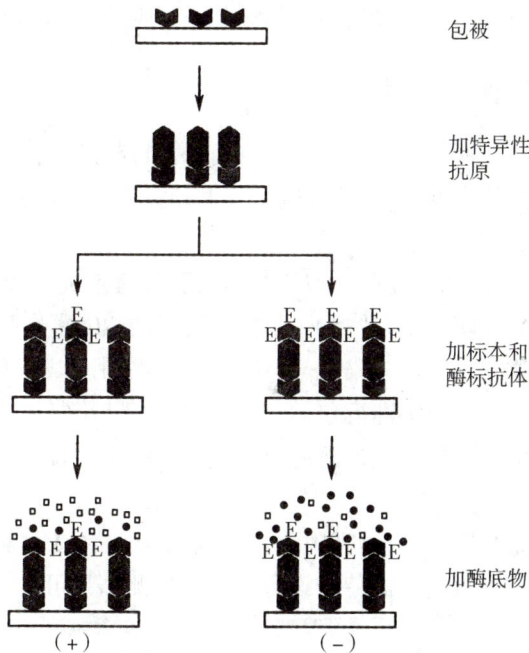

包被

加特异性
抗原

加标本和
酶标抗体

加酶底物

（+）　　　　　（-）

图11-4　ELISA竞争法测抗体

4. 捕获法　主要用于血清中IgM类抗体成分的测定。待测血清中针对某抗原的特异性IgM和IgG常同时存在，为避免IgG的干扰，常采用捕获法来测定IgM。基本步骤：

①包被：将抗人 IgM 抗体吸附于固相载体上。②加样：加入待测血清，反应后血清中的 IgM（包括特异性 IgM 和非特异性 IgM）抗体被捕获，形成 IgM – 抗 IgM 复合物。洗涤除去血清中的其他 Ig 和杂质。③加特异性抗原试剂：该抗原只与固相上的特异性 IgM 结合。洗涤除去未结合的特异性抗原。④加入针对特异性抗原的酶标抗体：此酶标抗体只与固相上的特异性抗原结合。洗涤除去未结合酶标抗体。⑤加酶底物：反应一定时间检测有色产物。有色产物的多少与标本中特异性 IgM 的量成正比（图 11 – 5）。

病原体急性感染诊断中常需检测 IgM 类抗体，如急性甲型肝炎的抗 – HAV IgM 检测及 TORCH 系列的 IgM 检测等。

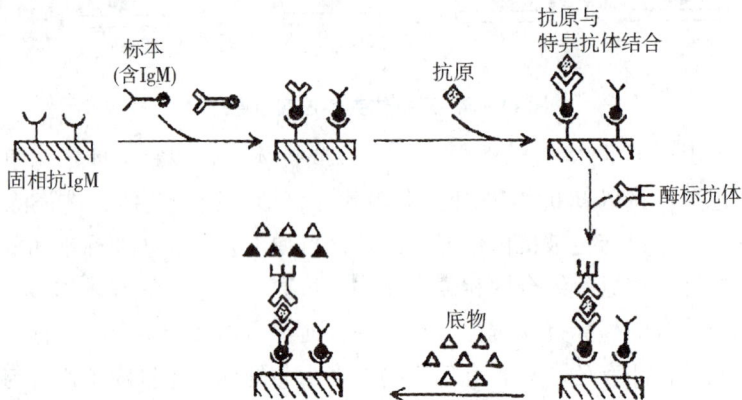

图 11 – 5　捕获法实验原理

四、膜载体的酶联免疫测定试验

此类试验是以微孔滤膜作为固相载体，有硝酸纤维素膜（NC 膜）、尼龙膜及玻璃纤维素膜等，常用硝酸纤维素膜（NC 膜），它们通过非共价键吸附抗原（抗体）蛋白质，吸附能力强。

1. 斑点酶免疫吸附试验　斑点 – ELISA 的实验原理与常规 ELISA 大致相同，不同之处在于斑点 – ELISA：①使用吸附蛋白质能力很强的 NC 膜作为固相载体；②酶促反应后形成有色的沉淀物，使 NC 膜染色（HRP 标记物常用二氨联苯胺）。操作方法为：首先在 NC 膜上滴加抗原或抗体进行包被，干燥后进行封闭；然后滴加待测血清标本，洗涤后再滴加酶标抗抗体，最后滴加酶底物。若 NC 膜上出现染色斑点，即为阳性结果（图 11 – 6）。

斑点 – ELISA 的优点是：NC 膜吸附蛋白质能力强，故灵敏度比 ELISA 高 6～8 倍，试剂用量少，试验和结果判断不需特殊设备条件，检测结果可长期保存等。缺点是不能进行定量测定。

2. 免疫印迹试验（IBT）　是由 SDS – 聚丙烯酰胺凝胶电泳（SDS – PAGE）、电转移和酶免疫定位三项技术结合而成。其基本原理是含多种蛋白质成分的待检样品经 SDS – PAGE，在凝胶板上因分子量不同、所带电荷数量不同而被分离，通过电转移等方法将其转印至固相载体上，最后在固相载体上以酶免疫定位测定进行分析检测。

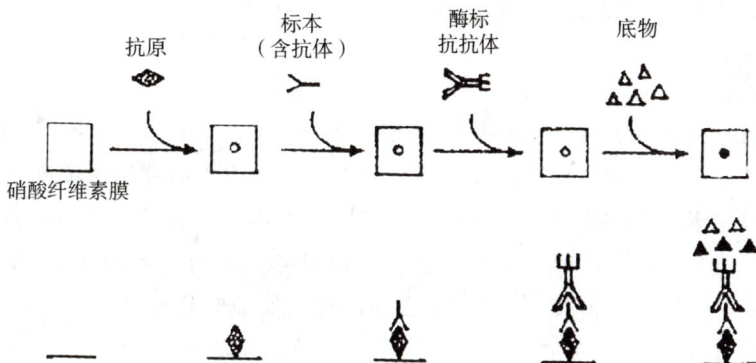

图 11 - 6 斑点 - ELISA 法实验原理

IBT 的基本操作方法有三步：①SD - PAGE：使待检样品中的蛋白质被分离到不同的区带，肉眼不可见，只有染色后才显出电泳区带。②电转移：选用低电压（100V）、高电流（1~2A），通电45分钟将已经分离的条带转印至 NC 膜上。③酶免疫定位：将印有蛋白质条带的 NC 膜（相当于包被了抗原的固相载体）依次与特异性抗体和酶标记抗抗体作用后，加入酶反应底物使区带染色。常用的 HRP 底物为 4 - 氯 - 1 - 萘酚（呈蓝紫色）和 3，3 - 二氨基联苯胺（呈棕色）。阳性反应的条带染色清晰，并可根据电泳时加入的分子量标准，确定各组分的分子量。本试验综合了 SDS - PAGE 的高分辨力和 ELISA 的高特异性与敏感性，广泛用于分析抗原组分及其免疫活性，也可用于疾病的诊断，如作为 HIV 感染的确认试验（图 11 -7）。

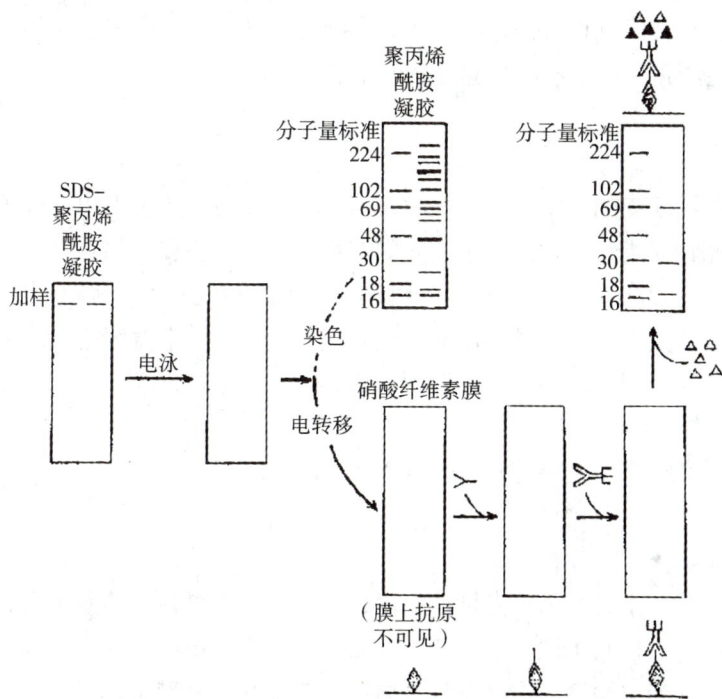

图 11 -7 免疫印迹法实验原理

3. 免疫渗滤试验　原理与方法见本章第四节斑点金免疫渗滤试验（DIGFA）。

知识链接

　　ELISA 应用的范围很广，而且正在不断地扩大，原则上 ELISA 可用于检测一切抗原、抗体及半抗原，可以直接定量测定体液中的可溶性抗原。

　　1. 检查抗原和半抗原：在内分泌方面检测雌性激素、绒毛膜促性腺激素、黄体素、胰岛素、皮质醇、促甲状腺素和孕酮等，其敏感性与 RIA 相当；在血液学方面检测凝血因子（如第Ⅷ凝血因子）、红细胞抗原等，在肿瘤方面检测甲胎蛋白（AFP）、癌胚抗原（CEA）等。

　　2. 检查抗体：用 ELISA 间接法检查抗体，已获得对多种传染病和寄生虫病的血清学诊断，亦开始广泛用于现场流行病学调查。在寄生虫病方面，用于疟原虫、阿米巴、利什曼原虫、血吸虫、囊虫、弓形虫、肺吸虫、肝吸虫、血丝虫、旋毛虫病等血清学诊断。在免疫性疾病方面有用作自身免疫病抗体测定以及对过敏的诊断，例如检测各种过敏原的抗体、DNA 抗体及甲状腺球蛋白抗体，系统性红斑狼疮抗体等。在卫生学方面，可用于检测食品中葡萄球菌肠毒素及沙门氏菌毒素等。

第二节　免疫荧光分析技术

　　免疫荧光分析技术（fluorescence immunoassay，FIA）是以荧光物质标记抗体（或抗原），用于相应抗原（或抗体）的定性分析和定量测定。

一、概述

　　荧光指某些物质受到一定波长光的激发后，在极短时间内发射出的波长大于激发光波长的光。荧光物质指经激发能产生荧光的有机化合物，主要包括：

1. 荧光色素　能产生明显荧光并可用作染料的有机化合物，称为荧光色素或荧光染料。常用标记的荧光色素有异硫氰酸荧光素（FITC），发出黄绿色荧光；四乙基罗丹明（RB200）和四甲基异硫氰酸罗丹明（TRITC），均发出橙红色荧光、藻红蛋白（PE），发出橙色至红色荧光。

2. 其他荧光物质　如镧系螯合物、荧光底物。

二、荧光免疫显微技术

　　荧光免疫显微技术又称为荧光抗体技术，是以荧光显微镜为检测工具，用荧光色素标记抗体或抗抗体，检测组织切片中细胞抗原或血清中的抗体，观察特异性荧光，用于待检标本的定性和定位检测，或对自身抗体进行定性和滴度测定。

　　荧光色素、荧光素标记抗体和荧光显微镜是开展荧光免疫显微技术工作的基本要素。该技术的基本步骤是：①制片：将作为待测抗原的组织、细胞等标本固定在载片上。②加荧光素标记抗体：通过抗原抗体反应，将荧光抗体固定，洗涤除去游离的荧光抗体。③镜检：用荧光显微镜在镜下观察有无特异性荧光现象来判定结果。根据检测目的的不同，可选用以下不同的方法。

1. 直接法 将荧光素标记抗体直接与固定在载片上的待检标本作用，在荧光显微镜下观察特异性荧光，以检测未知抗原。常用于病原体检测和肾炎活检、皮肤活检的免疫病理检查。本法的优点是方法简便，特异性高，受非特异性荧光的干扰少。缺点是每检查一种抗原就必须制备与之相应的特异性荧光抗体（图 11 - 8）。

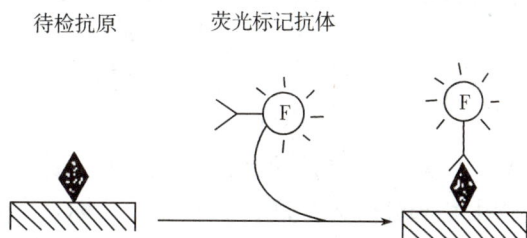

图 11 - 8 直接法实验原理

2. 间接法 用已知抗原制片，加入待测的抗体，加荧光素标记的抗抗体，形成抗原 - 抗体 - 荧光标记抗抗体复合物。在荧光显微镜下观察特异性荧光以检测未知抗体。同理，该法也可用已知抗体检测标本中未知抗原。常用于血液和体液中自身抗体检测（图 11 - 9）。

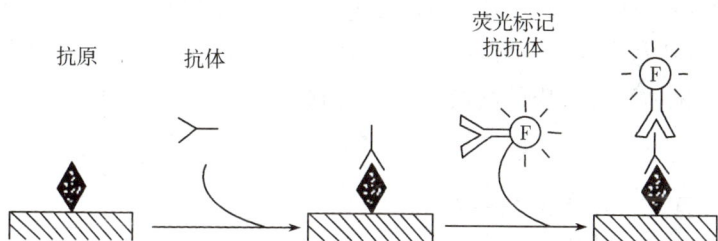

图 11 - 9 间接法实验原理

间接法的优点：①灵敏度较直接法高；②制备一种荧光素标记抗抗体，可检测多种抗原或抗体。缺点是易出现非特异性荧光，操作时间较长。

3. 补体法 本法以荧光素标记抗补体抗体，检查抗原抗体复合物固定的情况，来反映标本中有无检测对象。操作步骤如下：首先将待测抗原与未标记的特异性抗体作用，然后加入补体，作用一段时间后再加入荧光素标记的抗补体抗体，形成抗原 - 抗体 - 补体 - 荧光素标记补体抗体的复合物，用荧光显微镜来观察荧光现象是否发生，以证明待检材料中有无特异性抗原的存在。同理，该法也可用于标本中未知抗体的检测（图 11 - 10）。

本法具有间接法的优点。缺点是非特异性荧光干扰大，且每次试验都需要新鲜补体。

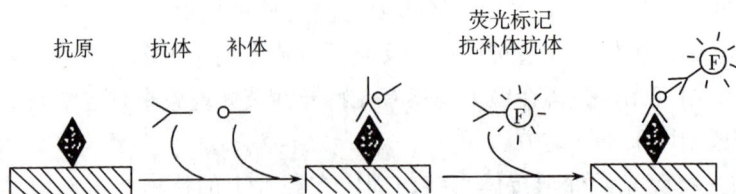

图 11 - 10　补体法实验原理

4. 双标记法　原理同直接法，采用两种颜色的荧光色素分别标记两种不同抗体，与同一标本反应。如存在两种相应的抗原，则可见两种颜色的荧光。该法可用于检测同一标本中的两种抗原。

三、荧光免疫分析

荧光免疫测定（FIA）　是将抗原抗体反应与荧光物质发光分析相结合，用荧光检测仪检测抗原抗体复合物中特异性荧光强度，从而对待检标本中相应物质进行定量测定。包括时间分辨荧光免疫测定、荧光偏振免疫测定、流式细胞分析技术、荧光酶免疫测定等。

1. 时间分辨荧光免疫测定（TR - FIA）　是以镧系元素（铕、铽等）的螯合物作为荧光物质来标记抗体或抗原，检测标本中的相应抗原或抗体。这类螯合物的特点是荧光寿命长，检测标本中各种蛋白质和化合物通常可产生非特异性荧光（自发荧光），但荧光寿命短，利用时间分辨荧光分析仪延缓测量时间，可排除标本中非特异性荧光的干扰，则所得信号完全是螯合物发射的特异荧光。TR - FIA 因其具有高特异性和高灵敏度等优点，目前已在国内一些大型医院得到应用。用于蛋白质、激素、药物、肿瘤标记物、病毒抗原（抗体）等物质的微量检测（图 11 - 11）。

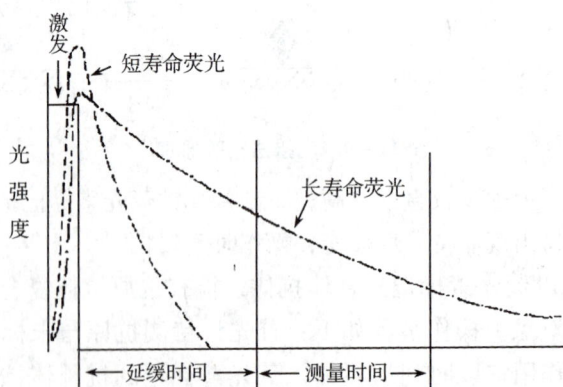

图 11 - 11　TR - FIA 测定原理示意图

2. 荧光偏振免疫测定（FPIA）　是一种均相竞争荧光免疫分析法。荧光物质经单一平面的偏振光（波长 485nm）照射后，可吸收光能跃入激发态。在恢复至基态时，释放能量并发出单一平面的偏振荧光（波长 525nm）。偏振荧光的强度与荧光物质受激发时分子转动的速度成反比。大分子物质旋转慢，发出的偏振荧光强；小分子物质旋转快，其偏振荧光弱。利用这一现象建立了荧光偏振免疫测定，用于小分子物质特别是药物的测定。近年来也用于血清或尿液中抗原药物，如成瘾性药物大麻、可卡因、利多卡因等定量分析。

四、免疫芯片技术

免疫芯片是一种特殊的蛋白质芯片，也称抗体芯片，是将抗原抗体结合反应的特异性与电子芯片高密度集成原理相结合的一种全新概念的生物芯片检测技术。其原理是将几个、几十个甚至几万个或更多的抗原或抗体高密度排列在固相载体上，形成高密度抗原或抗体微点阵免疫芯片，与少量的待测样品或生物标本同时进行特异性免疫反应，可一次性获得芯片中所有已知抗原或抗体的检测结果。根据载体不同分为：平板芯片、微球芯片、液体芯片；根据实验原理不同分为：双抗体夹心法免疫芯片、间接法免疫芯片、竞争法免疫芯片、免疫 – PCR 芯片；根据检测方法不同分为：酶标免疫芯片、放射性同位素免疫芯片、荧光免疫芯片、金标免疫芯片。免疫芯片在临床分子诊断学和许多疾病诊断方面具有广泛而重要的应用价值。如可用于感染性疾病、心血管疾病、自身免疫性疾病、肿瘤标记物等检测。

第三节　放射免疫技术

知识小链接

放射免疫技术由美国 Yalow 和 Berson 于 1959 年创建，以放射性碘标记胰岛素来测定血清中胰岛素的含量，为体外微量物质检测与分析开创了一个崭新的领域，并于 1977 年获得诺贝尔生物医学奖。

一、概述

放射免疫技术是以放射性核素作为标记物的一种标记免疫分析技术，基本原理是利用放射性核素标记抗原（或抗体），使其与待检标本中的相应抗体（或抗原）结合，然后分别测定结合标记物与游离标记物的放射活性，便可计算出标本中待测物的含量。最常用的放射性核素是 ^{125}I（放射 γ 射线）和 ^3H（放射 β 射线），分别用 γ 计数仪和液体闪烁计数仪测定其放射性。放射免疫技术根据其方法学原理主要有放射免疫分析（RIA）和免疫放射分析（IRMA）两种基本类型。

二、放射免疫分析

放射免疫分析（RIA）是放射免疫技术的经典方法，根据抗原抗体竞争性结合的原理，用放射性核素标记抗原（Ag*），使其与待检标本中的非标记抗原（Ag）竞争结合有限量的特异性抗体（Ab），并形成可溶性的抗原抗体复合物 Ag – Ab 和 Ag* – Ab，直至达到平衡状态。如下式：

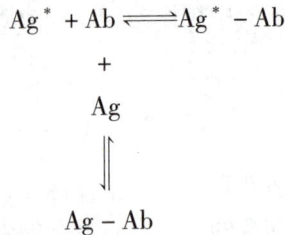

$$Ag^* + Ab \Longleftrightarrow Ag^* - Ab$$
$$+$$
$$Ag$$
$$\Updownarrow$$
$$Ag - Ab$$

从上可见，Ag* 量与 Ab 量是固定的，且 Ag* 与 Ag 的总量大于 Ab 上的有效结合点。反应后，Ag* – Ab 的形成量与标本中的 Ag 含量有关：若 Ag 量多，则对 Ab 的竞争力强，形成的 Ag – Ab 多，而 Ag* – Ab 就少，游离的 Ag* 多；相反，若 Ag 量少，则对 Ab 的竞争力弱，形成的 Ag – Ab 少，Ag* – Ab 多，游离的 Ag* 少。因此，Ag 量与抗原抗体复合物放射性强度（Ag* – Ab 的生成量）呈反比。用适当的方法分离上述 Ag* – Ab 和 Ag*，再分别测定其放射性，就可算出结合态（Ag* – Ab）的标记抗原（用 B 表示）与游离态（Ag*）的标记抗原（用 F 表示）的比值（B/F）及结合率 [B/（B + F）]（图 11 – 12）。用已知不同浓度的抗原标准品进行试验并绘制出标准曲线，即可查出待测样品中抗原的浓度。

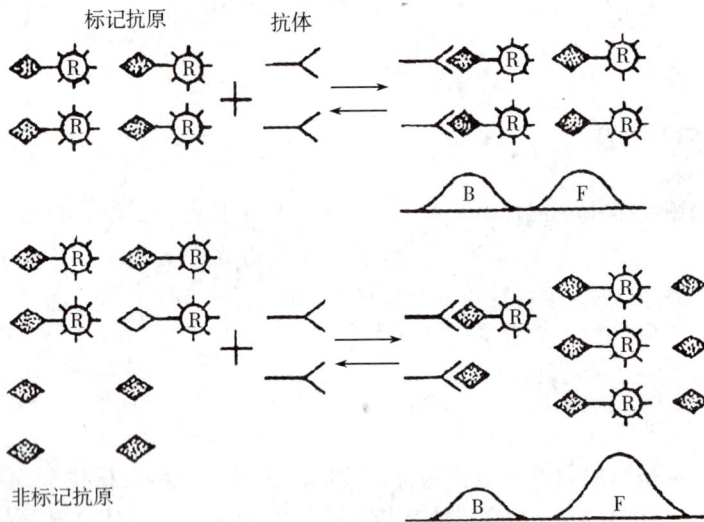

图 11 – 12　放射免疫分析原理示意图

放射免疫分析（RIA）的方法：放射免疫测定所用试剂均有成套试剂盒供应，具体操作方法可按照说明书上的操作程序进行。基本步骤为：①加样：先将待检标本和各浓度的抗原标准品分别加在小试管中，再依次加入标记抗原和特异性抗体，混合均匀后温育。②加分离剂：分离剂实际上是一种沉淀剂，用合适的分离技术将抗原抗体复合物与游离部分开，作用充分后离心。③测定放射性强度：分别测定上清液和沉淀物中的放射活性，得到 F 和 B 值。④绘制标准曲线：以标准品浓度为横坐标，与之相应的结合率 $[B/(B+F)]$ 或 B/F 值为纵坐标绘制标准曲线。以测定管的结合率 $[B/(B+F)]$ 或 B/F 值在标准曲线上查出相应的待测抗原的含量。

三、免疫放射分析

免疫放射分析（IRMA）的原理是非竞争性免疫结合反应，放射性核素标记特异性抗体（Ab*），用过量的标记抗体与标本中的待测抗原发生反应，如下式：

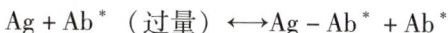

$$Ag + Ab^* （过量） \longleftrightarrow Ag - Ab^* + Ab^*$$

反应后再加入固相抗原免疫吸附剂，使之与游离的 Ab* 结合，离心除去此结合物（含 Ab*），测定上清液放射性强度，即反应中 $Ag - Ab^*$ 的生成量，此量与标本中待测抗原含量成正比。此法可用于激素、凝血因子、肿瘤抗原、HBsAg 等抗原的检测（图 11 – 13）。

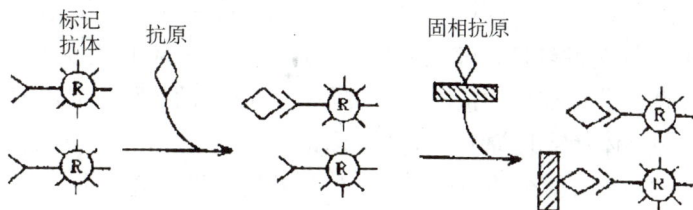

图 11 – 13　单位点 IRMA 实验原理

四、IRMA 和 RIA 的比较

1. 标记物　在 RIA 中核素标记抗原，在 IRMA 中核素标记抗体。抗原有不同种类，根据其化学结构，标记时需用不同的核素和不同的方法。抗体为蛋白质，有利于碘化标记，不同抗体标记方法基本相同。标记抗体的比活度高，提高了分析的灵敏度。

2. 特异性　在单位点 IRMA 中，一般均采用针对不同位点的单克隆抗体，其交叉反应率低于应用多克隆抗体的 RIA。

3. 反应速率　反应速度与反应物的浓度呈正比，在 IRMA 中标记抗体是过量的，而且不存在竞争性结合复杂的反应，所以反应速度较 RIA 快。在 RIA 中抗体量是微量的，所以一定要用高亲和力的多克隆抗体，而在 IRMA 中应用亲和力较低的单克隆抗体也能得到满意的结果。

4. 反应模式　RIA 为竞争抑制，测得放射性的量与受检抗原呈反比。IRMA 为非竞争结合，剂量反应曲线为正相关的直线关系。

5. 标准曲线的工作浓度　通常 RIA 的工作范围为 2~3 个数量级，而 RIMA 可达 3 个数量级以上。

6. 分析误差　RIA 中加入的抗体和标记抗原都是定量的，加样误差可严重影响测定结果。IRMA 中标记抗体和固相抗体在反应中都是过量的，只有受检标本的加样误差才会影响分析结果。因此，IRMA 的批内和批间变异均比较小。

7. 其他　RIA 可以测定大分子量与小分子量的物质，双位点 IRMA 只能测定在分子上具有 2 个以上抗原表位的物质。在 RIA 中应用的多为克隆抗体，亲和力和特异性要求较高，但用量很少。IRMA 中标记抗体和固相抗体用量较多，一般均用来源丰富、特异性较高的单克隆抗体。

第四节　金免疫技术

一、金免疫技术的基本原理

金免疫技术是以胶体金作为标记物，利用抗原抗体反应进行定性或半定量的非放射性免疫标记技术。胶体金也称金溶胶，是氯金酸在还原剂作用下，聚合成特定大小的金颗粒，并由于静电作用形成稳定的胶体状态，称为胶体金。胶体金颗粒大小在 1 ~ 100nm，不同大小的胶体金呈色不同。最小的胶体金（2 ~ 5nm）为橙黄色，中等大小的胶体金（10 ~ 20nm）为酒红色，较大颗粒的胶体金（30 ~ 80nm）为紫色。在碱性环境中，胶体金颗粒表面带有较多的负电荷，可与带正电荷的抗体（或抗原）借静电牢固结合而形成金标记抗体（或抗原）。这种金标记抗体（或抗原）与相应的抗原（或抗体）反应后，通过观察胶体金的颜色等特性可对被检对象做出定性、定位分析。

二、金免疫技术的种类

1. 斑点金免疫渗滤试验（DIGFA）　以硝酸纤维素膜为载体，利用微孔滤膜的可滤过性，使抗原抗体反应和洗涤在渗滤装置上以液体渗滤过膜的方式迅速完成。渗滤装置由塑料小盒、吸水垫料和点加了已知抗原或抗体的 NC 膜片三部分组成。盒盖的中央有一直径约 0.4 ~ 0.8cm 的小圆孔，盒内垫放吸水材料，NC 膜片安放在正对盒盖圆孔下，关闭盒盖，使 NC 膜片紧贴吸水垫料（图 11 – 14）。以双抗体夹心法为例，其操作步骤是：①将纯化的特异性抗体吸附于 NC 膜表面中央形成斑点。②滴加待测标本于

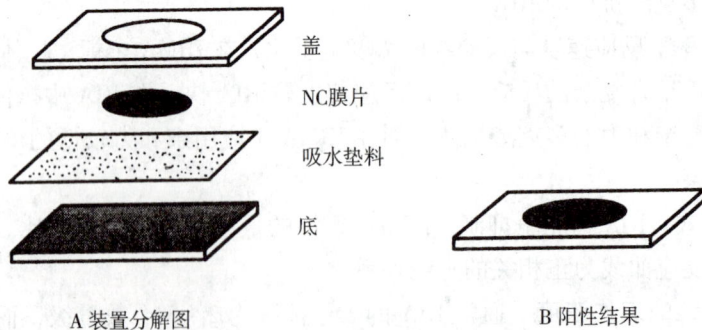

　　　　A 装置分解图　　　　　　　　　　　　　　B 阳性结果

图 11 – 14　免疫渗滤法实验原理

NC 膜上，标本液渗滤过膜时，所含抗原被膜上抗体捕获，形成抗原抗体复合物而固定在膜上。③滴加胶体金标记的抗体，经渗滤在膜上形成抗体 – 抗原 – 金标记抗体复合物，并在膜中央显示红色斑点。即为阳性反应。可用于各种传染病的抗体、尿液 HCG

和肿瘤标志物等检测。

2. 斑点金免疫层析试验（DICA）　　简称免疫层析试验（ICA）。此法也是以 NC 膜作为载体，并利用微孔滤膜的毛细管作用，使加于膜条一端的液体标本向另一端渗移，犹如层析一般。仍以双抗体夹心法为例，其原理与方法如下：试验所用多个试剂被组合在一个约 6mm×70mm 的塑料板条，成为单一试剂条，试剂条的上端（A）和下端（B）附有吸水材料，胶体金标记的抗体粘贴在 B 附近的 C 处，紧接着为 NC 膜，膜上有两个反应区域。测试区（T）包被有特异性抗体（为小鼠 IgG），参照区（R）包被有抗小鼠 IgG 抗体。测试时将试剂条下端浸入液体标本中下端吸水材料即吸取标本液向上移动流经 C 处时，标本中的抗原与该处的金标记抗体结合成抗原抗体复合物，继续向上渗移至测试区，被此处的固相抗体捕获，形成抗体 – 抗原 – 金标记抗体复合物，并出现红色反应线条。剩余的金标记抗体继续渗移至参照区，与抗小鼠 IgG 抗体结合而呈现红色质控线。试验结果以测试区和参照区均出现红色线条为阳性；若只出现红色质控线条则为阴性。质控线不出现红色线条，即使测试线出现红色线条均判为试验失败。提示试剂失效或操作失当，应重做试验（图 11 – 15）。

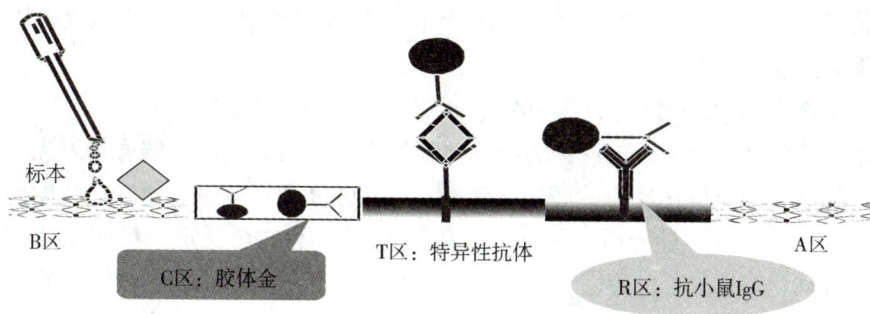

图 11 – 15　斑点金免疫层析试验原理示意图

知识链接

　　HCG（人绒毛膜促性腺激素）是孕卵着床后由人体滋养层细胞分泌的一种糖蛋白激素，在胚泡植入子宫内膜后，胚泡滋养层生长时，HCG 分泌量会突然增加。这种变化同时反映在母体的血液和尿液当中，因此测定 HCG 的含量及其变化可用于诊断早孕、葡萄胎和绒毛膜癌等疾病。

第五节　化学发光免疫分析技术

一、概述

1. 化学发光　　在常温下由化学反应产生的光的发射。化学发光是一个多步骤的过程，其机制为某些化合物（发光剂或发光底物）可以利用一个化学反应产生的能量使其产物分子或反应中间态分子上升至电子激态。当此产物分子或中间态分子衰退至基态时，以发射光子的形式释放能量（即发光）。

2. 化学发光剂 在化学发光反应中参与能量转移并最终以发射光子的形式释放能量的化合物称为化学发光剂，又称发光底物。在化学发光免疫分析中，根据发光剂的作用和发光原理，又分为直接化学发光剂、酶促化学发光剂和电化学发光剂等。直接化学发光剂有发光的特有基团，可作为抗体或抗原的标记物，直接通过发光反应检测标本中抗原或抗体的含量，如吖啶酯；而作为底物，在酶的催化作用下才能发光的发光剂称为酶促化学发光剂，如鲁米诺等；通过在电极表面发生电化学反应而发光的物质称为电化学发光剂，如三联吡啶钌等。

二、化学发光免疫分析技术及应用

1. 化学发光免疫分析（CLIA） 用吖啶酯直接标记抗体（抗原），与待测标本中相应的抗原（抗体）发生免疫反应后，形成固相包被抗体 – 待测抗原 – 吖啶酯标记抗体复合物，这时只需加入氧化剂（H_2O_2）和 NaOH 使成碱性环境，吖啶酯在不需要催化剂的情况下分解、发光，由于发光强度与待测抗原（抗体）的量成正比，因此可通过检查发光强度进行定性或定量测定。

2. 化学发光酶免疫分析（CLEIA） 该技术属于酶免疫分析范畴，与一般的酶联免疫吸附试验区别在于所加的底物为酶促化学发光剂，酶催化和分解底物发光。抗原抗体复合物越多，参与催化反应的底物就越多，发光强度则越强。根据发光强度的测定就可对抗原或抗体进行定量分析。化学发光免疫分析技术试剂稳定，精密度和准确性较高。随着自动化分析仪器的逐步升级，在各种激素、肿瘤标记物及其他微量物质的测定中该技术越来越被广泛地应用。

3. 电化学发光免疫分析 在电化学发光免疫测定中应用的标记物为电化学发光反应的底物三联吡啶钌，其衍生物 N – 羟基琥珀酰胺（NHS）酯可通过化学反应与抗体或不同化学结构的抗原分子结合，制成标记的抗体或抗原。电化学发光免疫分析模式与 ELISA 相似。反应后除由标记抗体、固相抗体与标本中的抗原形成的夹心复合物外，尚有多余的标记抗体和固相抗体。然后将反应液输入特殊的检测仪器的反应室中，随即用含三丙胺（TPA）的缓冲液冲洗。反应室电极下有磁铁。含磁性微球的夹心复合物及游离的固相抗体被吸附在电极表面，游离的标记抗体随冲洗液流出。此时在反应室中即发生电化学发光反应。发出的光转为电信号，测定反映标本中抗原的含量。

第六节 生物素 – 亲合素免疫技术

一、生物素 – 亲合素系统的特点

生物素（B）是一种广泛分布于动植物组织中的一种小分子生长因子，生物素分子结构中的咪唑酮环是与亲合素结合的主要部位，四氢噻吩环戊酸侧链末端羧基是与抗体等蛋白质和酶结合的部位。利用生物素的羧基加以化学修饰可制成含有多种活性基团的衍生物——活化生物素。活化生物素可以与各种蛋白质（如抗体）、多肽、多糖、核酸以及放射性核素、荧光素、胶体金等结合。这些物质与活化生物素的结合称为生物素化。

亲合素（A）是从卵清蛋白中提取的一种由四个相同亚基组成的碱性糖蛋白，一分子亲合素可结合四分子生物素。亲合素等电点较高，对 NC 膜和聚苯乙烯有较强的非特异吸附，与组织细胞中的某些蛋白质和 DNA 也能发生非特异性结合，从而降低检测的灵敏度。

链霉亲合素（SA）是由链霉菌分泌的一种蛋白质，一分子链霉亲合素也能结合四分子生物素。链霉亲合素不带任何糖基、等电点比亲合素低，在检测中出现非特异性结合明显少于亲合素，现已基本取代了亲合素。

生物素－亲合素系统（BAS）是一对具有高度亲和力的物质，具有结合迅速、亲和力高、稳定专一、适用性广，并逐级放大的特点。随着各种生物素衍生物的问世，生物素－亲合素系统很快被广泛应用于医学各领域。目前，它已成为广泛用于微量抗原、抗体定性、定量检测及定位观察研究的新技术。

二、生物素－亲合素系统的应用

（一）生物素－亲合素系统基本类型及原理

生物素和亲合素均能偶联抗原和抗体及辣根过氧化物酶，并且不影响其生物学活性。将生物素－亲合素系统与 ELISA 结合起来，借助形成的亲合素－生物素－酶复合物，追踪生物素标记的抗原或抗体，通过显色可检出相应的抗体或抗原。基本类型有两种，一类以游离亲合素为桥联剂，分别连接包含生物素大分子的待检反应体系和标记生物素，称为 BAB 法；在此基础上发展了亲合素－生物素化酶复合物技术（ABC）。另一类是直接以标记亲合素连接生物素化大分子反应体系进行检测的 BA 法，或称标记亲合素－生物素法（LAB）。此外，依据待检反应体系中所用的是生物素化抗体或生物素化抗抗体，又分为直接法 BAS 和间接法 BAS。

（二）生物素－亲合素系统在酶免疫测定中应用

1. BA－ELISA BA－ELISA 是标记亲合素－生物素技术在 ELISA 中的应用。直接 BA－ELISA是用酶标记亲合素直接连接生物素化抗体。间接 BA－ELISA 采用生物素化抗抗体，可进一步提高检测灵敏度。BA－ELISA 既可以检测抗原又可以检测抗体（图11－16、17）。

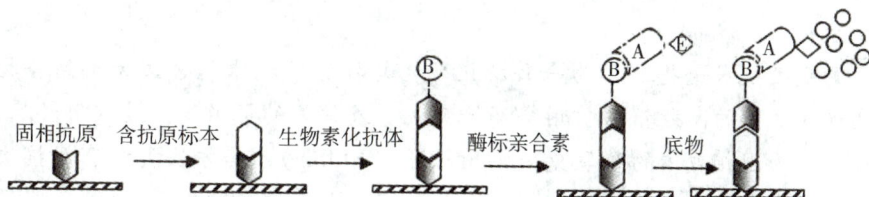

固相抗原　含抗原标本　生物素化抗体　酶标亲合素　底物

图 11－16　直接 BA－ELISA 试验原理

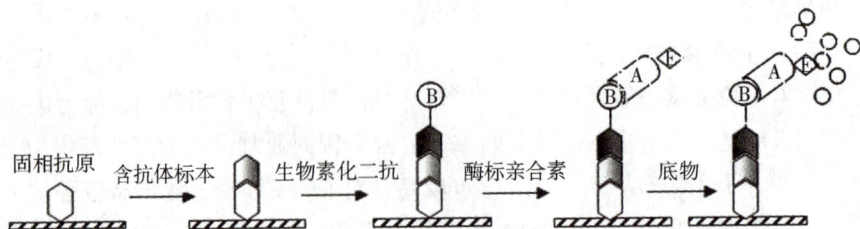

图 11-17　间接 BA-ELISA 实验原理

2. BAB-ELISA　BAB-ELISA 是桥联亲合素-标记生物素技术在 ELISA 中的应用。直接 BAB-ELISA 是用游离的亲合素作为桥联剂，利用亲合素的多价性，将生物素化抗体和酶标生物素连接起来，检测反应分子。间接 BAB-ELISA 是在加入抗体后，再用生物素化的抗抗体，使反应增加一个层次，从而提高灵敏性（图 11-18）。

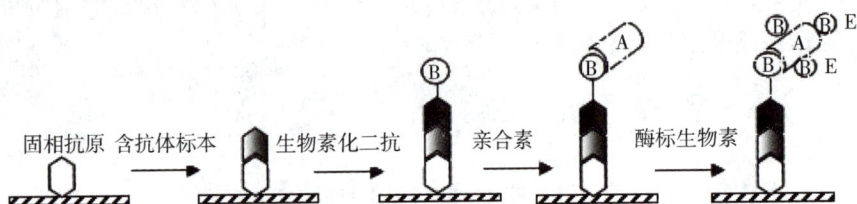

图 11-18　BAB-ELISA 实验原理

3. ABC-ELISA　ABC-ELISA 是亲合素-生物素-过氧化物酶复合物技术在 ELISA 中的应用。亲合素与酶标生物素结合形成亲合素-生物素-过氧化物酶复合物（ABC）。在其与生物素化抗体（直接 ABC-ELISA）或生物素化抗抗体（间接 ABC-ELISA）相遇时，ABC 中未饱和的亲合素结合部位可与抗体上的生物素结合，使抗原抗体反应体系与 ABC 体系连成一体。在 ABC 形成时，一个标记了生物素的酶可与多个亲合素结合，而一个亲合素又可桥联多个酶标生物素，经过这种依次连接，形成一个具有多级放大作用的晶格样网状结构，其中网络了大量酶分子。因此，将 ABC 复合物应用于 ELISA 可极大提高酶在抗原抗体反应场所的浓度，明显提高检测的敏感性。

本章小结

　　免疫标记技术指用某些微量检测的物质对抗原（或抗体）进行标记，使其与相应的抗体（或抗原）作用后，再通过检测标记物来分析测定待测物质的免疫技术。

　　酶免疫技术是将酶作为一种标记物，与抗原或抗体结合成为酶结合物，利用酶对底物的高效催化作用提高检测抗原或抗体的灵敏度。最常用聚苯乙烯等材料为固相载体的酶联免疫吸附试验（ELISA），其方法类型有间接法、夹心法、竞争法和捕获法等。

　　荧光免疫技术是以荧光物质标记抗体（或抗原），用于相应抗原（或抗体）

的定性分析和定量测定。包括荧光免疫显微技术和荧光免疫测定。

放射免疫技术是以放射性核素标记抗原或抗体，与相应抗体或抗原反应后，通过检测放射性核素的放射强度来进行免疫学检测。常用于各种激素、微量蛋白质、肿瘤标志物和药物等微量物质的测定。但由于放射性污染和危害，常用核素半衰期短等诸多不足，将渐被其他方法所取代。

金免疫技术是以胶体金作为标记物，用于抗原抗体检测的一种免疫标记技术。目前，该技术广泛用于激素、传染病病原体的抗原和抗体、性病、肿瘤标记物、心血管病检测标记物等检测，且特别适用于急诊检验。

化学发光免疫分析是将化学发光与免疫反应相结合，用于检测微量抗原抗体的一种新型标记免疫分析技术。分为直接化学发光免疫分析、化学发光酶免疫分析和电化学发光免疫分析。该技术具有特异性强、灵敏度高、易于自动化、无放射性污染等优点，已基本取代放射免疫分析应用于临床实验诊断和医学领域中。

生物素－亲合素系统具有逐级放大独特特点，且结合亲和力高、稳定专一，目前在多种免疫分析技术等领域中应用广泛，特别在核酸探针、细胞和生物活性物质提纯等方面也显示了明显的优越性。

思 考 题

1. 什么是免疫标记技术？具有哪些优点？

2. 常用的标记物有哪些？

3. 说出参与酶免疫技术中常用标记的酶及底物各有哪些？

4. 简述 ELISA 的操作步骤。

5. 简述各类 ELISA 的原理与方法。

6. 结合实践说出 HBsAg、HBsAb、HBcAb 测定分别选用何种检测方法？如何判断检测结果？

7. 简述斑点金免疫层析试验的原理。

8. 不同大小胶体金颗粒分别呈现什么颜色？

9. 简述生物素－亲合素系统的特点。

第十二章 免疫细胞的分离与功能检测

知识要点

1. 掌握外周血单个核细胞的分离技术。
2. 熟悉 T 细胞、B 细胞数量及功能检测的试验原理和方法。
3. 了解吞噬细胞的功能检测方法及临床意义。

　　免疫细胞是指参与免疫应答的所有细胞，包括淋巴细胞、单核 - 吞噬细胞、树突状细胞、各种粒细胞、肥大细胞、红细胞和血小板，各类免疫细胞具有独特的表面标志和免疫功能。而免疫缺陷病、自身免疫病及肿瘤性疾病均可出现免疫细胞数量、形态和功能的改变，因此用体外法或体内法对各类免疫细胞进行数量和功能的检测，可以了解机体的免疫状况，有辅助诊断疾病，观察疗效判断预后的作用。

第一节 免疫细胞的分离与纯化

　　免疫细胞的分离与纯化是进行免疫细胞数量和功能检测的前提。通常是根据细胞表面标志、理化性状、功能及实验目的选择不同方法。免疫细胞的分离方法很多，目前较为先进的方法是流式细胞仪，但价格昂贵不易普及。

一、白细胞的分离

　　血液中红细胞和白细胞的比例约为 600:1 ~ 1000:1，因两类细胞的相对密度不同，其沉降速度也不同，故可用沉降法进行白细胞的分离。有如下两种方法。

　　1. 自然沉降法　采集外周静脉血，加肝素抗凝。室温内将含抗凝血的试管垂直静置 30 ~ 60 分钟，血液自然分为明显的三层，上层淡黄色为血浆，下层深红色为红细胞，紧贴红细胞层上面的灰白色为白细胞层。用毛细管轻轻吸取灰白层，即可获得富含白细胞的细胞悬液，离心洗涤后加少量蒸馏水，经短时间的低渗处理，使红细胞裂解，再经反复洗涤可得纯度较高的白细胞悬液。

　　2. 聚合物加速沉降法　某些高分子聚合物如明胶、右旋糖酐和聚乙烯吡咯烷酮（PVP）等可使红细胞凝集成串，加速其沉降速度，更易与白细胞分离。此法白细胞获得率比自然沉降法高，但其中的明胶可使白细胞黏性增加，对实验有一定影响。

二、外周血单个核细胞的分离和纯化

外周血单个核细胞（PBMC）主要是指淋巴细胞和单核细胞，是免疫细胞检测中最为常用的细胞群，也是进行 T 细胞和 B 细胞分离纯化的重要环节。密度不同是单个核细胞分离的基本原理，红细胞密度为 1.093，粒细胞密度为 1.092，PBMC 密度为 1.076 ~ 1.090，血小板密度为 1.030 ~ 1.035。因此，利用密度为 1.076 ~ 1.090 的分层液，做密度梯度离心，可使不同细胞按其相应的密度梯度分布，而获得 PBMC。常用的分层液是聚蔗糖 – 泛影葡胺分层液和 Percoll 分层液。

（一）聚蔗糖 – 泛影葡胺分层液法（ficoll – hypaque，F – H）

聚蔗糖 – 泛影葡胺分层液法是分离 PBMC 最常用的单次密度梯度离心分离法。聚蔗糖（ficoll）分子量为 40kD，具有高密度、低渗透压和无毒性的特点。常用的聚蔗糖溶液浓度为 6%，密度为 1.020。泛影葡胺用来增加密度，在聚蔗糖溶液中加入适量密度为 1.200、浓度为 34% 的泛影葡胺，即可配制成密度合适的分层液。不同动物血中的单个核细胞对分离液的密度要求各不相同，如小鼠为 1.088，马为 1.090。而分离人外周血淋巴细胞以密度为 1.077 ±0.001 的分层液为最佳。

分离细胞时，将肝素抗凝全血叠加在分层液上，使两者形成一个清晰的界面。水平离心后，形成不同层次的液体和细胞区带。红细胞沉积于分离液底部，依次为粒细胞、分离液，PBMC（图 12 –1）位于分层液和血浆层的界面中，呈白膜状，血小板悬浮于血浆中。吸出 PBMC，计数，用台盼蓝染色检查细胞活力。活细胞不着色，死细胞呈蓝色。本法分离 PBMC 的纯度可达 95%。细胞获得率可达 80% 以上，获得率高低与室温有关，室温超过 25℃可影响细胞获得率。

（二）Percoll 分层液法

Percoll 是一种经过聚乙烯吡咯烷酮处理的硅胶颗粒混悬液，对细胞无毒性和刺激性。Percoll 分层液法是一种连续密度梯度离心分离法。由于 Percoll 混悬液的硅胶颗粒大小不一，经高速离心后，可使分层液形成一个从管底到液面密度逐渐递减的连续密度梯度，再将已制备的单个核细胞悬液轻轻叠加在液面上，低速离心后，便得四个细胞层（图 12 –2）。表层为死细胞残片和血小板，底层为粒细胞和红细胞，中间有两层，上层富含单核细胞（纯度 78%），下层富含淋巴细胞（纯度 98%）。

三、淋巴细胞及其亚群的分离

PBMC 悬液主要含淋巴细胞，但还混杂有单核细胞和少量的粒细胞，为获得高纯度的淋巴细胞，需进一步纯化。

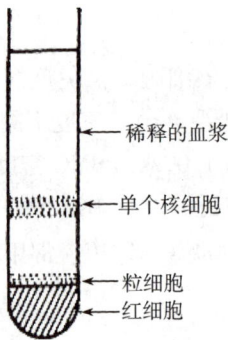

图 12 - 1 Ficoll 分层液分离单个核细胞示意图   图 12 - 2 Percoll 分层液分离单个核细胞示意图

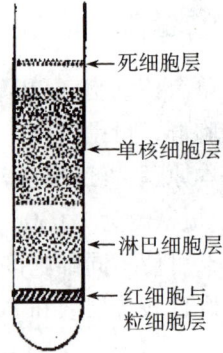

（一）淋巴细胞的纯化

1. 粘附法去除单核细胞   单核细胞具有粘附玻璃、尼龙和葡聚糖凝胶的特性。将已制备的 PBMC 悬液倾注于玻璃平皿或葡聚糖凝胶 SephadexG - 10 柱层中，37℃温箱静置 1 小时，单核细胞和粒细胞均可粘附于平皿壁或柱层表面，悬液中为纯化的淋巴细胞。此法简便易行，对细胞损伤小，但 B 细胞也有粘附现象，因此本法获得的淋巴细胞会有部分 B 细胞的丢失。用橡皮棒刮下平皿壁或柱层表面的细胞，可得到较纯化的单核细胞。

2. 磁铁吸引法去除单核细胞   单核细胞具有吞噬异物的能力，在单个核细胞悬液中加入直径为 3μm 的羟基铁颗粒，置 37℃温箱，待单核细胞充分吞噬羟基铁颗粒后，用磁铁将细胞吸至管底，上层液体中即含较纯化的淋巴细胞。

（二）淋巴细胞亚群的分离

淋巴细胞是复杂不均一的群体，其中包括多种形态相似而表面标志和功能各异的细胞亚群。

1. E 花环沉降法   成熟的 T 细胞表面表达有绵羊红细胞受体，即 E 受体。将淋巴细胞与一定比例的绵羊红细胞混合，T 淋巴细胞与绵羊红细胞结合形成聚合体，即 E 花环，经聚蔗糖 - 泛影葡胺分层液密度梯度离心，E 花环因密度增大而沉积于管底，再用低渗法裂解 E 花环中的绵羊红细胞，即可得纯化的 T 细胞；悬浮在分层液界面的细胞群富含 B 细胞。此法简便易行，所获 T 细胞的纯度可达 95% ~ 99%，同时可获得 B 细胞。缺点是 E 花环形成后可激活 T 细胞。

2. 尼龙毛柱分离法   尼龙毛柱即聚酰胺纤维。将淋巴细胞悬液加入尼龙毛柱内 B 细胞易吸附于尼龙毛柱纤维表面，而 T 细胞不易粘附，由此可将 T 细胞与 B 细胞分离。该法不需特殊仪器，简便易行，淋巴细胞活性不受影响，所获 T 细胞纯度可达 90% 以上，B 细胞纯度可达 80% 以上。缺点是尼龙毛柱上粘附的细胞（B 细胞和吞噬细胞）的回收率低，且可能混杂有未洗净的 T 细胞和死细胞。

3. 亲和板结合分离法   根据淋巴细胞亚群表面抗原不同的特点，先将某特异抗体包被于反应板上，再将单个核细胞悬液加到反应板上孵育，具有相应抗原的细胞与特异性抗体结合而被吸附，洗脱反应板上的细胞即可获得具有某抗原标志的细胞亚群。用此法也可除去具有某抗原标志的细胞亚群。

4. 流式细胞仪分离法　用流式细胞仪可自动化地对单个细胞进行多参数定量测定分析，从而可分选出用特异性荧光抗体标记的阳性细胞。其优点是分离细胞准确、快速，纯度高达 90% ~100%，回收率高，所分离的细胞可保持无菌，细胞结构和生物活性不受影响。缺点是费用昂贵，拟分离的细胞在混合群体中含量过低时，耗时较长才能获得所需数量细胞。

四、吞噬细胞的分离和收集

体内具有吞噬功能的细胞群按其形态大小分为两类：大吞噬细胞，即血液中的单核细胞和组织中的巨噬细胞；小吞噬细胞，即中性粒细胞。这两类细胞的分类和计数对诊断多数感染性疾病具有重要参考价值。

1. 单核细胞的分离　用 Percoll 分层液法、粘附法和磁铁吸引法均可获得单核细胞（详见本章第一节）。

2. 巨噬细胞的分离　斑蝥敷贴法可从人体组织渗出液中获取巨噬细胞。用滤纸蘸取 10% 斑蝥酒精浸液，贴敷在前臂内侧皮肤表面，4~5h 后皮肤局部充血，48h 后局部形成水疱，抽取皮肤水泡渗出液，即可获得皮下组织中的巨噬细胞。该法获取的巨噬细胞数量较多且纯度较高，但有一定的皮肤损伤，应慎用。腹腔渗出法可从动物腹腔渗出液中分离巨噬细胞。用无菌液体石腊或淀粉等刺激剂注入小鼠（大鼠、豚鼠、家兔等）腹腔，引起无菌性炎性渗出（3~4d），从腹腔渗出液中即可获得大量巨噬细胞，所得细胞悬液中 70% ~80% 为巨噬细胞

第二节　淋巴细胞数量检测

淋巴细胞表面具有多种特定的表面标志，据此建立了相应的检测方法，用以研究淋巴细胞各分化发育阶段的特性，也可以对不同的淋巴细胞及亚群进行鉴定和计数，借以判断机体的免疫水平及疾病的变化动态，为临床提供诊治疾病的有用信息。

一、T 淋巴细胞数量检测

（一）免疫荧光法

常用间接免疫荧光法，通过检测 T 细胞表面的 CD 抗原来了解外周血中 T 细胞数量和亚群的变化。方法是：分离 PBMC，分别用鼠抗人 CD3、CD4 和 CD8 的单克隆抗体与 PBMC 进行结合，洗去未结合的单克隆抗体后，加入兔抗鼠 IgG 荧光抗体。经反应并洗涤后，于荧光显微镜下观察荧光阳性细胞，计数 200 个淋巴细胞，根据阳性细胞确定 T 细胞及其亚群的百分率。

外周血 T 细胞及其亚群的平均值为 CD3$^+$T 细胞 60% ～ 80%，CD4$^+$T 细胞 55% ～ 60%，CD8$^+$T 细胞 20% ～ 30%，CD4$^+$T 细胞与 CD8$^+$T 细胞的比值约为 2∶1。

（二）酶免疫组织化学法

使用酶标记抗体和组织切片或细胞涂片反应，通过酶对相应底物的催化显色来检测细胞的特异性表面标志，从而鉴定细胞种类或其亚群。目前常用于鉴定 T 细胞及其亚群的酶免疫组织化学法有亲和素－生物素－酶复合物（ABC）法，借助 T 细胞的 CD 单克隆抗体介导和酶催化底物的作用，可使 T 细胞着色。通过计数着色的阳性细胞数，可以确定 T 细胞及其亚群的百分率。该方法敏感性高，标本可长期保存，使用一般的光学显微镜观察结果，一般实验室均可开展。此外还有 APAAP（碱性磷酸酶－抗碱性磷酸酶）法。

（三）花环技术

1. E 花环技术　T 细胞表面有绵羊红细胞（SRBC）受体，即 E 受体，能与 SRBC 结合而形成玫瑰花样的花环，镜检计数可得 T 细胞的百分率。E 花环试验是经典的细胞免疫功能测定方法，操作简便易行，曾被广泛应用，但影响因素较多，重复性和稳定性差，现逐渐被 CD 抗原检测方法所取代。

2. 抗体致敏细胞花环法　采用戊二醛交联技术将单克隆抗体或兔抗鼠 IgG 与 SRBC 结合，制成致敏的 SRBC。抗体致敏的 SRBC 可与 T 细胞直接或间接结合，形成 E 花环。取样涂片染色、镜检计数，计算花环形成率，从而确定 T 淋巴细胞及其亚群的百分率。本方法简便易行，但影响因素比较多，结果不太稳定。

知识链接

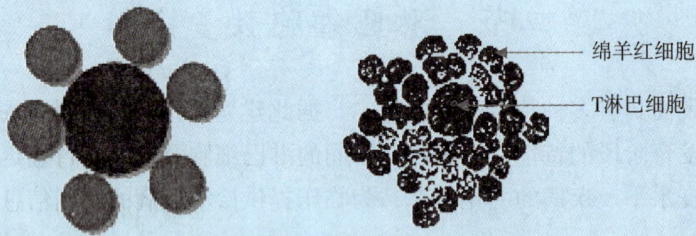

图 12 - 3　E 玫瑰花环

二、B 淋巴细胞数量检测

1. mIg 的检测　mIg 为 B 细胞所特有，是鉴定 B 细胞的可靠指标。大多采用荧光素或酶标记的抗人 Ig 抗体通过直接免疫荧光法或酶免疫组织化学法检测 mIg，正常人外周血中 mIg$^+$细胞一般为 8% ～ 15%。

2. CD 抗原的检测　B 细胞表面有 CD19、CD20、CD21、CD22 和 CD29 等分化抗原，其中有些是全部 B 细胞所共有的标志，而有些仅是活化 B 细胞特有，据此可用相应系列单克隆抗体，通过间接荧光免疫法、酶免疫组织化学法或流式细胞仪对其进行检测。健康成年人外周血 CD19、CD20 阳性 B 细胞约占淋巴细胞总数的 8% ~ 15%。

3. 小鼠红细胞受体检测　部分 B 细胞能与小鼠红细胞形成花环，慢性 B 细胞白血病患者外周血淋巴细胞形成小鼠红细胞花环率高达 60% ~ 85%，但健康人该花环率仅占总淋巴细胞总数的 5% ~ 10%，据此推知形成该花环的性能是某些 B 细胞亚群的标志，此方法简便，临床可用于淋巴细胞白血病的鉴定分型。

第三节　淋巴细胞功能检测

一、T 淋巴细胞功能检测

T 细胞具有多种生物学功能，如直接杀伤靶细胞，辅助或抑制 B 细胞产生抗体，对特异性抗原和促有丝分裂原的应答反应及产生细胞因子等，据此建立了一系列的检测方法，现有些已作为临床检测细胞免疫功能的重要指标。其中 T 细胞增殖试验能帮助判断机体的反应性和免疫功能状态。

T 细胞增殖试验又称为淋巴细胞转化试验。基本原理是采用有丝分裂原如植物血凝素（PHA），刀豆蛋白（ConA）等在体外刺激 T 细胞，T 细胞受到刺激后将增殖、转化的淋巴母细胞，出现细胞变大、胞质增多、胞质出现空泡、核染色质疏松的一系列变化。根据其增殖转化能力评定相应的细胞功能。最常采用 PHA 作为刺激物参与实验。淋巴细胞转化情况的观察判定有形态法、放射性核素法和 MTT 比色法。

1. 形态法　将外周血液或分离的单个核细胞与适量的 PHA 混合，置于 37℃ 温箱培养 72h，取培养细胞涂片染色镜检。根据淋巴母细胞转化的形态特征，借助光学显微镜鉴定计数。每份标本计数 200 个细胞，计算转化率。

健康人外周血经 PHA 刺激的淋巴细胞转化率为 60% ~ 80%，小于 50% 可视为功能降低。

形态法简便易行，但受主观因素影响较大，细胞形态不易界定，因此重复性和可靠性较差。

2. 放射性核素法　T 细胞在有丝分裂原或抗原刺激下，再转化为淋巴母细胞的过程中，DNA 合成明显增加，且其转化程度与 DNA 的合成呈正相关。在终止培养前的 8 ~ 16 小时，若将 ^{3}H 标记的胸腺嘧啶核苷酸（^{3}H – TdR）加入到培养液中，可被转化的淋巴细胞摄取而掺入到新合成的 DNA 中。用液体闪烁仪测定淋巴细胞内放射性核素量，能反映淋巴细胞增殖水平。

3. MTT 比色法　将外周血单个核细胞与有丝分裂原共同培养，刺激 T 淋巴细胞增值，在细胞培养终止前数小时加入 MTT，混均继续培养，MTT 作为细胞内线粒体脱氢酶的底物，还原为不溶性的蓝色甲臜，沉积于细胞内或细胞周围。其形成的量与细胞增殖的程度成正比。将细胞裂解并用有机溶剂（二甲基亚砜、异丙醇或无水乙醇等）溶解甲臜后，在酶联仪 560nm 波长读吸光度（A）值可了解 T 细胞增殖转化情况。该方法灵敏度不及放射性核素法，优点是操作简单、无放射性污染。

二、B 淋巴细胞功能检测

通过体内法检测血清中各类抗体的水平，可判断 B 细胞功能，也可作为体液免疫缺陷病诊断的指标；体外反向溶血空斑试验和酶联免疫斑点试验，也能反应 B 细胞的功能，应用范围较大。这里只介绍体外法。

1. 反向溶血空斑试验　首先制备 SPA 致敏的绵羊红细胞（SPA - SRBC）。然后将 SPA - SRBC、待检 B 细胞、抗 Ig 抗体、补体及适量琼脂糖液混合，倾注平皿，37℃温育。抗体形成细胞产生的 Ig 与抗 Ig 抗体结合形成复合物，复合物上的 Fc 片段又与 SPA - SRBC结合，同时激活补体，使 SRBC 溶解形成空斑。每一个溶血空斑即代表一个 Ig 分泌细胞。本法可用于检测人类 IgG、IgM 或 IgA 形成细胞，与抗体的特异性无关。溶血空斑试验主要用于测定药物和手术等因素对体液免疫功能的影响，评价免疫治疗或免疫重建后机体产生抗体的能力。

2. 酶联免疫斑点试验　用抗原包被固相载体，加入待检的抗体产生细胞，即可诱导抗体的分泌。分泌的抗体与包被抗原结合，在抗体分泌细胞周围形成抗原抗体复合物，加入酶标记的抗抗体与抗体结合，通过底物显色反应的深浅，可测定出生成的抗体量，并可在光学显微镜下计数着色的斑点形成细胞。该方法既可检测抗体分泌细胞，又可检测抗体分泌量；还可同时检测不同抗原诱导的不同抗体，并可定量；还可检测组织切片中分泌抗体的单个细胞。

第四节　吞噬细胞功能检测

一、中性粒细胞功能检测

中性粒细胞在趋化因子，如补体活性片段 $C3_a$、$C5_a$、某些淋巴因子、微生物的细胞成分及其代谢产物等作用下产生定向运动，称为趋化运动。趋化运动是吞噬过程的第一步，直接影响吞噬功能。

（一）中性粒细胞趋化功能测定

琼脂糖凝胶平板法：将含小牛血清的 1% 琼脂倾倒在玻片上制成凝胶平板，打孔，加样。37℃温育 2～3h 后，用 2% 戊二醛固定，移去琼脂，经染色后，测量细胞运动的距离，计算趋化指数，判断细胞的趋化能力。

趋化指数 = 趋化（向左侧孔）移动距离/随机（向右侧孔）移动距离

（二）中性粒细胞吞噬功能测定

将受检细胞悬液与活的葡萄球菌或白色念珠菌悬液混合温育，取样涂片、固定，经瑞氏染色，镜检。如胞内细菌呈蓝色，表示该菌已被杀死。油镜下计数 200 个中性粒细胞，按下式计算吞噬率：

　　吞噬率（%）＝（吞噬细菌的中性粒细胞数/计数的中性粒细胞）×100%

正常人中性粒细胞吞噬率为61%～64%，有报道癌症患者吞噬率皆低于45%。

二、巨噬细胞功能检测

巨噬细胞对颗粒性抗原物质具有很强的吞噬功能，常用鸡红细胞（CRBC）、白色念珠菌、酵母细胞作为吞噬颗粒，用斑蝥敷贴法收集人巨噬细胞，或用石蜡注入小鼠腹腔，从腹腔渗出液获得小鼠巨噬细胞。将巨噬细胞与鸡红细胞悬液在体外混合、温育、涂片、染色，镜下观察计数，通过计算吞噬率反映巨噬细胞的吞噬功能。计算方法同中性粒细胞吞噬功能测定。还可通过观察鸡红细胞的消化程度，判断巨噬细胞的消化功能。①未消化：CRBC核清晰，着色正常；②轻度消化：CRBC核模糊、核肿胀、染色淡；③完全消化：CRBC核溶解，染色极淡。

正常人巨噬细胞吞噬率为61%～64%。

本章小结

进行免疫细胞数量与功能检测，首先要从外周血和淋巴器官中分离待检的免疫细胞。常用密度梯度离心法获得以淋巴细胞和单核细胞为主的PBMC，也是进一步进行T细胞和B细胞分离纯化的重要中间环节。先用聚蔗糖－泛影葡胺分层液法获得PBMC，再用Percoll分层液法分离淋巴细胞和单核细胞。

淋巴细胞的纯化常用粘附法和磁铁吸引法。淋巴细胞亚群的分离常用E花环沉降法、尼龙毛柱分离法、亲和板结合分离法、流式细胞仪分离法。T细胞、B细胞数量检测主要以细胞表面标志为依据进行，方法较多。免疫细胞功能检测的方法：T细胞转化试验可测定T细胞功能；反向溶血空斑试验、酶联免疫斑点试验可测定B细胞功能；中性粒细胞趋化功能、中性粒细胞吞噬功能测定及巨噬细胞吞噬功能测定可检测吞噬细胞功能。

思 考 题

1. 比较单个核细胞的两种分离方法及意义？
2. 检测B细胞抗体分泌功能的方法有哪些？有何临床意义？
3. 淋巴母细胞的有哪些形态特征？

第十三章 免疫分子的测定及应用

知识要点

1. 掌握总补体50%溶血活性测定的原理、临床意义；补体单个成分测定的方法及评价。
2. 熟悉补体结合试验的原理及应用。
3. 了解细胞因子检测的方法和中和反应。

第一节 细胞因子的测定及应用

细胞因子的检测方法一般可分为三大类，①生物学测定法（bioassay）：用于检测细胞因子某种特定的生物学活性。无生物活性的细胞因子，如前体分子、降解产物、聚合物以及与蛋白质或可溶性受体结合的细胞因子，均不能用此法检出。②免疫学测定法（immunoassay）：是用免疫学检测技术，如酶联免疫吸附试验（enzyme – linked immunospot assay，ELISA）、放射免疫分析（radio – immunoassay，RIA）、酶联免疫斑点试验（enzyme – linked immunospot，ELISP）和免疫印迹（immunoblot or Western blot）等，将细胞因子作为蛋白质抗原，用相应的特异性抗体进行测定，此法所测定的是细胞因子的蛋白含量，与其生物活性并不一定成正比。③分子生物学测定法：是采用分子生物学技术，如Southern印迹（Southern blot）、Northern印迹（Northern blot）和聚合酶链式反应（polymerase chain reaction，PCR）等方法，检测细胞因子相应的DNA、RNA，反映的是细胞因子基因及其表达情况。虽然这三种测定方法所反映的是细胞因子的不同方面，测定结果也不一定平行，但它们却是相互关联、互为补充的，在实际工作中常需要这些方法的综合分析。

一、生物学检测法

生物学检测又称生物活性检测，是根据细胞因子特定的生物活性而设计的检测法。由于各种细胞因子具有不同的活性，例如IL – 2促进淋巴细胞增殖，TNF杀伤肿瘤细胞，CSF刺激造血细胞集落形成，IFN保护细胞免受病毒攻击，因此选择某一细胞因子独特的生物活性，即可对其进行检测。生物活性检测法又可分为以下几类：

（一）细胞增殖法

细胞增殖法是根据细胞因子具有细胞生长因子活性而设计的方法。利用此方法可以测定对特定细胞因子依赖的细胞株的增殖情况，进而鉴定出特定细胞因子的含量。例如 IL－2 依赖株 CTLL－2 在不含 IL－2 的培养基中很快死亡，而加入 IL－2 后则可在体外长期培养。在一定浓度范围内，细胞增殖与 IL－2 量呈正比，因此通过测定细胞增殖情况（如使用 ^{3}H－TdR 掺入法、MTT 法等）就可鉴定 IL－2 的含量。

（二）靶细胞杀伤法

靶细胞杀伤法是根据某些细胞因子（如 TNF）能在体外杀伤靶细胞而设计的检测方法。通常靶细胞多选择体外长期传代的肿瘤细胞株，利用同位素释放法或染料染色等方法判定细胞的杀伤率。

（三）细胞因子诱导的产物分析法

某些细胞因子可刺激特定细胞产生生物活性物质，如 IL－2、IL－3 诱导骨髓细胞合成胺、IL－6 诱导肝细胞合成 α1－抗糜蛋白酶等。通过测定所诱生的相应产物，可反映细胞因子的活性。

（四）细胞病变抑制法

病毒可造成靶细胞的损伤，干扰素等则可抑制病毒所导致的细胞病变，因此可利用细胞病变抑制法检测这类因子。

二、免疫学检测法

细胞因子均为蛋白或多肽，具有较强的抗原性。利用抗原抗体特异性反应的特性，用免疫学技术定量检测细胞因子。常用的方法包括 ELISA、RIA 及免疫印迹法。目前，几乎所有常见细胞因子的检测试剂盒均有商品供应。免疫学检测法可直接测定样品中特定细胞因子的含量（用 ng/ml 表示），为大规模检测临床病人血清中细胞因子的含量提供了方便。本法仅测定细胞因子的抗原性，与该因子活性不一定相平行，因此要了解细胞因子的生物学效应，必须结合生物学检测法。

三、分子生物学方法

细胞因子的分子生物学研究主要包括：研究细胞因子 DNA、RNA 的水平，细胞因子的基因结构和表达的调节，细胞因子的基因重组，以及用基因工程技术研究细胞因子在动物体内的功能等。下面我们主要介绍用分子生物学方法来研究细胞因子 DNA、RNA 的水平。

（一）Southern 印迹

可用 Southern 印迹法、斑点印迹法、PCR、原位杂交等方法来检测细胞因子的 DNA。Southern 印迹法是先从待检细胞中分离纯化 DNA，用限制性内切酶消化 DNA，通过琼脂糖凝胶电泳按 DNA 片段大小分开、经变性后从凝胶中转移至硝酸纤维素膜或尼龙膜上，然后再用某种细胞因子的特异性 DNA 探针与膜上 DNA 杂交，杂交结果反映了该细胞因子 DNA 的有关信息。

（二） Northern 印迹

细胞因子 RNA 的检测可用 Northern 印迹法等方法来测定。Northern 印迹法是从待检细胞中分离纯化 RNA，变性后经琼脂糖凝胶电泳将 RNA 片段按大小分开，再转印至固相支持物上，然后再与某种细胞因子的特异性探针杂交，杂交结果反映了该细胞因子 RNA 的有关信息。

（三） 逆转录聚合酶链反应（reverse transcription – polymerase chain reaction，RT – PCR）

可以测定少量细胞，甚至是单个细胞的细胞因子 mRNA，其操作过程为：从细胞中提取总 RNA，用逆转录酶将其中的 mRNA 逆转录为 cDNA；再以此 cDNA 为模板，通过 PCR 扩增后检测扩增产物。此法操作简便、灵敏，但极易产生假阳性结果，只能作定性或半定量测定。近年来在 PCR 的基础上，研究者开发了实时荧光定量 PCR（real time fluores-ences quantitative，RT – PCR）技术，为细胞因子 mRNA 定量测定奠定了方法学基础。

（四） 基因芯片（gene chip）

近年来，为更细致深入地阐述细胞因子在各种生理病理过程中的作用，研究者应用了快速、高效、灵敏的生物芯片技术，其中的 DNA 芯片可对不同组织、不同病变及不同刺激下的细胞的 mRNA、cDNA 进行高通量的检测与分析，因而在细胞因子基因表达分析与功能研究中得到了较广泛的应用。目前在细胞因子的测定中，基因表达谱芯片应用最多。其基本原理是：将 cDNA 或寡核苷酸片段探针固化在芯片上，将待测样品与对照样品的 mRNA 以两种不同的荧光分子进行标记，同时与芯片进行杂交，通过分析两种样品与探针杂交的荧光强度的比值，来检测细胞因子基因表达水平的变化。

知识链接

穆里斯出生于美国，1972 在加州大学伯克利分校取得博士学位，专长有机合成。随后，穆里斯进入"西特斯"（Cetus）的私人生物技术公司工作，在合成 DNA 引物来进行测序工作的过程中，却常为没有足够多的模板 DNA 而烦恼。1983 年春天的一个周五晚上，他开车带着女友前往乡间的小屋度周末。在蜿蜒的乡间公路上开着车，瞬间感觉两排路灯就是 DNA 的两条链，自己的车和对面开来的车像是 DNA 聚合酶，面对面地合成着 DNA，萌发了用两个引物（而不是一个引物）去扩增模板 DNA 的想法，最终发明了高效复制 DNA 片段的"聚合酶链式反应（PCR）"方法，也因此获得了 1993 年的诺贝尔化学奖。

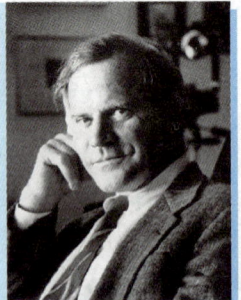

四、临床应用

免疫系统的各组织或器官具有广泛、散在分布的解剖学特点，因此，细胞因子是免疫系统功能发挥的信息传递者和效应显现形式。细胞因子的测定主要用于特定疾病的辅助诊断、机体免疫状态的评估、临床疾病治疗效果的监测、指导用药和疾病预防的应用。

（一）细胞因子检测在特定疾病诊断中的意义

许多疾病过程均可出现细胞因子表达的异常，高表达、低表达或是缺陷均可与某些特定疾病密切关联，同时还可反映疾病的进程。例如，慢性肝炎的急性期和活动期，TNF 和 IL－6 水平显著升高，而恢复期和稳定期时，两种细胞因子的水平又明显降低，表明此两种细胞因子是肝脏损伤的重要炎症介质；活动性结核患者，外周血单个核细胞经分枝杆菌抗原刺激后，细胞内 IL－4mRNA，IL－4 分泌均增加，而 IFN－γ，IL－2 水平则降低；相反结核性胸膜炎患者，胸腔积液中 IFN－γ，IL－2 水平明显高于外周血，而 IL－4 却明显降低；哮喘患者，外周血单个核细胞分泌 IL－5 的能力增强，而产生 IL－10的能力降低。

（二）评估机体的免疫状态、判断治疗效果及预后

机体免疫状态与疾病的发生发展和预后密切相关，机体免疫应答的强弱，可通过细胞因子的表达水平来反映。因此，细胞因子的检测，有助于判断机体的免疫状态。但并非这些分子的表达水平越高越好，过高或过低表达均系免疫调节异常的结果，从而导致一些疾病的发生。同样，接受各种治疗手段后疾病好转或恢复时，其免疫失调的状态也随之得以调整，包括细胞因子在内的各种免疫指标也将恢复正常。因此，细胞因子也可以作为观察治疗效果和判断预后的重要指标。此外，通过人为调整患者体内的细胞因子水平可达治疗目的，人工重组细胞因子已在临床疾病的治疗方面发挥了重要作用。在细胞因子治疗过程中，选用何种细胞因子、应用多大剂量，应根据患者机体相关细胞因子水平或状态的检测结果。与之相反，同样依据细胞因子的检测结果，对细胞因子水平过表达所导致的疾病，则应使用相应的细胞因子拮抗剂，以阻断其作用。此外，在用细胞因子治疗疾病时，应用细胞因子检测方法对接受治疗的患者进行细胞因子水平的监测，对保证治疗效果具有指导意义。

第二节　补体的测定及应用

一、补体结合试验

（一）原理

补体结合试验（complement fixation test，CFT）是利用抗原抗体复合物可结合补体，

而游离的抗原或抗体不能结合补体的特点，以溶血素和绵羊红细胞这一对抗原抗体系统作为指示系统，指示补体是否被结合，从而判断抗原抗体是否相对应的试验。它可用已知抗原检测未知抗体，也可用已知抗体检测未知抗原。

补体结合试验中有三个系统参与反应：①指示系统，即溶血素及绵羊红细胞，试验时常将其预先结合。形成致敏绵羊红细胞（antibody - sensitized erythrocytes，EA）。②补体。③反应系统，即已知的抗原（抗体）和待测的抗体（抗原）。

在反应系统中，如只有已知的抗体（或抗原），待测标本中没有相应的抗原（或抗体）存在，补体不能被结合，仍处于游离的状态，可与后加入的 EA 发生结合，引起溶血，为补体结合试验阴性。如在反应系统中存在待测的抗原（或抗体），能与已知的相应的抗体（或抗原）形成抗原抗体复合物，则该复合物能结合补体，当再加入指示系统时，因反应系统中无游离补体存在，不能溶血，为补体结合试验阳性（图 13 - 1）。

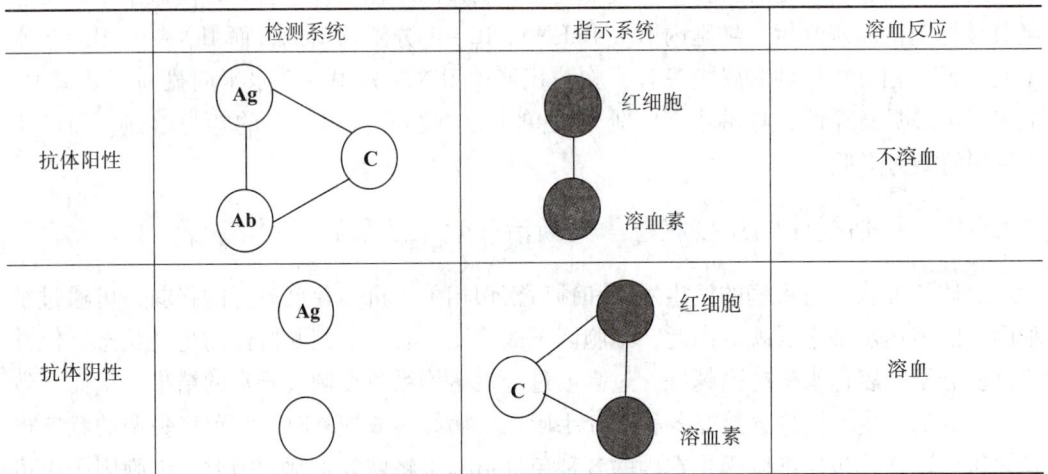

	检测系统	指示系统	溶血反应
抗体阳性	Ag C Ab	红细胞 溶血素	不溶血
抗体阴性	Ag	红细胞 C 溶血素	溶血

图 13 - 1　补体结合试验原理示意图

（二）影响因素

参与补体结合试验的成分多，影响因素复杂：①器材清洁无脂，各种试剂无菌以防止抗补体现象。②试验中各成分量的比例要适当，才能避免结果的假阳性或假阴性，除 SRBC 浓度固定为 1% ~ 2% 外，抗原、抗体、补体和溶血素均需预先准确滴定配成特定的浓度。③补体滴定时加入抗原或抗体是为了消除其抗补体作用和助溶作用。

（三）应用与评价

补体结合试验在抗原、抗体的定性和定量以及抗原性差异分析中都有着广泛的应用。

1. 抗体检测　病人早期和恢复期双份血清，病原体抗体效价升高 4 倍以上对传染病有诊断意义；自然人群血清病原体抗体检测，研究人群感染或流行情况；人群接种疫苗后，血清抗体检测，判断免疫效果。

2. 抗原检测　微生物、肿瘤相关抗原、血迹中蛋白质、HLA 等的鉴定和分型，抗原结构差异分析。

3. 自身抗体检测　如抗核抗体等。

补体结合试验为经典的免疫学技术，其优点为：①敏感性高，由于补体活化过程的放大作用，灵敏度与间接凝集法相当，比沉淀反应和直接凝集反应高，能测定 0.05Ug/ml 的抗体。②特异性强，各反应成分预先经过滴定，选择了最佳比例，出现交叉反应的几率较小。③结果明显，溶血与不溶血易于区分。④试验条件要求低，不需特殊仪器，容易推广应用。⑤应用面广，可检测不同物理性状的抗原或抗体。

但补体结合试验的缺点同样突出：①操作繁琐且要求严格，稍有疏忽便影响结果。②补体性质不稳定，难于标准化。③若抗原或待检血清有抗补体作用则试验难以进行。随着免疫学检测技术的不断发展，补休结合试验已逐渐被其他方法取代，目前应用较少。

二、补体活性和组分的测定

（一）总补体 50% 溶血活性测定

血清补体总活性的测定，是对激活后补体最终效应的检测方法，可借此反映补体的整体功能。业已建立的补体总活性测定方法，都是以红细胞的溶解为指示，以 50% 溶血为判断终点，故称 CH50（<50% complement hemolysis）。

1. CH50 测定法的原理

补体最主要的活性是溶细胞作用。特异性抗体与红细胞结合后可激活补体，导致红细胞表面形成跨膜小孔，使胞外水分渗入，引起红细胞肿胀而发生溶血。补体溶血程度与补体的活性相关，但非直线关系。在一个适当的、稳定的反应系统中，溶血反应对补体的剂量依赖呈一特殊的 S 形曲线（图 13-2）。以溶血百分率为纵坐标，相应血清量为横坐标，可见在轻微溶血和接近完全溶血时，对补体量的变化不敏感。S 形曲线在 30% ~ 70% 之间最陡，几乎呈直线，补体量的少许变动，也会造成溶血程

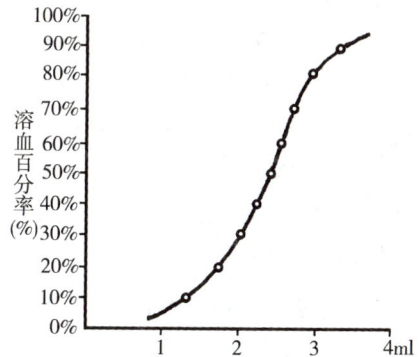

图 13-2　补体介导的溶血反应曲线

度的较大改变，即曲线此阶段对补体量的变化非常敏感。因此，实验常以 50% 溶血作为终点指标，它比 100% 溶血更为敏感，这一方法称为补体 50% 溶血实验（50% complement hemolysis），即 CH50。

2. 技术要点

（1）**血清标本**　静脉血室温凝固 1h，不宜放冰箱凝固，因为补体在 0℃ 发生冷激活。然后 4℃ 离心分离血清，避免溶血。0.2ml 血清加入 3.8ml 稀释缓冲液，混匀，即

为 1∶20 血清。

（2）致敏 SRBC：2 单位溶血素与 2% SRBC 悬液等量混匀，37℃ 水浴 10 分钟，致敏过程中不时摇动，使红细胞保持均匀混悬状。

（3）50% 溶血标准管：致敏 SRBC 悬液 0.5ml，加入蒸馏水 2.0ml，混匀，使 SRBC 全部溶解；加入 1.8% NaCl 2ml，使溶液为等渗；再加入 2% SRBC 悬液 0.5ml 混匀，即为 50% 溶血状态；取该溶液 2.5ml 与试验管一起温育，即为 50% 溶血标准管。

（4）按表 13-1 操作：第 10 管为对照管，观察致敏 SRBC 是否发生自溶。

表 13-1　血清总补体活性测定（CH50）

试剂（ml）	试管号									
	1	2	3	4	5	6	7	8	9	10
1∶20 血清	0.10	0.15	0.20	0.25	0.30	0.35	0.40	0.45	0.50	-
BB 缓冲液	1.40	1.35	1.30	1.25	1.20	1.15	1.10	1.05	1.00	1.50
致敏 SRBC	1	1	1	1	1	1	1	1	1	1
混匀，37℃ 水浴 30 分钟										
结果（U/ml）	200	133	100	80	66.6	57.1	50	44.4	40	-

2500r/min 离心 5 分钟，观察结果。选择溶血程度与 50% 溶血标准管最接近的两管，用 542nm 测定吸光度，以最接近 50% 溶血标准管的一管为终点管，查表 13-1 或按下列公式计算总补体 50% 溶血活性：血清总补体活性（U/ml）=（1/血清用量）× 稀释度。血清总补体活性参考范围为 50~100U/ml。

3. 影响因素

①补体的溶血活性除与反应体积成反比外，还与反应液的 pH、离子强度、Ca^{2+} 和 Mg^{2+} 浓度、SRBC 量及温度有关。随着 pH、离子强度的增加，补体的溶血活性逐渐下降。Ca^{2+} 和 Mg^{2+} 可稳定溶血系统，但过量反而抑制溶血反应。SRBC 浓度和补体溶血活性的关系与致敏抗体量有关，试验中应严格控制反应的各个环节。②致敏 SRBC 时，溶血素加入细胞悬液中，随加随摇，使红细胞均匀受到抗体的敏化。③试管、吸管等器材应严格清洁，无脂。④最好用新鲜血清，如保存不超过一周，可置 -20℃。

4. 方法学评价及临床意义

CH50 测定补体活性，方法简便、快速，虽敏感性较低，但可以满足对血清补体含量测定的要求。

该法主要检测的是补体经典途径的溶血活性，所得结果反映补体 C1~C9 等 9 种成分的综合水平。如果 CH50 测定值过低或者完全无活性，应考虑补体缺陷；可再通过 C4、C2、C3 和 C5 等单个补体成分的检测，区别是否因某一成分缺乏所致，以便做出确切的实验室诊断。

严重肝病或营养不良时，由于蛋白合成障碍，可不同程度地引起血清补体水平的下降。而系统性红斑狼疮、类风湿性关节炎和强直性脊柱炎等自身免疫病患者，血清补体水平可随病情发生变化，表现为疾病活动期补体活化过度，血清补体因消耗增加而水平下降；病情稳定后补体水平又反应性增高。补体各成分在不同的自身免疫病患者，尚可出现特征性的表现。因此，补体检测常可用于自身免疫病的诊断，也可作为某些疾病活动期的参考指标。

在细菌感染，特别是革兰阴性细菌感染时，常因补体旁路途径的活化而引起血清补体水平的过度降低；而心肌梗死、甲状腺炎、大叶性肺炎、糖尿病、妊娠等情况下，血清补体水平常见升高。

（二）补体组分含量测定

在 30 多种补体成分中，C3、C4、Clq、B 因子和 C1 酯酶抑制物等，常被作为单个补体成分的检测指标。测定方法可根据各补体成分的生物学特性设计，常用为免疫溶血法和基于抗原抗体反应的血清学法（免疫化学法），前者用来检测单个补体成分的活性，后者可测定其含量。

1. 免疫溶血法 溶血法主要根据抗原与其特异性抗体（IgG、IgM 型）结合后可激活补体的经典途径，导致细胞溶解。该方法中抗原为 SRBC，抗体为兔或马抗 SRBC 的抗体，即溶血素，将两者组合作为指示系统参与反应。试验中有两组补体参与，一组是作为实验反应系统的补体，此类试剂可选用先天缺乏某单一补体成分的动物或人血清，加入致敏 SRBC（检测经典途径补体成分用）或兔红细胞 SRBC（检测替代途径补体成分用）指示系统后，此时由于补体连锁反应体系中缺乏某种补体成分，不能使补体连续激活，不发生溶血。另一组为待测血清中的补体，当加入待测血清，使原来缺乏的成分得到补偿，补体成分齐全，级联反应恢复，产生溶血。

采用免疫溶血法或溶血法，检测标本中某单一补体成分是否缺乏，可以辅助诊断补体某一成分缺失或失活的先天性补体缺陷病。也可间接判断补体产生组织和细胞的功能状态。该法无需特殊设备，快速、简便，但敏感性较低、影响因素较多，且不能定量。

2. 免疫化学法 免疫化学法，分为单向免疫扩散、火箭免疫电泳、透射比浊法和散射比浊法。前两种方法手工操作繁琐，耗时长，影响因素多，结果重复性差，已趋于淘汰，后两种方法可通过仪器对补体的 C3、C4、B 因子等单个成分进行自动化测定。待测血清标本中的 C3、C4 成分，经适当稀释后与相应抗体反应形成复合物，反应介质中的 PEG 可使该复合物沉淀，仪器对复合物产生的光散射或透射信号进行自动检测，并换算成所测成分的浓度单位。

该法是借助补体的抗原性和与相应抗体反应的前带原理建立的补体单个成分定量检测法。利用前带原理必须以过量的抗补体抗体保证准确测定的质量。因其简单、特异、重复性好、自动化程度高而颇受使用者欢迎。自动免疫比浊法可反映所测补体成分的绝对量，并能进行标准化流程管理与质量控制，是目前国内外临床免疫检测中的主要检测方法。

三、中和反应

根据抗体能否中和病毒的感染性而建立的免疫学试验称为中和试验。中和试验极为特异和敏感，主要用于病毒感染的血清学诊断、病毒分离株的鉴定、不同病毒株的抗原关系研究、疫苗免疫原性的评价、免疫血清的质量评价和测定动物血清抗体的检测等。

中和试验的基本过程：先将抗血清与病毒混合，经适当时间作用。然后接种于宿主系统以检测混合液中的病毒感染力。宿主系统可以是鸡胚、动物或细胞培养等，目前大多采用细胞中和试验。

根据其产生的保护效果的差异，可判断该病毒是否已被中和，并根据一定方法计算中和的程度（中和指数），即代表中和抗体的效价。

根据测定中方法的不同，中和试验主要有两种：一是测定能使动物或细胞死亡数目减少至50%（半数保护率，PD50）血清稀释度，即终点法中和试验；二是测定使病毒在细胞上形成的空斑数目减少至50%时血清稀释度，即空斑减少法中和试验。

本章小结

通过本章学习，在将补体系统融入整个免疫应答物质基础的宏观背景下，进一步理解和掌握各种补体检测技术的创建思路、方法的基本原理和应用原则，掌握补体结合试验的原理和方法的优缺点；熟悉总补体和单个补体成分检测的临床应用价值、补体的来源和产生细胞；了解借助补体溶细胞作用开展各种抗原抗体检测的方法，了解补体活性和水平与临床疾病的关系。

补体的检测，主要是根据补体的抗原性和溶细胞活性设计的。补体检测的方法涉及总补体活性的测定和单个补体成分的检测，其中总补体活性测定，在临床应用广泛者当数经典途径的CH50检测法；而单个补体成分检测，则包括溶血法与免疫化学法，后者可用于定量测定。单个补体成分检测的溶血法的设计思路，值得我们去思考，这有助于对同处于某一级联反应体系的各复杂成分的个性化分析。

思 考 题

1. 应用补体检测抗原抗体的方法有哪些？
2. 试比较各种补体检测方法的优缺点和如何进行临床应用选择？

第十四章　免疫检验自动化仪器分析及应用

1. 掌握流式细胞仪分析技术的基本原理及临床应用。
2. 熟悉常用的自动化免疫检验分析系统。
3. 了解常用的免疫检验自动化仪器。
4. 了解常用免疫检验自动化仪器在临床上的应用。

免疫检验自动化（automation of immunoassays）是将免疫学反应检测过程中的取样、加试剂、混合、温育、固相载体分离、信号检测、数据处理、打印报告和检测后的仪器清洗等步骤由计算机控制，自动化进行。检测自动化以其方便、快捷、微量、精准、无污染、重复性强等特点，在各学科领域发挥着重要的作用。

第一节　流式细胞仪分析技术及应用

一、流式细胞仪

（一）流式细胞术（Flow Cytometry，FCM）

流式细胞术是一种对处在液流中的细胞或其他生物微粒（如细菌）逐个进行多参数的快速定量分析和分选的技术。

（二）流式细胞仪（Flow Cytometer，FCM）

流式细胞仪是以激光为光源，集流体喷射技术、电子物理技术、光电测量技术、γ射线能谱术及电子计算机技术，以及细胞荧光化学技术、单克隆抗体技术为一体的一种非常先进的新型高科技检测仪器。是对高速直线流动的细胞或生物微粒进行自动分析和分选的装置。它可以通过快速测量悬浮在液体中的分散细胞及其他生物颗粒的散射光和标记荧光强度，来快速分析颗粒的生物及理化性质，还能对细胞进行分类、收集、存贮、显示，把指定的细胞亚群从中分选出来。能高速分析上万个细胞，而且能同时从一个细胞中测得多个细胞特征参数，从而进行定性或定量分析，具有快速、准确、精度高、灵敏度好等特点。多数流式细胞仪只能测量一个细胞的某种指标总量，而不能鉴别和测出某一特定部位的某种指标的多少。

（三）流式细胞仪的工作原理

流式细胞仪主要由流动室和液流系统、激光源和光学系统、光电管和检测系统、计算机和分析系统四部分组成，共同完成信号的产生、转换和传输的任务。其中流动室是仪器的核心。

1. 流动室和液流系统

流动室由样品管、鞘液管和喷嘴等组成。在液流压力作用下，鞘液经鞘液管包围在样品外周后，从四周流向喷嘴射出，以保证液流是连续的稳液；样品管贮放样品，被检测的细胞悬液从样品管射出，因鞘液的作用被稳定地限制在液流的轴线上，并以单个细胞形式直线通过激光照射区。流动室安装的压电晶体，受到振荡信号可发生振动。

流式细胞仪由细胞分选器来完成分选功能。由喷嘴射出的液流柱在电信号作用下发生振动，断裂形成均匀的小液滴。带电液滴携带细胞通过静电场而发生偏转，落入收集器中（图 14 – 1）。

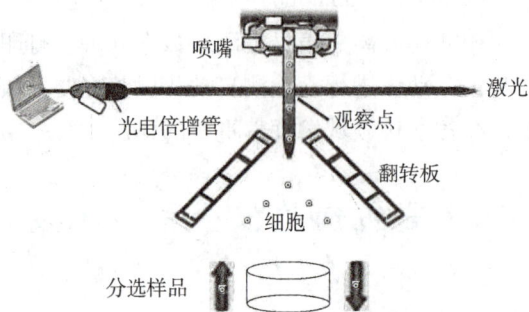

图 14 – 1　流式细胞仪的工作原理

2. 激光源和光学系统

特异荧光染色的细胞，需要通过合适的光源照射激发才能发出荧光以供收集检测。免疫学上常使用染料激光器，并使用了二向色性反射镜，或二向色性分光器，将各种荧光有效地分开。

激光照射区又称测量区，是指液流与激光束垂直相交的点。当细胞携带荧光素标记物通过激光照射区时，会向立体角为360°的整个空间散射光线，产生散射光和荧光信号。散射光的强度及其空间分布与细胞的大小、形态、质膜和细胞内部结构密切相关。散射光又包括前向角散射（FSC，即0°散射）和测向角散射（SSC，又称90°散射）。前向角散射与被测细胞截面积大小呈线性关系；测向角散射对细胞膜、胞质、核膜的折射率更为敏感，可提供有关细胞内部精细结构和颗粒性质的信息，也能对细胞质内较大颗粒给出灵敏反映。当光散射分析与荧光探针联合使用时，可鉴别出样品中被染色和未被染色细胞。光散射测量最有效的用途是从非均一的群体中鉴别出某些亚群。荧光信号有二种，一种是细胞自身在激光照射下发出的微弱荧光信号，另一种是经过特异荧光素标记后的细胞受激光照射后得到的荧光信号。

3. 光电管和检测系统

经荧光染色的细胞经激光激发后产生的荧光，通过光电转换器转变成电信号进行测量，以光电倍增管（PMT）最为常用，硅光电二极管更好。

从 PMT 输出的电信号需经放大后才能输入分析仪器。输出的信号在较小范围内变化，且幅度与输入信号呈线性关系的，称为线性放大器，如测量 DNA 等。输出信号和输入信号之间成对数关系的，称为对数放大器。因为在免疫分析时常要同时显示阴性、阳性和强阳性，故常用后者，尤其在多色免疫荧光测量中，更易于解释采集的数据。

4. 计算机和分析系统

经放大后的电信号被传送到计算机分析器，再经模－数转换器传输到微机处理器形成数据文件，存贮于计算机的硬盘和软盘上，或存于仪器内以备在实测后脱机重现，进行数据处理和分析，最后给出结果。

FCM 的数据处理主要包括数据的显示和分析。FCM 的数据显示方式有：单参数直方图、二维点图、二维等高图、假三维图和列表模式等。FCM 的数据分析：只需要直观观测频数分布，也可对两个或多个直方图逐道地进行比较。

二、临床应用

临床应用最常见的是肿瘤细胞的 DNA、RNA 含量分析及细胞表面的表型测定。

（一）淋巴细胞亚群分析

通过对淋巴细胞亚群的分析，了解不同状态下机体的免疫状况，以辅助临床疾病的诊断、监控、追踪病情的发展及预后，监测和指导治疗等。最常检测的亚群包括 T 细胞、B 细胞、NK 细胞、辅助性 T 细胞和抑制性 T 细胞等。

（二）DNA 分析

通过对肿瘤细胞的 DNA 倍体和增值状态分析，对恶性肿瘤进行早期诊断、跟踪和治疗，掌握其生长速度及侵袭性，可提高肿瘤患者的治愈率和生存率。

（三）免疫表型分析

通过免疫表型分析，来鉴别各种白血病和淋巴瘤，辅助临床诊断、进行疗效评估和预后的判断。

（四）微小残留病变检测

通过早期检测到白血病细胞再增生的复发迹象，即微小残留病变细胞，可提前给病人及时恰当的治疗加以预防。

（五）网织红细胞分析

网织红细胞计数是骨髓红细胞造血功能的重要指标。求得百分数与绝对值，有助于贫血的鉴别与诊治及疗效观察。还可用于骨髓移植和肿瘤治疗过程中的造血功能状态的监测等。

（六）造血干细胞检测

骨髓移植实质是造血干细胞的移植，适合先天性免疫缺陷病、白血病、再障等。在治疗恶性血液病时，大剂量化疗或放疗摧毁有病的骨髓后，干细胞移植保证了健康的干细胞重建骨髓，产生正常的血细胞，实体肿瘤病人亦可通过干细胞移植抗衡大剂量化疗导致的致死性血液毒性，提高了乳腺癌、儿童神经母细胞瘤、卵巢癌等肿瘤病人的长期存活率。

（七）血小板疾病及活化血小板检测

通过血小板膜糖蛋白的检测可以诊断先天性或获得性血小板疾病，如 Bernard – Soulier 综合征、血小板无力症、免疫性血小板减少等。尤其在评价血栓性疾病与血栓前状态、发生发展过程中血小板活化程度及其诊治、预后等方面具有重要的意义。

（八）基因检测遗传性疾病

流行病学统计结果显示，HLA – B27 基因型阳性的人，患遗传性免疫疾病的几率要比 HLA – B27 基因型阴性的人高很多倍，如强直性脊柱炎约为 87 倍。因此 HLA – B27 检测可以有效帮助临床进行诊断和鉴别诊断，这类疾病还有遗传性关节炎、Reiter's 综合征、反应性关节炎、肠性关节炎等。

（九）器官移植的配型及免疫状态监控

以流式细胞仪进行器官移植前配对（Flow Cytometry Cross Match，FCCM）的优势在于抗体检测的特异性、敏感度以及检测结果和手术成功率的相关一致性。移植前的评估包括 HLA 配型及混合淋巴细胞反应，移植后的评估包括外周血淋巴细胞亚群测定、抗供者抗体检测等。移植后定期检查外周血淋巴细胞亚群，以预估排异反应及病毒感染等问题。

（十）AIDS 诊断及治疗监控

CD4$^+$细胞绝对计数可辅助 HIV 监控治疗，可通过定量标准微球得到亚群的绝对数值。

（十一）用于肿瘤干细胞的检测

肿瘤组织无限制的增殖在于肿瘤干细胞的存在，因其数量稀少，很难检测，可用流式细胞仪检测肿瘤干细胞。

流式细胞仪多参数分析配合细胞分选，可以提供样本的更多有效信息，是确认细胞形态、进行后续分子生物学研究（如 FISH、PCR 等）或细胞功能性研究的理想手段。

知识链接

流式细胞仪是集多种科学技术为一体的高科技仪器，在基础医学和临床医学中的应用尤为广泛。随着科技的发展，将被应用于生命科学的各个领域。

第二节　自动化免疫浊度分析系统

免疫浊度分析属液相沉淀试验，其基本原理是：抗原与相应的抗体在特定的电解质溶液中结合，形成小分子抗原抗体复合物（<19S），在增浊剂（如 PEG、NaF 等）的作用下，迅速形成免疫复合物微粒（>19S），使反应液出现浊度。在抗体稍微过量且固定的情况下，形成免疫复合物的量随抗原量的增加而增加，反应液的浊度亦随之增大，即待测抗原量与反应溶液的浊度呈正相关。根据检测器的位置和所检测的光信号性质不同，免疫浊度分析可以分免疫透射比浊法和免疫散射比浊法。

一、免疫透射比浊法

一定波长的入射光线通过抗原抗体反应后的溶液时，被其中的免疫复合物微粒吸收、反射和折射而减弱，在一定范围内，吸光度与免疫复合物量呈正相关，而形成的免疫复合物量与参与反应的抗原和抗体的量呈函数关系。即抗原抗体在一定缓冲液中形成免疫复合物，当光线透过反应溶液时，若免疫复合物量越多，透射光越少，即光线吸收越多，可用吸光度表示。与已知浓度的抗原标准品比较，可确定标本中抗原的含量（图 14-2）。

二、免疫胶乳比浊法

将抗体吸附在大小适中、均匀一致的胶乳颗粒（一般直径为 0.2μm）上，在遇到相应抗原时，胶乳颗粒上的抗体与抗原特异性结合，引起胶乳颗粒凝聚，光通过后使透射光和散射光的强度变化更为显著，从而提高试验的敏感性。单个胶乳颗粒不阻碍光线透过，抗原抗体结合形成的凝聚胶乳大颗粒使透射光减弱或散射光增强，其程度与胶乳大颗粒凝聚的程度呈正比，也与抗原的量呈正比。

三、免疫散射比浊法

是指一定波长的光沿水平轴照射，通过溶液遇到抗原抗体复合物的粒子时，光线被粒子颗粒折射，发生偏转，光线偏转的角度与发射光的波长和抗原抗体复合物颗粒大小及多少密切相关。通过测量在入射光的一定角度上复合物发出散射光的强度，推导出溶液中待检物质的浓度。散射光的强度与复合物的含量成正比，散射光的强度还与各种物理因素密切相关。根据测量方法的不同，免疫散射比浊法又分为定时散射比浊法和速率散射比浊法（图14-2）。

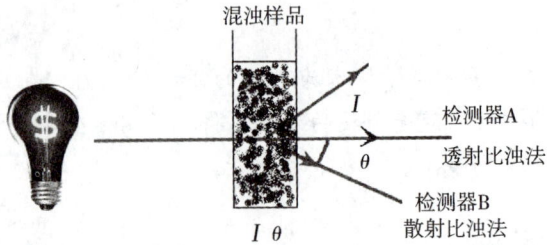

图14-2 透射比浊法和散射比浊法的光路

（一）定时散射比浊法（fixed time nephelometry）

定时散射比浊法是在保证抗体过量的情况下，加入待测抗原，此时反应立即开始。在反应的第一阶段，溶液中产生的散射光信号波动较大，所获取的信号计算出的结果会产生一定的误差。定时散射比浊法是避开抗原抗体反应的不稳定阶段，即散射光信号在开始反应7.5~120秒内的第一次读数，专门在抗原抗体的反应进行的最佳时段进行读数，将检测误差降到最低。故亦称终点散射比浊法（Ratc point nephelometry）。

（二）速率散射比浊法（rate nephelometry）

速率散射比浊法是抗原抗体结合反应的动态测定法。所谓速率是指在单位时间内抗原抗体反应形成免疫复合物的量（不是免疫复合物累积的量）。在抗原抗体反应的最高峰测定其复合物形成的速率，快速、准确。连续测定各单位时间内复合物形成的速率与其产生的散射光信号联系在一起，形成动态的速率散射比浊法，每项检测仅1~2分钟即可完成。

四、临床应用

主要应用于血液、体液中的特定蛋白系列和一些小分子量的治疗性药物浓度等的检测；亦可对免疫功能、炎症状况、肾脏功能、贫血、营养状态、血脑屏障、新生儿健康状况、心血管疾病、凝血及出血性疾病及风湿性关节炎等疾病进行监测。

第三节　自动化发光免疫分析系统

自动化学发光免疫分析系统是采用化学发光技术和磁性微粒子分离技术相结合的免疫分析系统。

标记在抗原或抗体上的发光物质在碱性介质中氧化时产生激发态的中间体，中间体回基态时产生辐射，多余的能量为发射光子，产生发光现象，再对光信号进行接收转化，即可获得检测物浓度。

发光免疫分析仪是将发光反应与免疫反应和计算机系统相结合的免疫分析方法，具有特异性强、灵敏度高（pg/ml）、精密度和准确度好等特点，已渐渐代替了 RIA。主要用于以下几个方面的检测：感染性疾病、血液系统、心血管系统、甲状腺系统、性腺系统、肿瘤标记物、血药浓度、Ig、补体、细胞因子、血清皮质醇、尿皮质醇、尿游离脱氧吡啶、毒品等。

根据发光免疫分析中发光反应的体系和标记物的不同，又分为：

一、化学发光免疫分析仪

化学发光免疫分析仪包含两个部分，即免疫反应系统和化学发光分析系统。其原理与放射免疫法相似，只是所用的标记物和检测信号不同。化学发光分析系统是利用化学发光物质经催化剂的催化和氧化剂的氧化，形成一个激发态的中间体，当这种激发态中间体回到稳定的基态时，同时发射出光子，利用发光信号测量仪器测量光量子产额。免疫反应系统是将发光物质（在反应剂激发下生成激发态中间体）直接标记在抗原或抗体上，或将酶作用于发光底物上。

常用于标记的化学发光物质有吖啶酯类化合物和苯酚类化合物。吖啶酯作为标记物用于免疫分析，化学反应简单、快速、无须催化剂；检测小分子抗原采用竞争法，大分子抗原则采用夹心法，与大分子的结合不会减小所产生的光量，从而增加灵敏度。

化学发光免疫分析仪器中核心探测器件为光电倍增管（PMT），由单光子检测并传输至放大器，并加高压电流放大，放大器将模拟电流转化为数字电流，将发光信号由数据线传输给电脑并加以计算，得出临床结果。

二、酶联发光免疫分析仪

酶联发光免疫分析仪是通过在酶催化反应中，以产生化学发光的物质作为底物，以化学发光法检测酶的活性。

从标记免疫分析角度，化学发光酶免疫分析应属酶免疫分析，只是酶反应的底物是发光剂，操作步骤与酶免分析完全相同：以催化反应的酶标记抗原或抗体进行免疫反应，免疫反应复合物上的酶再作用于发光底物，可对发光体系产生催化作用，产生发光效应。在信号试剂作用下发光，用发光信号测定仪进行发光测定，其中的酶发光信号与抗原抗体的量成正比，以此分析被测抗原或抗体的含量。由于该系统中加入了能催化化学发光反应的酶，使发光速度进一步加快。目前常用的标记酶为辣根过氧化物酶（HRP）和碱性磷酸酶（ALP），它们有各自的发光底物。用得较多的发光体系是HRP－鲁米诺。

三、电化学发光免疫分析仪

全自动电化学发光免疫分析系统的核心技术——电化学发光，是一种在电极表面由电化学引发的特异性化学发光反应，包括了电化学和化学发光两个过程，是目前最先进的免疫标记技术，使检测变得更加灵敏、稳定、准确和特异。可广泛地应用于甲状腺、性激素、糖尿病、骨代谢、心肌梗塞及肿瘤标志物、传染病等项目的测定。待测标本与包被了抗体的顺磁性微粒和发光剂标记的抗体共同温育（形成磁性微珠包被抗体 – 抗原 – 发光剂标记抗体复合物），吸入流动室，缓冲液冲洗，磁性微粒流经电极表面时，被电极下的磁铁吸引，而游离的发光剂标记抗体被冲洗走，同时在电极加电压，启动电化学发光反应，使发光试剂标记物三联吡啶钌 $[Ru(bpy)_3]^{2+}$ TPA 在电极表面进行电子转移，产生电化学发光，通过光电倍增管检测光的强度，其强度与待测抗原的浓度成正比。

第四节　自动化荧光免疫分析系统

自动化荧光免疫分析系统是利用荧光物质标记抗原抗体的一种检测方法，是集免疫反应、荧光及计算机技术联合应用的技术，具有灵敏度高、稳定性好、标准曲线线性范围广、操作方便、精确度高等特点。目前应用的主要有时间分辨荧光免疫分析仪和荧光偏振免疫分析仪。

一、时间分辨荧光免疫分析仪

时间分辨荧光免疫分析仪是集现代化光学、机械、计算机及免疫反应等先进技术于一体，利用荧光物质标记抗原抗体的检测仪器。具有特异性强、精度高、灵敏度高、重复性更好、标记物制备简单、稳定性好、使用时间长、线性范围更宽、无污染等优点，主要用于对人的血液和其他体液中的各种免疫检测项目进行定量分析，而且可辅助科研开发。

时间分辨荧光免疫测定基本原理是以镧系元素铕（Eu^{3+}）、钐（Sm^{3+}）等螯合物作为示踪物标记抗原、抗体、核酸探针等物质（对标记蛋白活性影响最小），当免疫反应发生后，根据镧系三价稀土离子螯合物的荧光光谱的特点，即利用这类荧光物质有长荧光寿命的特点及时间分辨技术，增强荧光的强度，提高分辨率，用时间分辨荧光分析仪延缓测量时间，待短寿命的自然本底荧光完全衰退后再行测定，以排除标本中非特异性荧光的干扰，所得信号完全是长寿命稀土元素螯合物发射的特异荧光，是测定免疫反应最后产物的特异性荧光信号。

二、荧光偏振免疫分析仪

荧光偏振免疫分析法（fluorescence polarization immunoassay，FPIA）是一种定量免疫分析技术，荧光物质经单一平面的偏振光蓝光（波长 485nm）照射后，可吸收光能跃入激发态；在恢复至基态时，释放能量并发出单一平面的偏振荧光（波长 525nm）。偏振荧光的强度与荧光分子的大小呈正相关，与荧光物质受激发时分子转动的速度成反相关。大分子物质旋转慢，发出的偏振荧光强；小分子物质旋转快，其偏振荧光弱。利用这一现象建立了荧光偏振免疫测定：以小分子物质与大分子物质的旋转差异而使它们对偏振光的吸收不同为依据，检测小分子物质，特别是药物。荧光偏振免疫法是在荧光偏振及免疫学检测原理基础上发展起来的分析方法，荧光偏振免疫分析仪是应用荧光偏振免疫法的检测仪器。

荧光偏振免疫分析常用于测定半抗原的药物浓度。反应系统内除待测抗原外，同时加入一定量用荧光素标记的小分子抗原，使二者与有限量的特异性大分子抗体竞争结合。当待测抗原浓度高时，经过竞争反应，大部分抗体被其结合，而荧光素标记的抗原多呈游离的小分子状态。由于其分子小，在液相中转动速度较快，测量到的荧光偏振程度也较低。反之，如果待测抗原浓度低时，大部分荧光素标记抗原与抗体结合，形成大分子的抗原抗体复合物，此时检测到的荧光偏振程度也较高。荧光偏振程度与待测抗原浓度呈反比关系。我们测定待测抗原标准品后绘制标准曲线。通过检测反应系中偏振光的大小，从标准曲线上就可以精确地得知样品中待测抗原的相应含量。由于样品中抗体和标记抗原的加入量是已知的，因此测得标记抗原与抗体结合几率便可以得到待测抗原的定量信息。

荧光偏振免疫分析仪（TDxFLx）可进行内分泌功能、激素、毒性、滥用药物和免疫抑制剂等的测试。具有精确可靠、灵敏度高、简单快速、抗干扰性强的特点。

第五节　自动化酶联免疫分析系统

全自动酶联免疫分析系统集加样品、加试剂、孵育、震荡、洗板和酶标仪功能于一体。以该分析系统的处理模式的不同，将全自动酶免分析仪分为分体机和连体机。分体机分为"前处理系统"（即全自动样本处理工作站）和"后处理系统"（即全自动酶免分析仪）两个独立的部分。而连体机通过计算机和整套操作系统将多个模块组合起来，实现了从标本稀释、加样到酶标板孵育、洗涤、加试剂、再孵育、洗涤、读数，到结果打印全自动进行的过程。

一、仪器的系统组成及性能

（一）仪器的系统组成

全自动酶联免疫分析系统由条形码识别系统、样本架和加样系统、试剂架和温育系统、液路系统、洗板系统、酶标仪读数系统、自动装载传递系统、计算机管理和信息分析系统构成。

（二）仪器的系统性能

1. 连体机

连体机是将样本处理工作站和全自动酶免分析仪联合起来，具有自动化程度高，工作效率高的特点，因此，特别适合于进行大批量样本处理的单位使用，如血站。

2. 分体机

分体机因其有一个独立的全自动样本处理站，加样速度快，更适合于样本批量不等、检测项目变化多端的综合性临床实验室使用。

二、临床应用

全自动酶联免疫分析系统可以用于传染病的病原体及相关抗原、抗体的分析检查、细胞学检查、蛋白质、各种免疫球蛋白、补体、肿瘤标记物、细胞因子、内分泌激素、药物和毒品等的检测。

本章小结

免疫检验自动化是将免疫学反应检测过程中的取样、加试剂、混合、温育、固相载体分离、信号检测、数据处理、打印报告和检测后的仪器清洗等步骤由计算机控制,自动化进行。检测自动化以其方便、快捷、微量、精准、无污染、重复性强等特点,在各学科领域发挥着重要的作用。

本章着重介绍了流式细胞仪的工作原理及临床应用,此外,还介绍了各种自动化免疫分析系统(免疫浊度、化学发光、荧光免疫、酶联免疫检测系统)和仪器,为掌握各种临床检测手段的学习及免疫检验自动化的发展趋势奠定基础。

思 考 题

1. 掌握流式细胞仪的工作原理及临床应用。

2. 了解各种自动化免疫分析系统(免疫浊度、化学发光、荧光免疫、酶联免疫检测系统)和仪器。

第十五章　抗感染免疫及其相关免疫学检验

📖 **知识要点**

1. 掌握抗感染免疫的组成。
2. 掌握非特异性免疫及特异性免疫的概念和抗感染作用。
3. 熟悉各种病原体感染的免疫特征及感染性疾病的免疫学检测。
4. 了解计划免疫。

　　人体的免疫系统由免疫器官、免疫细胞、免疫分子等组成。当病原体侵入人体后，机体就会产生抗感染免疫，抵御病原体及其代谢产物的毒性作用，以维持机体正常的生理平衡与稳定。在这个过程中，首当其冲的是机体的非特异性免疫，经过 7～10d，机体的各种特异性免疫也相继产生。机体的非特异性免疫和特异性免疫的免疫物质广泛分布于体表、体液和组织中，并且相辅相成、互相协调，共同发挥抗感染的免疫作用。

第一节　非特异性免疫的抗感染作用

　　非特异性免疫又称天然免疫或先天免疫，是机体在长期的种系发育和进化过程中逐渐建立起来的一系列防御功能。它具有相对的稳定性，可遗传给下一代。

　　非特异性免疫是与生俱来、人人都有、经遗传获得的，因此称为天然免疫或机体的天然防御功能。又由于这种免疫并不是针对某种病原体，而是对各种病原体都有不同程度的防御作用，即没有特异性，因此又称为非特异性免疫。非特异性免疫有种的差异，即人与动物对某些病原体具有天然的不感受性，一般称这种免疫为种的免疫。非特异性免疫在种内个体之间的差异很小，与人体的组织结构和生理功能密切相关。非特异性免疫由屏障结构、非特异性免疫细胞、体液中抗病原体的非特异性免疫分子等因素构成。

一、屏障结构

（一）皮肤和黏膜屏障

1. 机械阻挡作用　　在人体与外界相接触的表面，被覆一层皮肤和黏膜，是机体的外部屏障结构。健康完整的皮肤和黏膜是机体防御病原体入侵的第一道防线。体表上皮细胞的脱落与更新，可以清除大量黏附其上的病原体。皮肤表面的角化层和皮下结缔组织中所含有的黏稠度较高的透明质酸，可阻止外界异物的入侵及扩散。鼻孔的鼻毛和呼吸道黏膜上皮细胞表面的纤毛能定向摆动，将被黏膜分泌物所黏附的异物颗粒向外排出，这些都是皮肤黏膜的机械阻挡作用。

2. 分泌杀菌物质 排尿、流泪、唾液分泌等都有冲洗局部和排除病原体的作用。皮肤汗腺分泌的乳酸使汗液呈酸性（pH5.2～5.8）；皮脂腺分泌的脂肪酸；唾液、泪液、乳汁、鼻咽和呼吸道黏膜上皮细胞黏膜分泌液中，含有溶菌酶等多种杀菌物质。又如胃酸、消化道的蛋白分解酶、妇女阴道中富有的酸类物质等，对多种细菌、真菌等病原体均有杀灭作用。

3. 正常菌群的阻滞作用 人体的体表及其与外界相通的腔道中的正常菌群构成了一道生物屏障，它们通过与病原体竞争受体和营养物质，或产生代谢产物，阻止病原体在黏膜上皮细胞的黏附和生长繁殖，具有生物阻滞作用。如大肠埃希菌产生的大肠菌素和酸性物质，能抑制志贺菌、沙门菌等的生长繁殖。口腔中唾液链球菌产生的 H_2O_2 能杀死脑膜炎奈瑟菌和白喉棒状杆菌。

总之，皮肤和黏膜能通过机械的、化学的和生物的作用，抵抗病原体的入侵。当此屏障有破损时，或机体被寒冷、有害气体、病原体等刺激或侵犯，黏膜屏障作用减弱，则易感染。

（二）血脑屏障

主要是由软脑膜、脉络丛的脑毛细血管壁和包在壁外的神经（星状）胶质细胞等形成的胶质膜所构成。这些组织结构致密，因此能阻止病原体及其毒素和药物从血液进入脑脊液和脑组织，从而保护中枢神经系统免受其害。血脑屏障的功能随个体发育而逐渐完善。婴幼儿由于血脑屏障尚未发育完善，功能较差，故易发生脑炎及脑膜炎等。

（三）胎盘屏障

由子宫内膜的基蜕膜和胎儿的绒毛膜组成。在正常情况下，母体发生感染时，病原体及其毒性产物一般不能通过胎盘到达胎儿体内，因此对胎儿有一定的保护作用。但这种屏障作用与妊娠期长短有关。在妊娠三个月内，胎盘屏障尚未发育完善，功能还不健全，若在此期间孕妇感染风疹病毒等，则较易侵入胎儿体内，影响胎儿的发育，可致流产、胎儿畸形或死亡，某些药物也有类似作用。因此妊娠早期要特别注意避免感染，不用或少用副作用大的药物，尤其是致畸类药物。

二、非特异性免疫细胞

（一）吞噬细胞（phagocytes）

1. 吞噬细胞 吞噬细胞即体内具有吞噬作用的细胞，能吞噬胶质颗粒、衰老、死亡、破损细胞以及病原体等异物，是机体非特异性免疫的重要组成部分。

2. 吞噬细胞的种类与分布　吞噬细胞分为两类：一类是大吞噬细胞，即单核－吞噬细胞系统（mononuclear phagocyte system，MPS），包括血液中的单核细胞和组织脏器内的巨噬细胞；另一类是小吞噬细胞，包括中性粒细胞和嗜酸性粒细胞。巨噬细胞主要分布于淋巴结、脾脏、肝脏、肺脏、骨髓等脏器，而且在不同的组织脏器中的名称也有所不同。如肝脏的星形细胞（库普弗细胞）、肺脏的尘细胞、骨中的破骨细胞、脑中的小胶质细胞、脾和淋巴结的巨噬细胞、疏松结缔组织中的组织细胞等，都是由血液中的大单核细胞从血管中游出到达组织后转化而来的。

当病原体突破皮肤黏膜屏障侵入机体组织后，中性粒细胞首先从毛细血管内游出，聚集到病原体侵入的部位，大部分病原体可被吞噬消灭。未被吞噬的病原体则经淋巴管到达附近的淋巴结，由其中的吞噬细胞吞噬消灭。淋巴结的这种"过滤作用"在机体防御功能上占有重要作用。一般只有毒力强、数量多的病原体才能通过淋巴结侵入血流及其他脏器，再由该处的吞噬细胞继续进行吞噬消灭。

3. 吞噬细胞的吞噬杀菌过程　吞噬细胞作用基本相似，中性粒细胞主要吞噬细胞外的细菌和其他小颗粒物质，单核巨噬细胞主要吞噬细胞内寄生物和其他大颗粒物质，或衰老、损伤、突变的细胞等。其吞噬过程为：

（1）接触　可为两者的偶然相遇，亦可通过趋化因子的趋化作用接触。链球菌等的多糖类物质和革兰阴性菌的脂多糖等菌体成分，以及补体活化后的裂解产物 C3a、C5a、C567、促炎性细胞因子（TNF、IL－1 和 IL－8 等）均能吸引吞噬细胞向感染部位移动和集中，此为阳性趋化作用。但是沙门菌等革兰阴性菌的内毒素、破伤风细菌的外毒素等可以麻痹吞噬细胞，阻止其移动，此为阴性趋化。此外，C3b 和 IgG 可将病原体黏附于吞噬细胞表面，促进其吞噬。

（2）吞入　细菌等颗粒较大的物质，以吞噬的方式吞入，即吞噬细胞伸出伪足，将病原体包绕并摄入细胞质内，形成由部分细胞膜包绕的吞噬体。对于病毒等很小的微粒物质则以吞饮的方式吞入，即在其附着处的细胞膜向内凹陷直接将其吞入细胞质中形成吞噬小泡，又称吞饮体。吞噬（饮）体形成后与溶酶体（lysosome）靠拢接触，并融合为吞噬溶酶体（phagolysosome）。

（3）杀灭破坏病原体　在吞噬细胞的胞浆内含有许多溶酶体，内含多种酶和活性物质，主要是水解酶。当吞噬溶酶体形成后，溶酶体内的溶菌酶、髓过氧化物酶、乳铁蛋白、吞噬细胞杀菌素等能直接杀死病原体，而蛋白水解酶、多糖酶、核酸酶、脂酶等又将杀死的病原体消化分解，并将不能消化的残渣排到细胞外。

在感染的急性期，中性粒细胞占绝对优势。在趋化因子的作用下，可迅速穿越血管内皮细胞进入病原体感染部位，发挥吞噬杀伤和清除作用。当感染时间较长或形成慢性炎症时，则由巨噬细胞取而代之，这是由于其半衰期（1 天）比中性粒细胞的半衰期（6~7 小时）长，作用持久的缘故。此外，巨噬细胞可提呈抗原启动特异性免疫。

4. 吞噬细胞吞噬的后果　由于机体的免疫状况、病原体的种类和毒力等的不同，吞噬的后果也各异。多数病原体，如化脓性细菌被吞噬后，一般经过 5～10 分钟死亡，30～60 分钟内被消化破坏，称为完全吞噬。而结核分枝杆菌等细胞内寄生菌以及水痘、麻疹病毒等，在免疫功能低下的机体内，虽被吞噬或吞饮，不但不被杀灭，还得到保护，不受药物及抗体、非特异性抗病原体物质的作用，或借助吞噬细胞的游走，经血液、淋巴液扩散，引起更广泛的感染。有的甚至在吞噬细胞内生长繁殖，并引起吞噬细胞的死亡，称为不完全吞噬。

在吞噬过程中，溶酶体向胞外释放的溶酶体酶，在一定条件下有时也能破坏邻近组织细胞造成损伤。通常情况下，正常血清中存在着一种溶酶体的抑制物，可使这种过度的吞噬所致的组织损伤减轻或不发生。

（二）自然杀伤（natural killer，NK）细胞

1. 自然杀伤细胞 自然杀伤细胞是一群缺乏抗原受体的多功能淋巴细胞，因其无需抗原致敏就能自发地杀伤靶细胞的细胞毒效应而得名。

2. NK 细胞的作用

（1）抗感染作用 NK 细胞在早期抗感染中发挥重要作用。在病毒感染后 2～3d，NK 细胞聚集到感染灶，经细胞因子活化后，溶解破坏感染细胞。并分泌细胞因子，通过干扰病毒复制和活化吞噬细胞，扩大和增强机体抗感染免疫能力。

（2）抗肿瘤作用 NK 细胞可通过多种途径杀伤肿瘤细胞，是机体抗肿瘤的第一线细胞。

（3）免疫调节作用 NK 细胞通过分泌 IFN－γ、IL－2 和 TNF 等细胞因子发挥免疫调节作用，增强机体早期抗感染效应和免疫监视功能。

（三）γδT 细胞

γδT 细胞是执行特异性免疫功能的 T 细胞，是皮肤黏膜局部参与早期抗感染免疫的主要效应细胞，被视为抵御胞内菌和病毒感染的第一道防线，主要分布于皮肤、肠道、呼吸道及泌尿生殖道的黏膜和皮下组织，是淋巴细胞的组成部分，可杀伤病毒或细胞内细菌感染的靶细胞、表达热休克蛋白和异常表达 CD1 分子的靶细胞，对 NK 细胞敏感和不敏感的肿瘤细胞也有非特异性杀瘤作用。活化的 γδT 细胞通过分泌多种细胞因子发挥免疫调节作用和介导炎症反应。

（四）B1 细胞

B1 细胞由胚胎期或出生后早期的前体细胞分化而来，不依赖于骨髓细胞。在人的胎脾中含有大量的 B1 细胞，并随着个体的成熟含量逐渐减少，主要分布于胸腔、腹腔和肠壁固有层中。

B1 细胞属固有免疫细胞，参与对多种细菌的抗感染免疫。其免疫应答的特点是：受到抗原刺激后活化的细胞不发生抗体类别的转换；不形成免疫记忆；产生 IgM 类低亲和力抗体，并参与某些自身免疫性疾病，如全身硬皮病、类风湿性关节炎等。

（五）NKT 细胞

NKT 细胞主要定居于骨髓、肝脏和胸腺，脾脏、淋巴结和外周血中少量存在，且无 MHC 限制性。NKT 细胞发挥非特异性杀伤效应，通过分泌细胞因子调节免疫应答、参与炎症反应，具有抗感染、抗肿瘤作用。

（六）肥大细胞

肥大细胞由骨髓造血干细胞分化而来，主要分布在皮肤、呼吸道、消化道黏膜下结缔组织和血管壁周围组织中。活化的肥大细胞可通过脱颗粒而释放胞内的炎性介质和促炎细胞因子引发炎症反应，从而在抗感染、抗肿瘤和免疫调节中发挥重要作用。并通过与 IgE 结合参与 I 型超敏反应。

（七）树突状细胞

树突状细胞是体内已知的具有最强抗原提呈作用的 APC。

（八）其他细胞

嗜酸性粒细胞除具有吞噬作用外，还能抑制肥大细胞脱颗粒或释放组胺酶灭活组胺，对 I 型超敏反应发挥阻滞和负调节作用；还参与抗寄生虫感染和炎症反应。嗜碱性粒细胞通过与 IgE 结合参与 I 型超敏反应；通过和 C3a、C5a 等结合，参与 III 型超敏反应；在炎症反应中，可被趋化因子募集到局部炎症组织产生致炎作用。

三、正常组织和体液中的抗病原体免疫分子

（一）补体系统

补体（complement）是参与非特异性免疫应答的最重要的免疫效应分子。在感染早期，可经 MBL 途径或旁路途径活化，产生溶菌效应；补体活化产生多种活性片段，可发挥趋化（C3a、C5a、C567）、调理（C3b）、免疫黏附（C3b）及促炎（C3a、C5a）等效应；在感染后期，可循经典途径激活，发挥抗感染效应。

（二）溶菌酶（lysozyme）

溶菌酶主要来源于吞噬细胞，是一种低分子量的（14700）不耐热的碱性蛋白质。除无菌尿、脑脊液及汗液外，广泛地分布于泪液、唾液、乳汁、呼吸道和消化道的分泌物以及心、肝、脾、胃、肾、骨髓等组织中，尤以乳汁、唾液、肠道及吞噬细胞溶酶体中的溶菌酶含量最多，组织中含量较少。溶菌酶能水解革兰阳性菌细胞壁的主要成分肽聚糖，使细胞壁受损伤而崩解，故称溶菌酶。由于在革兰阴性菌细胞壁肽聚糖的外面有一层外膜，因而阻止了溶菌酶的作用。在抗体存在的情况下，外膜受到破坏，溶菌酶才能发挥作用。当抗体、补体、溶菌酶共存时，溶菌作

用更为显著。

(三) 乙型溶素

乙型溶素来源于血小板，是存在于人体血清中的一种含赖氨酸的多肽。60℃30 分钟不被破坏。其作用不需补体及 Mg^{2+} 的配合就能溶解革兰阳性菌的细胞膜，但其破坏程度不如溶菌酶彻底。

(四) 防御素 (defensins)

防御素主要存在于中性粒细胞的嗜天青颗粒中，肠细胞中也有。是耐受蛋白酶的一类富含精氨酸的小分子多肽，现已经发现的人防御素有 4 种 (HNP1～4)。防御素对细菌、真菌和有包膜病毒均有广谱的直接杀伤作用，主要作用于胞外菌。其杀菌机制是：防御素分子被敏感菌细胞膜表面的静电吸引，便与之接触；在电势影响下，可进入带电的菌细胞膜，并破坏其完整性，形成受电势调节的不可逆的损伤孔洞；使胞内外物质交换失控，导致细菌死亡。

(五) C - 反应蛋白 (C - reactive protein，CRP)

C - 反应蛋白是机体感染时血清中迅速增高、由 MΦ 产生的细胞因子 IL - 1、IL - 6、TNF - α 诱导肝细胞产生的一种急性期蛋白，因其能与肺炎链球菌的 C 多糖结合而得名。在 Ca^{2+} 存在的条件下，能与多种细菌和真菌结合，并通过激活补体替代途径，增强和促进吞噬细胞对细菌和真菌的吞噬与清除。

(六) 细胞因子

免疫细胞和非免疫细胞（如感染的组织细胞）经激活后均可产生多种细胞因子，发挥非特异性免疫作用。如 IFN 可干扰病毒蛋白合成，抑制病毒的复制扩散；IL - 1、IL - 6、TNF - α 等为重要的促炎因子，促进抗感染的炎症反应；IL - 12 可激活 MΦ 和 NK 细胞，发挥抗肿瘤作用。

第二节 特异性免疫的抗感染作用

一、特异性免疫

特异性免疫 (specific immunity) 也称获得性免疫 (acquired immunity)，是个体出生后在个体生活过程中，由于接触某种病原体及其毒性代谢产物或接种疫苗等抗原分子后，而获得的一系列特异性的非遗传性的免疫防御功能。

二、特异性免疫的特点

特异性免疫针对性强，一般只对引起免疫的相同抗原有作用，而对其他种类的抗原则不发挥作用；又由于是在个体出生后接触抗原产生的，不能遗传给后代，故又称后天免疫。这种免疫还具有记忆性，当机体再次接触相同抗原时，通过免疫回忆反应，其免疫强度可明显增强。因此，产生获得性免疫需要一定的时间，一般是 10～14 天。

三、特异性免疫的组成

特异性免疫是通过体液免疫和细胞免疫来完成的。

（一）体液免疫

是指由特异性抗体（antibody，Ab）介导的免疫应答，由于抗体一般是分布在体液和黏膜分泌物中，因此称之为体液免疫。即当机体 B 细胞受某些病原体和/或其毒性代谢产物或疫苗等抗原物质刺激后，一般在巨噬细胞、CD4$^+$Th2 细胞辅助下，分化、增殖为浆细胞。因为抗原的性质、进入途径、免疫应答的过程等不同，浆细胞可合成和分泌具有特异性免疫功能的五类免疫球蛋白抗体，即 IgG、IgM、IgA、IgD 和 IgE。抗体能与相应的抗原结合，发挥免疫效应。

根据它们在抗感染免疫中的作用，可分为抗菌抗体（调理素）、中和抗体（抗毒素）及抗病毒抗体，具有抗菌、抗病毒和抗毒素的作用。尤其在抗细胞外寄生菌的感染中发挥重要作用。

（二）细胞免疫

是指由 T 细胞介导的免疫应答。当 T 细胞与某些病原体接触后，增殖分化为致敏 T 细胞。其中主要是 CD4$^+$Th1 细胞和细胞毒性 T 细胞（cytotoxic T lymphocyte，CTL，Tc）。致敏 T 细胞与相应的抗原再次接触时，通过 CD4$^+$Th1 细胞产生系列细胞因子，能活化巨噬细胞、引发迟发型超敏反应和激活 CTL 及 CTL 的细胞毒作用，从而表现出特异性免疫效应，因此又称细胞免疫。它只能由淋巴细胞传递，而不能由血清传递。在抗感染免疫中，尤其是在抗细胞内病原体（病毒、某些胞内细菌、真菌及寄生虫等）感染中，发挥着重要作用。

> **知识链接**
>
> 机体的免疫由非特异性免疫和特异性免疫组成，两者的免疫物质广泛分布于体表、体液和组织中，并且相辅相成、互相协调，共同发挥抗感染的免疫作用。你能用所学知识解释感染的免疫过程吗？

第三节　人工抗感染免疫

人们早就发现，患过某种传染病的人，就获得了对该种传染病的免疫力。经过长期的研究，一些传染病的病因得以明确，并发明和研制出一些人工疫苗来预防和治疗人与动物的传染病。即给机体注射、服用病原体抗原，或者注射特异性抗体，使机体获得特异性免疫，达到防治感染性疾病的目的，这种方法称为人工免疫（artificial immunization）（图 15 - 1）。用于疾病的诊断、预防和治疗的各种免疫原（结核菌素、诊断菌液、疫苗、类毒素等）、免疫血清（诊断血清、抗毒素等）、细胞制剂等均来源于生物体，因此统称为生物制品（bioproduct）。

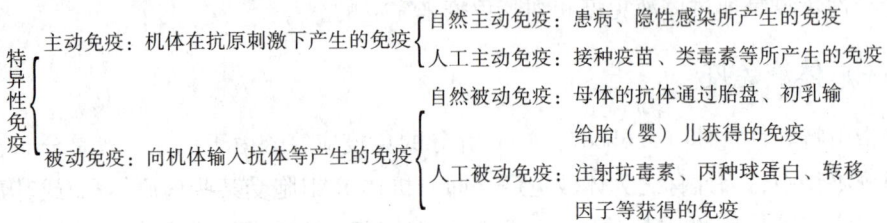

$$
\text{特异性免疫}\begin{cases}
\text{主动免疫：机体在抗原刺激下产生的免疫}\begin{cases}
\text{自然主动免疫：患病、隐性感染所产生的免疫}\\
\text{人工主动免疫：接种疫苗、类毒素等所产生的免疫}
\end{cases}\\
\text{被动免疫：向机体输入抗体等产生的免疫}\begin{cases}
\text{自然被动免疫：母体的抗体通过胎盘、初乳输}\\
\qquad\text{给胎（婴）儿获得的免疫}\\
\text{人工被动免疫：注射抗毒素、丙种球蛋白、转移}\\
\qquad\text{因子等获得的免疫}
\end{cases}
\end{cases}
$$

图 15 - 1　获得特异性免疫产生的方式示意图

人工免疫根据其免疫获得的方式可分为人工主动免疫（artificial active immunity）和人工被动免疫（artificial passive immunity）。

一、人工主动免疫

人工主动免疫是用人工的方法，将强毒病原体杀死，或使病原体减毒，或使其代谢产物失去毒性，但仍保留免疫原性，用以进行预防接种（prophylactic inoculation）或者疫苗接种（vaccination inoculation），即将疫苗（vaccine）或类毒素等抗原接种于机体，使机体的免疫系统产生特异性免疫应答，主动产生获得性免疫力的一种措施和方法，主要用于疾病的特异性预防。

（一）疫苗

1. 死疫苗（killed vaccine）　死疫苗又称灭活疫苗，选用免疫原性强的病原体，经人工大量培养后，用物理或化学的方法杀死后制成。

死疫苗进入机体后不能生长繁殖，对人体免疫系统刺激的时间短，免疫效果差，而且只激发体液免疫应答，不能刺激特异性 CTL 细胞的产生，具有局限性。其优点是稳定性好，易于保存，4℃一般能保存一年左右。缺点是要获得强而持久的免疫力、维持血清抗体水平，则需多次重复注射，接种时所需剂量大，接种的局部和全身性反应明显。为了减少接种次数和扩大免疫效果，可将不同种类的死疫苗适当合理混合组成联合疫苗，例如伤寒沙门菌和甲、乙型副伤寒沙门菌混合制成的三联疫苗等。

2. 活疫苗（living vaccine）　活疫苗又称减毒活疫苗（attenuated vaccines），是用人工定向变异的方法，或直接从自然界筛选出来的毒力强度减弱或基本无毒的活病原体制成。如卡介苗（BCG）、牛痘苗。

活疫苗接种机体后有一定的生长繁殖能力，免疫系统可持续接受疫苗病原体的抗原刺激而产生体液免疫和/或细胞免疫，与轻型或隐性感染类似。优点是一般只需接种一次，用量较小，副反应轻微或无，而且免疫效果较持久，一般可达 3 ~ 5 年。若以自然感染途径接种，还能刺激局部黏膜产生 sIgA，在防止黏膜感染中发挥重要的局部免疫作用。活疫苗的缺点是不易保存，需要存放冰箱中，且有效期短，而其最大的缺点是稳定性差，在体内存在回复突变的危险，可能重新获得致病性。因此免疫缺陷者或孕妇一般不宜接种。

3. 亚单位疫苗（subunit vaccine） 在组成病原体的各种成分中，大部分成分不但没有免疫效应，有的还能使机体发生不良反应。将能诱发机体发生免疫应答的免疫有效成分——保护性抗原从病原体中分离提取出来，制成毒性低、不含有脂质 A、不含核酸的疫苗，就避免了减毒活疫苗回复突变、核酸致癌的危险，既能提高免疫效果，又能减少接种疫苗后的不良反应，使用时更为安全，此种疫苗制剂称为亚单位疫苗。例如，用流感病毒提取血凝素、神经氨酸酶制成的亚单位疫苗；用纯化乙型肝炎病毒小球形颗粒表面抗原制成的亚单位疫苗等。荚膜多糖疫苗的抗原性较弱，可与破伤风类毒素等结合成偶联疫苗（conjugated vaccine），能增强多糖免疫原的应答反应，起到免疫佐剂的作用。

4. 基因工程疫苗 基因工程疫苗实际上也是一种亚单位疫苗，是通过基因工程技术把编码病原体保护性抗原表位的目的基因导入传染性核酸载体（如质粒），再转入新的非天然宿主真核或者原核表达系统（如大肠埃希菌、酵母或动物细胞）内进行表达，产生所需的抗原（利用保护性抗原）制成的疫苗。如带有宋内志贺菌表面抗原质粒的伤寒沙门菌 Ty21a 重组疫苗等。

5. 重组载体疫苗 重组载体疫苗是活疫苗的特殊形式，是将编码某一蛋白抗原的基因转入到减毒的病毒、细菌中而制成的疫苗。它可以是一种病原体蛋白抗原的编码基因，也可以是多个病原体蛋白抗原的编码基因。重组载体疫苗进入人体增殖后，把蛋白抗原的基因表达成相应的蛋白质，并刺激机体产生免疫应答。痘苗病毒是病毒重组疫苗研制常见的载体，很多病毒基因已经成功地在牛痘苗中得以表达。

6. 核酸疫苗（nucleic acid vaccine） 核酸疫苗也称 DNA 疫苗、基因疫苗、裸DNA 疫苗（naked DNA vaccine），是将编码病原体有效保护性抗原的基因与细菌质粒构建的重组体直接注入机体，不需要加入其他的生物载体或者化学佐剂。通过其在体内的持续表达，能同时长时间刺激机体产生特异性体液免疫和细胞免疫，能有效地预防病毒、细胞内寄生菌的感染。因此被誉为疫苗学的第三次革命，为抗原结构不明确、治疗效果不佳的传染病的预防带来了希望。

7. 治疗性疫苗 治疗性疫苗主要是自身疫苗，是由病人自身病灶分离出来的病原体制成的死菌苗，常用于慢性、反复发作性的细菌性疾病的治疗。患者临床材料表明，疫苗可与药物起协同作用，可增强其免疫应答，促进患者的康复。

（二）类毒素

外毒素在 0.3%～0.4% 甲醛液处理 3～4 周后，失其毒性而保留其抗原性，加入磷酸铝或氢氧化铝等佐剂，就制成吸附精致类毒素。因其在体内吸收较慢，因此能长时间刺激机体产生免疫应答，以增强免疫效果，可减少接种的次数与剂量。常用的有白喉、破伤风等类毒素。白百破三联疫苗是将百日咳鲍特菌死疫苗与白喉、破伤风两种类毒素混合制成的。

二、人工被动免疫

人工被动免疫是机体接种含有特异性抗体的免疫血清、纯化的免疫球蛋白抗体或细胞因子等免疫制剂，使机体即刻获得特异性免疫的过程。即将现成的免疫力转移给机体的方法。其特点是：免疫出现快，立即生效。由于这些免疫物质不是患者自己产生的，故维持时间短。人工被动免疫主要用于传染病的紧急预防和治疗，两种人工免疫的比较见表 15－1。

表 15－1　两种人工免疫的比较

区别要点	人工主动免疫	人工被动免疫
免疫物质	抗原	抗体或细胞因子等
接种次数	1～3 次	1 次
免疫出现时间	慢，1～4 周开始出现	快，立即出现
免疫维持时间	长（数月～数年）	短（2～3 周）
用途	主要用于预防	主要用于紧急预防和治疗

（一）抗毒素（antitoxin）

抗毒素是用细菌类毒素多次给马进行免疫，等到马体内产生高效价抗毒素后，采血分离出血清，并从中提取免疫球蛋白，经提纯、浓缩、精制而成。抗毒素能中和细菌的外毒素，主要用于外毒素所致疾病的紧急预防和治疗。临床上常用的有肉毒抗毒素、破伤风抗毒素、白喉抗毒素等。由于抗毒素属于异种马的血清，使用时要注意早期、足量和脱敏疗法，谨防 I 型超敏反应的发生。

（二）丙种球蛋白

胎盘丙种球蛋白（placental gammaglobulin）是从健康产妇的胎盘或者婴儿脐带血液中提取丙种球蛋白。血清丙种球蛋白（serum gammaglobulin）是从正常人血清中提取出来的丙种球蛋白。由于大多数成人曾经经历过隐性感染，或患过疾病，或接种过疫苗，故其血清（或胎盘）中可含有多种特异性抗体。因地区、人群不同，其所含抗体的种类和数量也不尽相同。主要用于某些疾病的紧急预防及丙种球蛋白缺乏症和长期放、化疗肿瘤患者的治疗，也可用于烧伤患者预防细菌感染。

（三）特异性免疫球蛋白

特异性免疫球蛋白是专门针对某种特定病原体制备的高效价的特异性抗体，免疫效果好。如乙型肝炎免疫球蛋白（HBIg），用于预防乙型肝炎的母婴传播。

（四）其他的免疫制剂

尽管参与细胞免疫的有关细胞和细胞因子较多，但是由于彼此间的调控关系甚为复杂，细胞免疫制剂在抗菌感染免疫中的应用并不多，主要试用于一些病毒性疾病和肿瘤的治疗，例如集落刺激因子（CSF）、转移因子（transfer factor，TF）、干扰素（IFN）、白细胞介素（IL）、肿瘤坏死因子（TNF）、LAK细胞（lymphokine-activated cell）等。

三、计划免疫

（一）计划免疫（planned immunization）

计划免疫是根据特定传染病的发生规律和疫情监测以及人群免疫状况分析，按照科学的免疫程序，有计划地将各种安全有效的疫苗进行人群免疫接种，以提高人群免疫水平，达到预防、控制和消灭相应传染病的目的。

（二）接种对象和时机

一般预防用的抗原制剂，应根据发病年龄、职业、工作性质、流行地区等，选择最易发病、受疾病威胁最大的人群为主要接种对象。例如麻疹、百日咳、白喉、流脑、脊髓灰质炎等以 1~5 岁的儿童发病率最高，所以相关生物制品的主要接种对象应该是婴幼儿和学龄前儿童。军人和民兵及野外作业的人员，应该接种破伤风类毒素。鼠疫仅在少数地区发生，因此接种对象即为流行区居民。而在炭疽病、布鲁氏菌病发生的疫区，凡与病畜及其产品相接触的人员，均应该进行相关疫苗的预防接种。流行病应在疾病流行季节前接种，并且要合理地有地计划地安排好接种顺序和日程，以免发生干扰现象和不必要的反应。

（三）预防接种须知

接种疫苗后，必须在接种场所休息 15~30 分钟。因为即使正确使用生物制品，也常会出现局部或全身，或轻或重的反应，多数属于正常的免疫生理反应，如局部红肿、淋巴结肿大及短时间发热等。极少数接种疫苗后如出现高热、休克等反应，应及时到医院诊治。

凡有高热、严重的心血管疾病、肾病、肝病、活动性风湿病、活动性肺结核、甲状腺功能亢进、急性传染病、严重高血压病、糖尿病、免疫缺陷病以及正在使用免疫抑制剂的其他疾病的患者，均不宜进行预防接种，以免使原有的疾病加重或发生异常的免疫反应。正值月经期的女性应暂缓接种；孕妇亦不宜预防接种，以免造成流产或早产。

第四节　抗各类病原体感染的免疫特征

一、细菌感染的免疫特征

病原菌侵入机体后，根据其与宿主细胞的关系，可分为胞外菌（extracellular bacteria）和胞内菌（intracellular bacteria）。胞外菌寄居在宿主细胞外的组织间隙和血液、淋巴液、组织液等体液中。胞内菌又分兼性（facultative）和专性（obligate）两大类。兼性胞内菌在宿主体内，主要寄居在细胞内生长繁殖；在体外，也可以在无活细胞的适宜环境中生存和繁殖。专性胞内菌不论在宿主体内或还是在宿主体外，都只能在活的细胞内生长繁殖。由于病原菌与宿主细胞的关系不同，机体抗菌感染的方式也有所差别，现分述如下：

（一）胞外菌感染的免疫

引起人类感染的大多数病原菌都是胞外菌，其致病机制主要是产生外毒素、内毒素和侵袭性胞外酶，并引起局部化脓性炎症反应。侵入机体的胞外菌，首先主要由中性粒细胞吞噬、杀灭。在抗体产生后，特异性体液免疫在抗外菌的感染中发挥重要的免疫效应。

1. 吞噬细胞的吞噬作用　主要是中性粒细胞对胞外菌的吞噬、杀灭作用。其杀菌的机制主要是在无氧条件下，通过溶菌酶、乳酸、乳铁蛋白等物质杀死细菌；在有氧的情况下，则通过 H_2O_2 和髓过氧化物酶杀菌。

2. 体液免疫的作用　胞外菌的细胞壁和荚膜等多糖属于特异性体液免疫 T 细胞非依赖抗原，能直接刺激机体相应的 B 细胞产生 IgM 抗体而发生免疫应答。胞外菌大多数蛋白抗原是 T 细胞依赖抗原，需要抗原递呈细胞（APC）和 $CD4^+$ Th2 细胞的辅助作用才能产生抗体。特异性抗体的作用有：

（1）**阻止病原菌黏附**　病原菌黏附于黏膜细胞表面是大多数病原菌侵入机体的第一步，位于黏膜表面特异性的分泌型 IgA（sIgA），能阻止黏附素与靶细胞表面相应的受体结合，干扰相应病原菌在其黏膜表面黏附定植，在黏膜局部发挥重要的抗感染作用。如抗 P 菌毛的特异性抗体，能阻止致病性大肠埃希菌黏附于泌尿道的黏膜上皮细胞，可防止泌尿系统的感染。

（2）**IgG 抗体通过免疫调理作用促进吞噬细胞吞噬病原菌**　在吞噬细胞、NK 细胞的表面，有 IgG 的 Fcγ 受体，IgG 抗体通过这些 Fcγ 受体与吞噬细胞、NK 细胞结合。通过免疫调理作用促进吞噬细胞吞噬病原菌；通过激活 NK 细胞杀伤靶细胞。IgM 和 IgG 抗体与抗原结合后能激活补体系统，进而促进吞噬细胞的吞噬作用。产生的 C3a、C5a 等，具有趋化因子和过敏毒素作用，能吸引中性粒细胞等向局部聚集和介导急性炎症反应。

　　(3) 中和抗体能中和细菌的外毒素　　外毒素为白喉棒状杆菌、破伤风梭菌等的致病因素，与其相应的抗体 IgG（抗毒素）形成抗原抗体复合物，封闭了外毒素的毒性部分（中和作用），最终被吞噬细胞吞噬清除。由于抗毒素只能中和游离的外毒素，对已经与易感细胞结合的外毒素不起作用。因此，在使用抗毒素时注意要早期足量和脱敏疗法。

　　3. 细胞免疫的作用　　参与胞外菌免疫应答的 T 细胞主要是 $CD4^+Th2$ 细胞，能产生多种细胞因子、趋化吸引和活化中性粒细胞等，促进吞噬细胞的吞噬和杀伤作用，并引起局部炎症反应。

　　此外，在感染早期，具有超抗原特性的葡萄球菌肠毒素、链球菌的致热外毒素等，是多克隆淋巴细胞激活剂，仅少量就足以产生足量的细胞因子清除病原菌。与此同时如果产生过量，并有针对自身抗原的克隆抗体，通过交叉免疫反应而出现超敏反应，可导致自身的免疫损伤。A 群链球菌感染后的风湿热和肾小球肾炎最为典型。

　　机体虽然在充分发挥抗菌免疫作用，但是胞外菌也可以通过诱导巨噬细胞凋亡、分泌抗吞噬的荚膜、分泌弹性蛋白酶灭活 C3a、C5a、产生分解 IgA 的蛋白酶、菌毛不断发生突变等机制来逃避和抵抗机体的免疫杀伤作用。

（二）胞内菌感染的免疫

　　在医学上有不少重要的专性和兼性胞内菌。由于胞内菌的毒力低，才使其感染的潜伏期较长、发病呈慢性过程（否则宿主细胞快速死亡将使其失去赖以生存的微环境），有利于和宿主细胞长期共存，持续的刺激形成了胞内菌常有的肉芽肿病变特征。肉芽肿既能阻挡病菌的扩散，同时也多伴有迟发型超敏反应，通过病理性免疫损伤而致病。由于特异性抗体不能进入细胞内发挥作用，因此，胞内菌感染主要是以 T 细胞为主的细胞免疫。

　　1. 吞噬细胞的吞噬作用及 NK 细胞和 γδT 细胞的杀菌作用　　中性粒细胞和 NK 细胞在胞内菌感染早期发挥抗菌作用。侵入机体的胞内菌，首先主要由吞噬细胞吞噬、消灭。NK 细胞可有效杀伤和控制胞内菌感染，其释放的 IFN - γ，能去除胞内菌逃避机制对巨噬细胞的吞噬、杀灭的抑制作用。在特异性细胞免疫产生之前，单核巨噬细胞虽然吞噬了病原菌，却很难发挥杀菌作用。γδT 细胞是皮肤黏膜局部参与早期抗感染免疫的主要效应细胞，被视为抵御胞内菌感染的第一道防线，可杀伤胞内菌感染的靶细胞。活化的 γδT 细胞通过分泌多种细胞因子发挥免疫调节作用和介导炎症反应。

　　2. 细胞免疫的作用　　$CD4^+Th1$ 细胞可产生众多细胞因子，其中的 IFN - γ 是巨噬细胞最强激活剂，使其吞噬胞内菌和杀伤力大为增加。尚能活化 CTL 和引起迟发型超敏反应，有利于对胞内菌的清除，也是形成免疫损伤的主要原因，如结核空洞的形成、肠热症中的肠穿孔等。CTL 能直接将穿孔素（perforin）和颗粒酶（granulozyme）介入胞内菌感染细胞，破坏其完整性，使病原菌散出，再由抗体等调理后，由吞噬细胞吞噬消灭。

3. 体液免疫的作用　分泌型 IgA（sIgA）存在于多种体液中，通过在黏膜局部干扰相应病原菌在其黏膜表面黏附定植而发挥重要的抗感染作用。

胞内菌也可以通过阻止吞噬体与溶酶体的融合、选择无杀伤力的细胞寄居等机制来逃避和抵抗机体的免疫杀伤作用。

二、病毒感染的免疫特征

（一）非特异性抗病毒免疫

病毒的抗感染的免疫特性除了具有抗菌免疫的共性外，还具有其特殊性。机体的抗病毒免疫为非特异性免疫和特异性免疫协同作用。非特异性免疫在病毒感染早期起限制病毒迅速繁殖及扩散的作用；特异性免疫在抗病毒感染过程中发挥更重要的作用。

1. 天然的不感受性　人与动物对某些病毒具有天然的不感受性，且有种的差异。因为在人或动物的细胞膜上没有该病毒感染所必需的受体。

2. 屏障作用　解剖学的屏障和生物化学屏障，是抗病毒感染的第一道防线，对于阻止病毒接触和吸附及进入宿主细胞起重要作用。

3. 吞噬细胞的作用　巨噬细胞在抗病毒免疫中起阻止病毒感染机体和促进病毒感染恢复的重要作用。巨噬细胞对各种病毒均可进行非特异性杀伤、降解和消化；活化的巨噬细胞还可产生多种淋巴因子，并在其影响下增强杀伤活性。若遇到毒力较强的病毒，巨噬细胞不能将它彻底清除，并将它携带至全身，引起播散。中性粒细胞对病毒感染无防御作用，但在感染早期，可积聚在炎症局部，导致局部氧耗量增高并产酸，对限制病毒增殖和扩散有一定作用。

4. 宿主的年龄及生理状况　婴儿通过胎盘和初乳从母体获得了抗体 IgG 和分泌型 IgA，故六个月内对病毒具有一定的免疫能力，一般不易感染。接受免疫抑制剂治疗、营养不良及内分泌的变化，直接影响机体的免疫功能，影响某些病毒的感染及其感染程度。如儿童感染脊髓灰质炎病毒往往呈轻型或亚临床型，在成年人，尤其是妊娠妇女感染则通常呈麻痹型。妊娠妇女患乙型肝炎，有时病情会恶化。老年人由于免疫功能低下，患带状疱疹病情就比较严重。

5. 炎症和发热反应　炎症既是机体受到刺激时所表现出的一系列局部和全身性的病理过程，也是机体防御病原体入侵的积极的防御性应答，是非特异性免疫综合作用的结果。病毒感染部位引起炎细胞浸润、局部氧利用和酸性产物增加，不利于病毒复制，能限制病毒的扩散。实验证实，降低体温能加重动物病毒感染的病情；升高体温能减轻症状。当超过 37℃时大多数病毒复制受到抑制，因此，发热可能是机体的一种保护性反应，有利于机体的康复。使用药物强制退热将延长病毒感染的康复时间。使用激素，虽然可以控制高热和过强的炎性反应，却往往会加重水痘－带状疱疹等疾病的病情。然而过强的炎症反应和高烧也是病情加重的因素。

6. 干扰素（interferon，IFN）　　干扰素是人或动物细胞在病毒或干扰素诱生剂刺激下，编码干扰素基因被激活而表达产生的一类糖蛋白。具有抗病毒、抗肿瘤及免疫调节等多种生物学活性。

（1）干扰素的种类与性质　　人体的白细胞产生的是 α 干扰素，纤维母细胞产生的是 β 干扰素，T 淋巴细胞产生的是 γ 干扰素，ω 干扰素是 α 干扰素的一个亚型。α 和 β 干扰素称 I 型干扰素，它们的抗病毒作用强于免疫调节和抑制肿瘤。γ 干扰素又称 II 型干扰素，是淋巴因子的一种，其免疫调节和抑制肿瘤的作用强于抗病毒作用。

干扰素的分子是在 2 万～5 万之间。4℃保存时间较长，－20℃可长期保持其活性，可被蛋白酶破坏。I 型干扰素对热（加热 56℃，保持 30 分钟）和酸（pH2）稳定，II 型干扰素则对之不稳定。干扰素具有广谱抗病毒作用，其作用特点是无病毒特异性，有种属特异性。即来源于人体的干扰素，对人体感染的各种病毒均有抗病毒作用，而对其他动物感染的病毒则没有抗病毒作用。反之亦然。

（2）干扰素的诱生　　I 型干扰素的诱生物是双链 RNA（dsRNA），即各种病毒及聚肌胞（poly I：C）；II 型干扰素的诱生物是促有丝分裂原（ConA，PHA）和各种抗原。干扰素的诱生受基因控制。编码人和动物细胞的 I 型干扰素的基因位于人类的第 9 对染色体上，编码 II 型干扰素的基因位于第 12 对染色体上。受干扰素诱生剂作用的巨噬细胞、淋巴细胞及体细胞均可产生干扰素。

（3）干扰素的生物活性　　在病毒感染的几小时后，干扰素即合成并释放到细胞外，扩散到邻近未受感染的细胞膜受体上，限制病毒的扩散、阻止病毒在细胞内增殖，快速发挥抗病毒作用，而且可持续 2～3 天，早于特异性抗体的产生。病毒不同，作用效果也不同；干扰素还能增强 NK 细胞、巨噬细胞、CTL 细胞等的活性，促进吞噬细胞的吞噬与抗原加工呈递功能，增强淋巴细胞对靶细胞的杀伤作用。

（4）干扰素的抗病毒机制　　干扰素作用于邻近细胞的干扰素特异的受体系统，使位于人体细胞的第 21 号染色体长臂远端的抗病毒蛋白（AVP）基因解除抑制，转录并翻译出"抗病毒蛋白质"。这些蛋白质包括蛋白激酶、2′－5′腺嘌呤核苷合成酶和磷酸二酯酶，它们通过降解病毒的 mRNA，抑制病毒蛋白质的翻译、合成等方面发挥抗病毒作用。

7. 自然杀伤细胞　　在病毒感染后 2～3d，NK 细胞聚集到感染灶，经细胞因子活化后，溶解破坏感染细胞。并通过分泌 IFN－γ、IL－2 和 TNF 等细胞因子发挥免疫调节作用，干扰病毒复制和活化吞噬细胞，扩大和增强机体早期抗病毒感染的效应。当 IgG 抗体产生后通过 ADCC 作用产生定向非特异性杀伤作用。

8. γδT 细胞　　γδT 细胞是早期参与皮肤黏膜局部抗病毒感染免疫的主要效应细胞，被视为抵御病毒感染的第一道防线，可杀伤病毒感染的靶细胞。活化的 γδT 细胞通过分泌多种细胞因子发挥免疫调节作用和介导炎症反应。

（二）特异性抗病毒免疫

1. 体液免疫的抗病毒作用　　病毒的抗原性强，一般感染约 1 周后，体内即可产生特异性抗病毒抗体，主要是中和抗体。中和抗体和病毒表面抗原结合，导致病毒表面蛋白质构型发生改变，阻止其吸附于敏感细胞，使其丧失感染性，从而阻断病毒的感染与扩散。但中和抗体不能直接杀灭病毒，在补体、NK 细胞和巨噬细胞等参与下，这些抗体和病毒的结合物就易被吞噬细胞吞噬、降解；或通过激活补体使靶细胞溶解；或通过 ADCC 作用杀灭病毒。这也是机体灭活游离病毒的主要方式。IgG 是主要的中和抗体，IgM 出现于病毒感染和疫苗接种的早期，是近期感染的标志，有中和病毒的作用，但不如 IgG 强。分泌型 IgA（sIgA），可在黏膜局部发挥抗病毒作用。

2. 细胞免疫的抗病毒作用　对进入细胞的病毒，细胞免疫发挥重要作用。细胞免疫功能减弱或缺陷的人，可发生严重的水痘和疱疹病毒感染，接种牛痘疫苗或麻疹活疫苗可引起严重反应。

细胞免疫中起重要作用的是：①杀伤性 T 细胞（CTL）可溶解已感染病毒的靶细胞，释出的病毒则可被特异性抗体中和消灭，但受组织相容性复合体（MHC）的限制。②NK 细胞通过自然杀伤和 ADCC 发挥的细胞毒作用，在机体抗病毒感染中起重要作用。由辅佐细胞或 NK 细胞所产生的 IFN 可协同 NK 的抗病毒作用。此外，病毒感染细胞表面的病毒抗原和其他表面分子使其对 NK 的杀伤细胞作用变得更加敏感。③巨噬细胞受淋巴因子作用而吞噬和杀伤病毒能力增强。MΦ 还能促进淋巴细胞产生干扰素，抑制病毒增殖。MΦ 还分泌 IL-1，促进 T 细胞的活化。细胞免疫应答出现较早（感染后 1~2h），一般与疾病的恢复密切相关。

（三）抗病毒免疫持续时间

病毒的种类不同，引起免疫持续的时间也各异。一般病毒抗原性单一、型别不多、潜伏期较长、并伴有全身性感染，尤其是出现显著病毒血症者，一次感染后往往可获得强而持久的免疫力，甚至可获得终身免疫，如麻疹及天花病毒等；病毒型别很多，抗原易发生变异，感染只限于局部或黏膜表面，无病毒血症期，往往仅获得短暂的免疫，宿主可多次感染，如流感病毒等。

三、真菌感染的免疫特征

真菌在自然界分布广泛，临床上真菌病的发病率却较低，说明人体对真菌有较强的天然免疫力。抗真菌免疫，至今了解甚微。首先是机体的非特异性免疫发挥作用，刺激机体产生的特异性免疫应答有保护作用，其中以细胞免疫为主，同时可诱发迟发型超敏反应。

（一）非特异性免疫

非特异性免疫包括皮肤黏膜的屏障作用、正常菌群的阻滞作用和单核巨噬细胞及中性粒细胞的吞噬作用。皮肤分泌的短链脂肪酸和乳酸有抗真菌作用，儿童皮脂腺发育不够完善易患头癣。阴道分泌的酸性分泌物有抑制白假丝酵母菌的能力。长期应用广谱抗生素可造成菌群失调，导致真菌感染。血液中转铁蛋白（Transferrin）扩散至皮肤角质层也有抑制真菌的作用；中性粒细胞和单核巨噬细胞的吞噬作用，但被吞噬的真菌孢子并不能完全被杀灭，有的还导致细胞浸润，组织增生形成肉芽肿，甚至随吞噬细胞游走造成深部组织和器官的感染。此外，正常体液中的抗菌物质如 IFN－γ、TNF 等细胞因子在抗真菌感染方面也具有一定的作用。

（二）特异性免疫

缺乏 T 细胞的患者，真菌感染的发病率增高，在播散性真菌感染常会发现 T 细胞功能低下。T 细胞分泌的淋巴因子能加速表皮角化和皮屑形成，真菌随皮屑脱落而被排除。真菌感染多呈慢性，以 T 细胞为主的迟发型超敏反应引起免疫病理损伤，能局限和消灭真菌以终止感染。真菌感染中细胞免疫是机体排菌杀菌及复原的关键，一般 DTH 反应强度与体内菌量呈反比，如 DTH 阴性则菌量增加，病情严重，而经治疗又转阳性，说明治疗见效，预后良好。

体液免疫对部分真菌感染有一定保护作用，如特异性抗体可阻止真菌转为菌丝相以提高吞噬细胞的吞噬率；抗新型隐球菌荚膜特异性抗体 IgG 对吞噬细胞有调理作用；抗白假丝酵母黏附素抗体与菌表面甘露聚糖复合体结合而阻止该菌黏附宿主细胞；全身性白假丝酵母菌感染，尽管其迟发型超敏反应阳性，或通过被动转移致敏淋巴细胞，还必须同时输入特异抗体才起保护作用。而 DTH 阴性者即使有抗体，也不能起保护作用，表明抗体必须在具有良好的细胞免疫基础的机体内才发挥保护作用。

第五节 感染性疾病的免疫学检测

病原体能引起各种感染和传染病，因而对病原体作出准确鉴定，能为感染性疾病的诊断、治疗和流行病学调查等提供可靠的依据。尽管分子生物学技术聚合酶链反应（PCR）等已用于一些疾病的早期、快速诊断，但是免疫学检测在临床感染性疾病的诊断中仍然发挥着重要的作用。常见感染性疾病的免疫学检测项目介绍如下：

一、细菌性感染疾病的免疫学检测

1. 链球菌属感染　抗链球菌溶血素"O"（ASO），效价在 1：400 以上时有诊断意义，可用胶乳凝集试验法、免疫散射比浊法。还可以做抗链激酶、抗透明质酸酶（ADH）、抗 DNA 酶（BDNA－B）、抗链球菌多糖体（ASP）等实验。

2. 伤寒沙门菌感染　肥达氏凝集试验（Widal's test）诊断标准：伤寒：O 抗体效价 ≥1：80，H 抗体凝集效价 ≥1：160；甲、乙型副伤寒：H 抗体效价 ≥1：80 有诊断意义。带菌者检查：筛查 Vi 抗体，若效价 ≥1：20 则为阳性。抗体：SPA 协同凝集、放射免疫（RIA）、酶联免疫吸附试验（ELISA）检测。

3. 结核分枝杆菌感染　结核菌素试验：皮内试验。抗原抗体：ELISA、斑点免疫层析技术检测。

4. 梅毒钩端螺旋体感染　抗体：性病研究实验室实验（VDRL）、快速血浆反应素环状卡片实验（RPR 实验）、不加热血清反应素实验（USR 实验）、甲基胺红实验（TRUST）、荧光密螺旋体抗体吸收实验（FTA - ABS）、梅毒螺旋体血凝实验（TPHA）、梅毒螺旋体制动（TPI）实验、ELISA、免疫印迹实验（WB）、免疫荧光技术（IF）检测。

二、病毒性感染疾病的免疫学检测

1. 甲型肝炎病毒感染　抗原和抗体：化学发光、ELISA 检测；病毒颗粒：免疫电镜检测。

2. 乙型肝炎病毒感染　抗原、抗体检测：化学发光法、固相放射免疫法（SPRIA）、RIA、反向间接血凝试验（RPHA）和 ELISA 检测。

3. 丙型肝炎病毒感染　抗体：ELISA 检测。

4. 丁型肝炎病毒感染　抗体：RIA 或 ELISA 检测。

5. 戊型肝炎病毒感染　抗体：ELISA 检测。

6. 流感病毒感染　抗原：IF 或酶标记技术检测。抗体：血凝抑制试验、补体结合试验、时间分辨免疫荧光技术检测。

7. 禽流感病毒感染　抗原：ELISA、血凝试验、血凝抑制试验、琼脂免疫扩散试验、神经氨酸抑制试验检测。抗体：IF、ELISA、斑点 - ELISA（Dot - ELISA）法检测。病毒：胶体金免疫层析技术检测。

8. 轮状病毒感染　抗原：ELISA、胶体金、免疫酶斑点试验。抗体：ELISA、胶乳凝集试验、速率散射比浊法检测。RNA：聚苯烯酰胺凝胶电泳法检测。

9. 冠状病毒（SARS - CoV）感染　抗体：酶免疫技术、IF、中和试验、ELISA 法检测。

10. 人类免疫缺陷病毒 - I 型（HIV - I 型）感染　抗原：ELISA 检测衣壳蛋白 P24。抗体：RIA、明胶凝集试验、ELISA、间接免疫荧光试验法检测，WB 检测进行确认。

三、寄生虫感染的免疫学检测

1. 血吸虫感染　抗原：ELISA；抗体：皮内试验、尾蚴膜反应试验、间接血凝试验（IHA）、ELISA、酶联免疫印迹实验（ELIB）、金标免疫渗滤法、免疫层析法。

2. 猪囊尾蚴感染　抗体：IHA、胶乳凝集、ELISA、Dot - ELISA 检测。

3. 疟原虫感染感染　抗体：间接免疫荧光法、ELISA 及 RIA 检测。

四、（TORCH）先天性感染的免疫学检测

TORCH：是指可导致先天性宫内感染及围产期感染而引起围产儿畸形的病原体，它是一组病原生物的英文名称缩写。

1. "To" 即刚地弓形虫（toxoplasma，TOX）　抗体：ELISA、间接免疫荧光法检测。

2. "R" 即风疹病毒（rubella virus，RUV） 抗体：血凝抑制试验、中和试验或补体结合法检测。

3. "C" 即巨细胞病毒（HCMV） 抗原：WB、免疫酶或 IF 检测。抗体：用 ELISA 检测。DNA：WB 检测。

4. "H" 即单纯疱疹病毒（HSV） 抗原：ELISA、IF 检测。抗体：中和试验、补体结合试验、间接免疫荧光试验检测。

本章小结

　　机体的免疫是由非特异性免疫和特异性免疫构成。前者在出生时就已经存在，反应快，但强度低。后者产生需一定时间，但强度高。非特异性免疫由屏障结构、非特异性免疫细胞、体液中抗病原体的非特异性免疫分子等因素构成。特异性免疫包括细胞免疫和体液免疫。病原体感染机体时，因其种类不同，表现的免疫特征也各异。机体在抗感染免疫的过程中，非特异性免疫首当其冲发挥作用。若进入机体的病原体数量少，单凭非特异性免疫就可及时将之消灭。反之，若侵入的病原体众多，则伴随着特异性免疫的相继产生，两者相辅相成、相互配合，共同清除病原体，发挥抗感染的免疫作用。特异性免疫的效应产物发挥的增强免疫作用，还能扩大至非特异性免疫中的吞噬细胞、NK 细胞等功能。机体在充分发挥抗感染免疫的同时，也会导致不同程度的病理损伤。因此，为了预防感染和消灭传染病，必须熟悉感染性疾病的免疫学检测方法，并进行人工免疫。

思 考 题

1. 试述非特异性免疫和特异性免疫的概念和构成。
2. 机体在抗各种病原体感染的免疫中是如何发挥作用的？有何特征。
3. 人工主动免疫和被动免疫的概念及常用的生物制品的作用。
4. 感染性疾病常见的免疫检测项目有哪些。

第十六章　超敏反应性疾病及其免疫检测

知识要点

1. 掌握超敏反应的概念和Ⅰ型超敏反应的常见疾病及防治原则。
2. 熟悉各类超敏反应的常见疾病及免疫学诊断。
3. 了解各类超敏反应的机制。

　　超敏反应（hypersensitivity）又称变态反应，是指机体再次接受相同抗原刺激后，发生的以组织细胞损伤或生理功能紊乱为主的特异性免疫应答。超敏反应本质属免疫应答，具有特异性和记忆性。引起超敏反应的抗原称为变应原（allergen）。根据超敏反应发生的机制和临床特征，将其分为四型：Ⅰ型超敏反应，即速发型超敏反应；Ⅱ型超敏反应，即细胞毒型或细胞溶解型超敏反应；Ⅲ型超敏反应，即免疫复合物型或血管炎型超敏反应；Ⅳ型超敏反应，即迟发型超敏反应。

知识链接

　　免疫应答就像一把双刃剑，一方面能及时清除异物，维持机体内环境稳定；另一方面又可以对机体造成损伤。超敏反应的本质属免疫应答，但它是一种对机体不利的（可造成机体损伤）、病理性的免疫应答。

第一节　Ⅰ型超敏反应

　　Ⅰ型超敏反应又称速发型超敏反应或过敏反应，是临床上最常见的一类超敏反应。其主要特点是：①反应发生快，消退也快；②由IgE抗体介导，补体不参与；③常引起生理功能紊乱，无明显的组织细胞损伤；④具有明显个体差异和遗传倾向。

一、参与反应的主要成分和细胞

　　1. 变应原　引起Ⅰ型超敏反应的变应原种类繁多，常见的有吸入性变应原（如植物花粉、真菌、螨及排泄物、动物皮屑等）、食物变应原（如鱼、虾、蛋、乳及食品添加剂等）、药物（如青霉素、普鲁卡因等）及某些化学物质等。

2. 抗体 引起Ⅰ型超敏反应的抗体主要是IgE，其主要由鼻咽、扁桃体、气管及胃肠道等处黏膜固有层淋巴组织中的浆细胞合成。IgE为亲细胞抗体，能与肥大细胞和嗜碱性粒细胞上的IgEFc受体结合，使该细胞致敏。正常人血清中IgE水平极低，而过敏体质者血清IgE可高于正常人1000~10000倍。

3. 细胞 参与Ⅰ型超敏反应的细胞主要是肥大细胞、嗜碱性粒细胞及嗜酸性粒细胞。肥大细胞和嗜碱性粒细胞胞质中有大量嗜碱颗粒，颗粒中含有多种生物活性介质，同时在细胞表面还具有高亲和力的IgEFc受体，可与IgE结合，结合后的细胞称致敏靶细胞。嗜酸性粒细胞通过释放组胺酶、芳基硫酸酯酶、磷脂酶等，灭活生物活性介质，从而在Ⅰ型超敏反应中起负调节作用。

4. 生物活性介质 肥大细胞和嗜碱性粒细胞释放的活性介质可分为两类：①预存于细胞颗粒内的介质：肥大细胞和嗜碱性粒细胞活化后，脱颗粒释放出颗粒中原有的活性介质，如组胺、激肽原酶等，这些活性介质具有使小静脉和毛细血管扩张、管壁通透性增强，刺激支气管、胃肠道等处平滑肌收缩，促进腺体分泌等生物学效应。②新合成的介质：肥大细胞和嗜碱性粒细胞活化，引起细胞内磷脂代谢过程变化，合成新的介质并释放胞外，新合成的介质主要有白三烯、前列腺素、血小板活化因子等。实验证明，肥大细胞经IgE抗体桥联激活后，还可释放多种细胞因子，浸润的淋巴细胞、单核-吞噬细胞也能释放多种细胞因子，如TNF、IL-1、IL-6等，这些细胞因子与Ⅰ型超敏反应的"迟发相"反应有关。

二、发生机制

Ⅰ型超敏反应的发生过程分为三个阶段，即致敏阶段、发敏阶段和效应阶段(图16-1)。

(一) 致敏阶段

变应原通过不同途径初次进入机体，可刺激B细胞分化为浆细胞，产生特异性IgE类抗体。IgE通过其Fc段与肥大细胞和嗜碱性粒细胞表面的IgE Fc受体结合，形成致敏靶细胞，使机体处于对该变应原的致敏状态。致敏状态的持续时间可因变应原及个体差别而异，一般可维持半年至数年之久。若无同样变应原再次刺激，致敏状态可逐渐消失。

(二) 发敏阶段

当相应变应原再次进入处于致敏状态的机体时，即与致敏的肥大细胞及嗜碱性粒细胞上的IgE特异性结合。二价或多价变应原与致敏靶细胞上两个以上相邻的IgE分子结合，使膜相邻的IgEFc受体因IgE搭桥联接而发生移位、变构，使细胞活化，从而导致细胞膜通透性增加，胞浆内颗粒排出，释放组胺、激肽原酶、白三烯、前列腺素和血小板活化因子等活性介质。

（三）效应阶段

由肥大细胞和嗜碱性粒细胞释放的生物活性介质作用于效应组织和器官，致使出现机体生理功能紊乱，基本变化为：①平滑肌收缩：以气管、支气管及胃肠道平滑肌为甚，表现为呼吸困难、腹痛等。②毛细血管扩张，通透性增加：导致血浆外渗，局部水肿及嗜酸性粒细胞浸润为主的炎症，严重的可致休克。③黏膜腺体分泌增加：表现为流泪、流涕、痰多、腹泻等。④刺激感觉神经：引起强烈瘙痒。

根据 I 型超敏反应发生的速度，可将其分为"速发相"和"迟发相"。前者在机体再次接触变应原后几秒钟、几分钟或十几分钟发作，并迅速消退；后者一般在机体再次接触变应原数小时后发生，持续 24 小时后逐渐消退，主要由新合成的介质如白三烯、血小板活化因子和某些细胞因子引起。

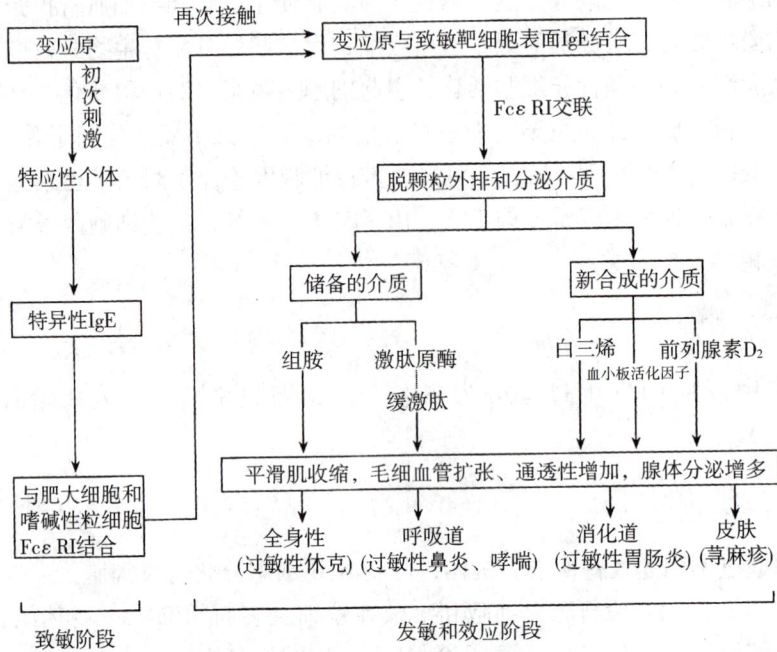

图 16 - 1　I 型超敏反应发生机制示意图

三、临床常见疾病

（一）过敏性休克

过敏性休克是最严重的 I 型超敏反应，致敏患者往往在接触变应原后数秒至数分钟内即出现严重的临床症状，主要表现为胸闷、气急、呼吸困难、面色苍白、脉搏细速、血压下降等，严重者如不及时抢救可致死亡。常见的有药物和异种动物免疫血清导致的过敏性休克。

1. 药物过敏性休克　如青霉素、普鲁卡因、链霉素、头孢菌素、有机碘等药物可引起过敏性休克，但以青霉素过敏性休克最为常见。青霉素是小分子半抗原，本身无免疫原性，但其降解产物青霉噻唑醛酸和青霉烯酸极易与人体组织蛋白结合而成为完全抗原，刺激机体产生 IgE，使机体致敏。当机体再次接触青霉素时即可诱发过敏反应，严重者导致过敏性休克，甚至死亡。值得注意的是，临床上偶见少数个体在初次注射青霉素时发生过敏性休克现象，这可能与曾经使用过被青霉素污染的医疗器械或吸入空气中青霉菌孢子而使机体处于致敏状态有关。

2. 血清过敏性休克　临床上应用动物免疫血清如破伤风抗毒素、白喉抗毒素治疗或紧急预防疾病时，有些患者因曾经注射过相同的血清制剂已被致敏而发生过敏性休克，所以使用前一定要做皮试。

（二）呼吸道过敏反应

少数人吸入花粉、尘螨、真菌孢子、动物皮屑等，可出现过敏性鼻炎或支气管哮喘等过敏性疾病。前者由于鼻黏膜水肿、腺体分泌增加而出现流涕、喷嚏等症状，后者由于支气管平滑肌痉挛而表现出呼吸困难、哮喘。

（三）消化道过敏反应

少数人在进食鱼、虾、蛋、乳等食物，或服用某些药物后，可发生过敏性胃肠炎，出现恶心、呕吐、腹痛、腹泻等症状。研究发现，此类患者胃肠道分泌型 IgA 含量明显减少，并伴有蛋白水解酶缺乏。

（四）皮肤过敏反应

有些人因摄入或接触某些食物、药物、花粉、肠道内寄生虫及寒冷刺激等出现皮肤过敏反应，引起荨麻疹、湿疹和血管神经性水肿等疾病。

四、防治原则

（一）避免接触变应原

可通过详细询问过敏史和皮肤过敏试验来确定变应原，避免再次接触，但有些变应原难以检出。

（二）脱敏注射

对必须使用抗毒素血清治疗疾病而皮肤试验又呈阳性反应的患者，可采用小剂量、短间隔（20～30 分钟）、多次注射的方法进行脱敏治疗。此方法原理可能是微量变应原进入体内，使部分肥大细胞和嗜碱性粒细胞释放少量活性介质，但因释放的量少，不足以引起明显的临床症状，且少量的活性介质可及时被灭活，不会在体内积累。经少量、短间隔、多次注射抗毒素后，可使体内致敏细胞分期分批脱敏，以致最终全部解除致敏状态。随后再大量注射抗毒素就不会出现过敏性休克。但这种脱敏状态是暂时的，经一定时间后，肥大细胞和嗜碱性粒细胞又重新形成新的颗粒，机体又回复致敏状态。以后再用抗毒素血清时，仍需做皮肤试验。

（三）减敏疗法

对已查明而难以避免接触的变应原如花粉、尘螨等，患者可采用减敏疗法，即采用小剂量变应原，间隔一周左右，反复多次皮下注射的方法，使机体产生大量特异性 IgG 抗体，该抗体可阻止经自然途径进入机体的变应原与致敏细胞表面的 IgE 结合，从而防止 I 型超敏反应的发生。这种特异性 IgG 抗体被称为封闭性抗体。

（四）药物治疗

使用药物切断或干扰变态反应的某个环节，从而防止或减轻反应的发生。①抑制生物活性介质合成与释放的药物，如色甘酸二钠可稳定肥大细胞膜，减少活性介质的释放。肾上腺素、异丙肾上腺素、甲基黄嘌呤、氨茶碱等药物能提高细胞内 cAMP 浓度，抑制组胺等活性物质的释放。②生物活性介质拮抗药物，如苯海拉明、氯苯吡胺（扑尔敏）、异丙嗪等抗组胺药物，可与组胺竞争结合效应细胞表面的组胺受体，抑制组胺活性。③改善效应器官反应性的药物，如肾上腺素可收缩小血管、毛细血管并解除支气管平滑肌痉挛，用于过敏性休克的抢救。

第二节　Ⅱ型超敏反应

Ⅱ型超敏反应是由 IgG 或 IgM 类抗体与靶细胞表面相应抗原结合后，在吞噬细胞、NK 细胞或补体参与下，引起的以细胞溶解或组织损伤为主的病理性免疫反应，故又称细胞毒型或细胞溶解型超敏反应。

一、发生机制

诱发Ⅱ型超敏反应的靶细胞表面抗原可分为 4 类：①同种异型抗原：如血型抗原。②修饰的自身抗原：在感染或理化因素的作用下，某些自身成分结构发生改变，以致被免疫系统视为"非己"成分。③异嗜性抗原：如链球菌胞壁的成分与心脏瓣膜、关节组织之间有共同抗原，可发生交叉反应，引起自身组织损伤。④吸附于细胞表面的外来抗原：某些药物（青霉素、甲基多巴）、细菌成分、病毒蛋白等进入机体，吸附于组织细胞表面成为完全抗原，进而刺激机体产生抗体，介导靶细胞损伤。

靶细胞抗原刺激机体产生的相应抗体（多为 IgG、IgM）与靶细胞表面的抗原结合，通过 3 条途径杀伤靶细胞：①激活补体致靶细胞溶解。②通过吞噬细胞的调理作用吞噬破坏靶细胞。③通过 NK 细胞的 ADCC 作用，破坏靶细胞。Ⅱ型超敏反应的发生机制见图 16 - 2。

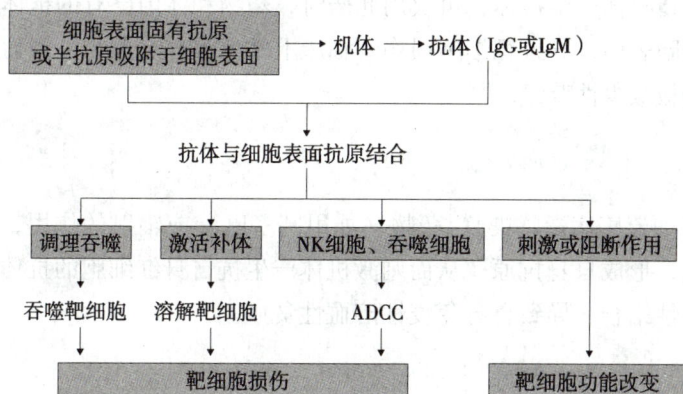

图 16 - 2　Ⅱ型超敏反应发生机制示意图

二、临床常见疾病

(一) 输血反应

多发生于 ABO 血型不符的输血，也可发生于 Rh 血型不合的输血。如误输异型血后，受血者血清中的血型抗体与输入的异型血中的红细胞结合，激活补体导致溶血反应。常出现高热、寒战、心悸、气短、血红蛋白尿、急性肾衰和 DIC 表现等。如果反复多次输入异型 HLA 者的血液，在受血者体内诱发的抗白细胞抗体或抗血小板抗体，与输入血中的白细胞和血小板结合，导致白细胞和血小板破坏，出现非溶血性发热即白细胞输血反应。

(二) 新生儿溶血症

多由母子间 Rh 血型不合引起。Rh⁻ 的妇女由于分娩、流产、输血等原因接受 Rh 抗原刺激，产生抗 Rh 抗体 (IgG 类)。在此情况下妊娠，且胎儿血型为 Rh⁺ 时，孕妇体内的抗 Rh 抗体通过胎盘进入胎儿体内，并与胎儿红细胞 Rh 抗原结合，激活补体，导致胎儿红细胞溶解，引起流产、死产或新生儿溶血症。为了防止新生儿溶血症发生，可在初产妇分娩后 72 小时内注射 Rh 抗体，以阻断 Rh 抗原对母体的致敏，可有效预防再次妊娠时发生新生儿溶血症。因母子间 ABO 血型不符引起的新生儿溶血症很常见，但症状较轻。

(三) 药物过敏性血细胞减少症

此症由于患者服用某些药物 (如青霉素、异烟肼、磺胺、氯霉素和奎尼丁等) 所致，其发病机制有 2 种：①半抗原型：进入体内的药物半抗原吸附于血细胞表面成为完全抗原，刺激机体产生相应抗体，当相同药物半抗原再次进入体内，吸附血细胞并与相应抗体结合，导致血细胞损伤溶解。②免疫复合物型：药物半抗原在体内与血浆蛋白结合成完全抗原，使机体产生抗体，再次用此药时，药物和体内已有的抗体结合成免疫复合物粘附于血细胞表面，导致靶细胞损伤。临床上常见疾病有药物性溶血性贫血、粒细胞减少症和血小板减少性紫癜。

（四）自身免疫性溶血性贫血

由于感染（如流感病毒感染）、药物（如甲基多巴）或辐射的作用，使红细胞膜表面成分发生改变，形成自身抗原，从而刺激机体产生抗自身红细胞的抗体，这些自身抗体与红细胞特异性结合，导致自身免疫性溶血性贫血。

（五）链球菌感染后肾小球肾炎

由于 A 群链球菌与肾小球基底膜存在共同抗原，抗链球菌抗体亦可与肾小球基底膜上的共同抗原结合，使肾小球基底膜溶解破坏；也可因链球菌感染改变了肾小球基底膜结构，刺激机体产生相应自身抗体，与肾小球基底膜上相应抗原结合，引起肾小球肾炎。

（六）甲状腺功能亢进

又称 Graves 病，属于自身免疫性抗受体病，是一种特殊的 II 型超敏反应，即抗体刺激型超敏反应。患者体内产生一种能与甲状腺细胞表面促甲状腺激素受体结合的自身抗体。该抗体并不引起甲状腺细胞破坏，而是持续刺激甲状腺细胞合成分泌甲状腺素，患者表现为甲状腺功能亢进。

第三节　III 型超敏反应

III 型超敏反应是可溶性抗原与相应抗体（主要 IgG、IgM）结合，形成中等大小的可溶性免疫复合物（IC），沉积于局部或全身毛细血管基底膜或组织间隙，通过激活补体，并在血小板、肥大细胞、嗜碱性粒细胞和中性粒细胞的参与下，引起的以充血水肿、局部坏死和中性粒细胞浸润为主要特征的炎症反应和组织损伤，故又称免疫复合物型或血管炎型超敏反应。

一、发生机制

（一）中等大小免疫复合物的形成

可溶性抗原与相应的抗体结合可形成可溶性抗原－抗体复合物，即免疫复合物（IC）。抗原与抗体比例不同，所形成 IC 的大小各异：①当抗原抗体的比例适当时，可形成大分子 IC，易被吞噬细胞吞噬清除；②当抗原（或抗体）高度过剩时，可形成小分子 IC，易通过肾小球滤过排出；③当抗原（或抗体）略多于抗体（或抗原）时，才形成中等大小的 IC，其既不易被吞噬细胞吞噬，也不能经肾小球滤过排出，可随血液长期循环并沉积到毛细血管基底膜上，引起Ⅲ型超敏反应。

（二）免疫复合物的沉积

IC 的沉积与下列因素有关：①血管活性物质的产生和作用：血管活性胺类介质可使血管内皮细胞间隙增大，不仅增加毛细血管壁通透性，还有助于中等大小的 IC 嵌入内皮细胞间隙，沉积于血管基底膜。②局部解剖和血流动力学因素：循环的 IC 易沉积于血流缓慢、易产生涡流且血压较高的毛细血管迂回处，如肾小球基底膜和关节滑膜等处的毛细血管壁基底膜。

（三）免疫复合物沉积后引起的组织损伤

沉积的 IC 并不直接损伤组织，而是通过以下方式引起免疫损伤：①补体作用：沉积的 IC 可激活补体，产生 C3a、C5a 等过敏毒素和趋化因子，致局部的嗜碱性粒细胞和肥大细胞脱颗粒，释放组胺等炎症介质，造成毛细血管通透性增加，导致渗出和局部水肿；并吸引中性粒细胞在炎症部位聚集、浸润。②中性粒细胞作用：局部聚集的中性粒细胞在吞噬沉积的 IC 过程中，释放各种蛋白酶，包括蛋白水解酶、胶原酶、弹性纤维酶等，造成血管基底膜和周围组织损伤。③血小板作用：活化的血小板，释放血管活性胺，导致血管通透性增加，加剧局部渗出性反应；同时血小板聚集，激活凝血机制，可在局部形成微血栓，引起局部缺血和坏死，加重组织细胞的损伤。在Ⅲ型超敏反应中，中性粒细胞浸润并释放溶酶体酶，是引起炎症反应和组织损伤的主要原因。发生机制见图 16 - 3。

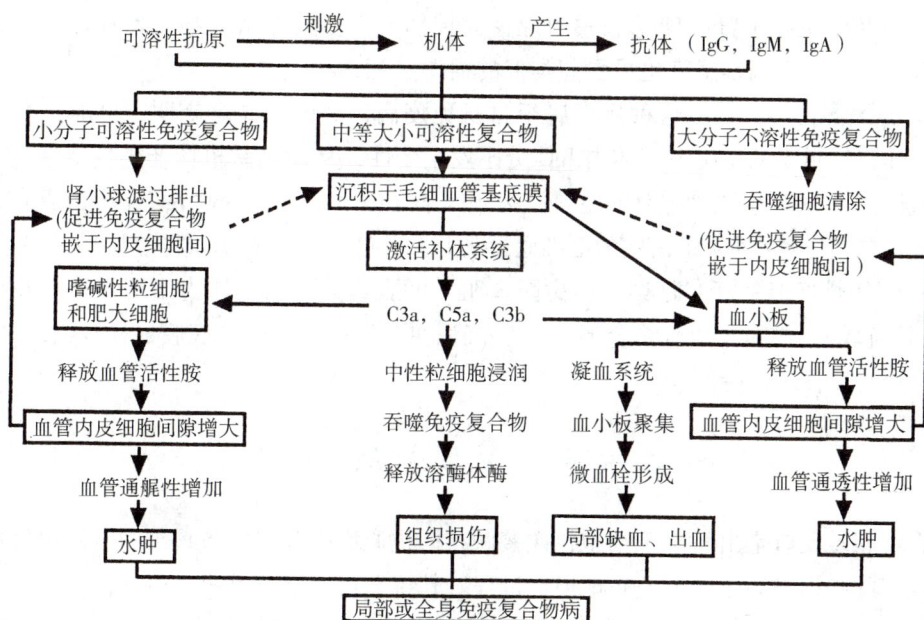

图 16 - 3　Ⅲ型超敏反应发生机制示意图

二、临床常见疾病

（一）局部免疫复合物病

1. Arthus 反应　Arthus 于 1903 年发现，在给家兔皮下反复多次注射正常马血清后，注射局部出现水肿、出血，甚至坏死等剧烈炎症反应。此现象称为 Arthus 反应。这是由于抗原在局部与相应抗体结合形成 IC 沉积在血管基底膜，引起了Ⅲ型超敏反应。

2. 类 Arthus 反应　胰岛素依赖型糖尿病患者局部反复注射胰岛素后，可刺激机体产生抗胰岛素抗体，若再次注射胰岛素，即可在注射部位会出现类似 Arthus 反应的变化，数日后可逐渐恢复。此外，有些人长期大量吸入植物性或动物性蛋白质以及真菌孢子，在肺泡间形成 IC，可引起肺部超敏反应性炎症，即变应性肺泡炎，也属此类反应。

（二）全身免疫复合物病

1. 血清病　治疗白喉或破伤风等外毒素性疾病时，初次注射大剂量抗毒素血清（马血清）后，约经 1~2 周，出现发热、皮疹、关节痛、淋巴结肿大、一过性蛋白尿等临床症状，此称血清病。这是由于大量抗毒素血清进入机体后，刺激机体产生相应的抗马血清抗体，并与体内残留的马血清结合，形成中等大小的 IC 在多部位沉积引起发病。但血清病具有自限性，停止注射抗毒素血清后症状可自行消退。另外，长期使用青霉素、磺胺等药物，也可出现类似症状。

2. 链球菌感染后肾小球肾炎　以 A 群溶血性链球菌感染后多见。部分患者在链球菌感染后 2~3 周可出现急性肾小球肾炎。这是由于链球菌抗原与相应抗体结合形成中等大小的 IC，沉积于肾小球基底膜引起炎症损伤所致。其他微生物如葡萄球菌、肺炎链球菌、乙型肝炎病毒感染也可引起类似的损伤。

3. 类风湿性关节炎　这种疾病属于自身免疫病，病因未完全查明，可能是在病毒或支原体持续感染的情况下，体内 IgG 分子发生变性，从而刺激机体产生抗变性 IgG 的自身抗体（以 IgM 为主），临床称之为类风湿因子（RF）。RF 与变性 IgG 结合形成 IC，并反复沉积在全身多处小关节滑膜的毛细血管壁上，引起炎症性损伤，即类风湿关节炎。

4. 系统性红斑狼疮　此类疾病病因未明，可能是由于患者体内出现多种自身抗体（如抗核抗体），与自身成分结合形成 IC，沉积在全身多处血管基底膜，导致组织损伤，表现为全身多器官病变。

第四节　Ⅳ型超敏反应

Ⅳ型超敏反应是由效应 T 细胞再次接触相同抗原后引起的以单核细胞、淋巴细胞浸润和组织细胞损伤为主的免疫病理损伤过程。其特点：①反应迟缓，通常再次接触相同抗原需要 24~72 小时以后才发生炎症反应，故又称迟发型超敏反应。②由 T 细胞介导，与抗体和补体无关。③病变特征以单个核细胞浸润和组织损伤为主的炎症反应。④无明显个体差异。

一、发生机制

引起Ⅳ型超敏反应的抗原主要是细胞内寄生菌（结核分枝杆菌、麻风分枝杆菌等）、真菌（白假丝酵母菌等）、病毒、寄生虫、药物和化学物质（塑料、染料、油漆、农药等）。

抗原通过不同途径进入机体，使相应T细胞增殖分化为效应T细胞，即效应Th1细胞和效应Tc细胞，当相同抗原再次进入机体，Th1细胞释放趋化因子、IFN-γ、TNF-β、IL-2等细胞因子，造成以单核细胞和淋巴细胞浸润及组织变性坏死为主要特征的炎症反应。效应Tc细胞与靶细胞表面抗原结合，释放穿孔素等介质，导致靶细胞溶解、凋亡。机制见图16-4。

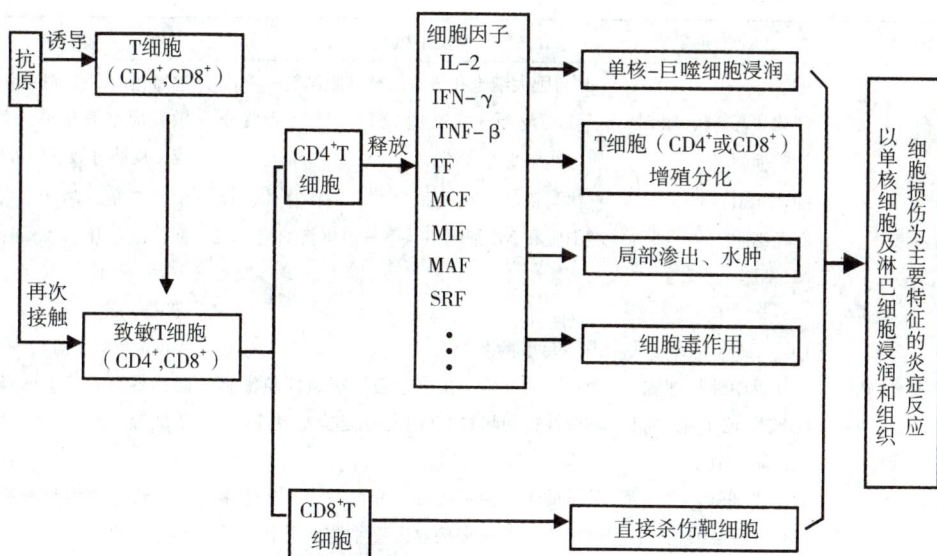

图16-4　Ⅳ型超敏反应发生机制示意图

二、临床常见疾病

（一）传染性超敏反应

在胞内寄生菌和某些病毒、寄生虫、真菌感染的过程中，可以引起以T细胞介导为主的Ⅳ型超敏反应，因为是在传染的过程中发生，故此超敏反应称为传染性超敏反应。由于这种T细胞介导的超敏反应与机体对病原体的清除交织在一起，因此传染性超敏反应的发生往往表明机体已产生对特定病原体的细胞免疫。例如结核菌素试验阳性者表示对结核分枝杆菌已产生免疫力。

（二）接触性皮炎

一些半抗原（如油漆、农药、化妆品）经皮肤进入机体，与表皮细胞的角质蛋白结合形成完全抗原，刺激机体形成相应的效应 T 细胞，使机体致敏，当机体再次接触相同抗原，24 小时后，局部皮肤可出现红肿、皮疹、水疱等症状，48 小时后达高峰，严重者可发生剥脱性皮炎。

（三）其他

同种移植排斥反应、变态反应性脑脊髓炎、甲状腺炎、多发性神经炎等疾病的发生、发展，也有Ⅳ型超敏反应的参与。

综上所述，四种类型的超敏反应各具特征，其型别主要是根据发生机制和参与成分划分的，见表 16 - 1。

表 16 - 1　四型超敏反应的比较

类　　型	参与反应的主要成分	发生机制	常见疾病
Ⅰ型 （速发型）	IgE 肥大、嗜碱、嗜酸性粒细胞	IgE 与肥大细胞和嗜碱性粒细胞结合—再次接触变应原—细胞脱颗粒，释放活性介质—作用于效应器官	过敏性休克；呼吸道过敏反应；消化道过敏反应；皮肤过敏反应等
Ⅱ型 （细胞毒型）	IgG、IgM、补体 吞噬细胞 NK 细胞	抗体与靶细胞表面抗原结合—在补体、吞噬细胞和 NK 细胞参与下—溶解靶细胞	输血反应；新生儿溶血症；血细胞减少症；感染后肾小球肾炎；甲亢等
Ⅲ型 （免疫复合物型）	IgG、IgM、IgA 补体、中性粒细胞、嗜碱性粒细胞、肥大细胞、血小板	中等大小的免疫复合物沉积于血管基底膜—激活补体—在血小板、嗜碱性粒细胞和中性粒细胞的参与下—引起炎症反应	Arthus 反应；血清病；链球菌感染后肾小球肾炎；类风湿性关节炎等
Ⅳ型 （迟发型）	致敏 T 细胞 单核 - 吞噬细胞	致敏的 T 细胞再次接触相同抗原—产生多种细胞因子或直接攻击靶细胞—引起单核细胞浸润为主的炎症反应	感染性迟发型超敏反应；接触性皮炎等

知识链接

1. Ⅰ、Ⅱ和Ⅲ型超敏反应由抗体介导，属体液免疫应答；Ⅳ型超敏反应由 T 细胞介导，属细胞免疫应答。

2. 补体参与Ⅱ、Ⅲ型超敏反应，但必须依赖补体才能致病的只有Ⅲ型超敏反应。

3. Ⅰ型超敏反应一般只引起生理功能紊乱，而Ⅱ、Ⅲ、Ⅳ型超敏反应通常导致机体组织损伤。

4. 同一变应原在不同个体或同一个体可引起不同类型的超敏反应。

5. 在同一个体可能同时存在两种或两种以上的超敏反应。

6. 有时同一疾病也可由不同类型的超敏反应引起。

第五节　超敏反应的免疫学检验

一、皮肤试验

皮肤试验是在皮肤进行的体内免疫学试验，简称皮试。当变应原进入致敏者皮肤时，可与皮肤中的致敏靶细胞上的 IgE 特异性结合，诱发 I 型超敏反应；也可激活致敏 T 细胞，诱导Ⅳ型超敏反应的发生，若在试验局部出现皮肤过敏反应者为阳性，若未出现皮肤过敏反应者为阴性。故此实验常用于 I 型、Ⅳ型超敏反应的检测。

（一）方法

1. 皮内试验　将试验抗原（如青霉素、花粉、血清、结核菌素等）注入皮内，使皮肤形成圆形皮丘，一段时间后观察结果。其包括 I 型超敏反应的皮内试验和Ⅳ型超敏反应的皮内试验（如结核菌素试验）。

2. 挑刺试验　也称点刺试验，主要用于检测 I 型超敏反应。将试验抗原与对照液分别滴于受试者前臂的皮肤上，用针尖透过液滴在皮肤上轻轻点刺一下，以不出血为度，15 分钟后观察结果。

3. 斑贴试验　是将变应原直接贴敷于皮肤表面的方法，常用来检测引起过敏性皮炎及Ⅳ型超敏反应的变应原。

（二）临床意义

①寻找变应原，防治 I 型超敏反应性疾病；②预防药物或疫苗等过敏；③传染性疾病的诊断；④评估机体细胞免疫功能状态；⑤预防皮肤接触性过敏。

二、血清 IgE 检测

IgE 是介导 I 型超敏反应的主要抗体，因此检测血清中总 IgE 或特异性 IgE 有助于诊断 I 型超敏反应性疾病及确定其变应原。

（一）血清总 IgE 的测定

血清总 IgE 是血清中各种抗原特异性 IgE 的总和。正常情况下血清 IgE 含量极低，约 $20 \sim 200 U/ml$（$1U = 2.4mg$）。因此临床上一般选用灵敏度较高、稳定性好的方法进行检测。

1. 测定方法　①免疫比浊法：包括散射比浊法和透射比浊法。②酶联免疫吸附法：常用双抗体夹心法。该法操作简单，灵敏度很高，是目前国内测定血清 IgE 最常用的方法。③化学发光免疫法：此法灵敏度、特异性均较高，现临床上用得较多。

2. 临床意义　血清 IgE 升高多见于特应症（过敏体质）、药物性间质性肺炎、支气管肺曲菌病、麻风、某些寄生虫感染、急慢性肝炎以及 IgE 型多发性骨髓瘤等。

（二）特异性 IgE 的测定

特异性 IgE 指能与某种变应原特异性结合的 IgE，须用纯化的变应原检测与其特异性结合的相应 IgE 抗体，是体外确定变应原的试验。

1. 测定方法　①放射变应原吸附试验（RAST）；②酶联免疫测定法；③免疫印迹测定法。

2. 临床意义　特异性 IgE 的增高对Ⅰ型超敏反应疾病的诊断有重要价值。但也有敏感性比皮试低、检测成本高、花费时间长、需要特殊的检测设备、不同来源的试剂盒因参比血清不同而不易相互比较等缺点。因此，一般情况下不采用，一般用于皮试结果难以确定，需进一步诊断的患者；老人、婴幼儿、孕妇、皮肤病患者对变应原有严重过敏史或正在服用抗过敏药物及重症者等。

三、嗜酸性粒细胞和嗜碱性粒细胞检测

（一）嗜酸性粒细胞计数

嗜酸性粒细胞在外周血中数量不多，正常值为（$0.05 \sim 0.5$）$\times 10^9/L$。嗜酸性粒细胞参与Ⅰ型超敏反应，因此嗜酸性粒细胞增加多见于过敏性疾病，尤其是支气管哮喘和过敏性皮炎，故可将嗜酸性粒细胞计数作为Ⅰ型超敏反应性疾病的诊断参考。

（二）嗜碱性粒细胞检测

1. 嗜碱性粒细胞计数　嗜碱性粒细胞正常值为（$0.02 \sim 0.006$）$\times 10^9/L$。本试验常作为Ⅰ型超敏反应性疾病诊断的筛选试验，阳性率可 $60\% \sim 70\%$，也可作为疗效考查的辅助指标。

2. 嗜碱性粒细胞脱颗粒试验　嗜碱性粒细胞内大量的嗜碱性颗粒，易被碱性染料甲苯胺蓝或阿利新蓝分别染成紫红色或蓝色，便于辨认和计数。若加入变应原，与致敏的嗜碱性粒细胞表面的 IgE 结合，导致细胞质内嗜碱性颗粒脱出，细胞不再着色。根据染色细胞数的减少量，计算细胞脱颗粒指数，进而推测患者是否对该变应原过敏。目前常采用试管法，用血细胞计数板计数九大格内嗜碱性粒细胞数，与对照（不加过敏原）比较，计算出脱颗粒指数，若大于 30% 以上为阳性。

四、抗血细胞抗体的检测

抗血细胞抗体是Ⅱ型超敏反应的主要介质，检测抗血细胞抗体可用于Ⅱ型超敏反应的诊断。检查的抗体主要包括：Rh 抗体、抗红细胞抗体、抗血小板抗体和抗白细胞抗体等。但这些抗血细胞抗体大多属于不完全抗体，这种抗体与相应抗原结合后不会出现凝集现象，故对这些抗体的检测常用直接抗球蛋白（Coombs）试验和间接抗球蛋白（Coombs）试验等。

（一）直接抗球蛋白试验（Coombs' test）

用于检测红细胞表面有无不完全抗体，当患者体内有抗红细胞抗原的不完全抗体时，可与红细胞特异性结合形成致敏红细胞，但由于这种抗体分子较短小，且颗粒性抗原间存在排斥作用，该抗体不能将致敏红细胞有效地连接起来，不能形成肉眼可见的凝集现象。如果加入抗球蛋白血清（完全抗体）即能与红细胞表面的不完全抗体结合，在致敏红细胞之间搭桥，出现肉眼可见的凝集。

（二）间接抗球蛋白试验（Coombs' test）

用已知的不完全抗体检测红细胞上的相应抗原，或用已知抗原的红细胞测定受测者血清中相应的不完全抗体。若有相应的红细胞抗原或不完全抗体，两者结合后使红细胞致敏，再加入抗球蛋白血清，在致敏红细胞之间搭桥，即可出现凝集现象。

五、免疫复合物的检测

Ⅲ型超敏反应的发生主要是中等大小的免疫复合物在机体局部或全身多处毛细血管基底膜的沉积引起的炎症反应。所以检测免疫复合物，对某些疾病的诊断，发病机制的研究，疗效观察等都有一定意义。

免疫复合物在体内可以沉积于组织中，也可在血液中循环。前者常用免疫组化技术，并借助显微镜观察他们在组织中的分布情况。而循环的免疫复合物可通过抗原特异性方法和抗原非特异性方法来检测。

（一）抗原特异性免疫复合物检测技术

抗原特异性免疫复合物的检测是通过检测免疫复合物中的特异性抗原来检测循环免疫复合物。优点是特异性高，但在多数情况下，免疫复合物中的抗原性质并不太清楚，所以此法并不常用。

（二）抗原非特异性免疫复合物检测技术

抗原非特异性免疫复合物的检测仅检测血清中的循环免疫复合物，不考虑形成免疫复合物的抗原性质。常用检测方法有：PEG 比浊法、ELISA 法、细胞法、抗球蛋白技术、补体法等。

（三）临床意义

可用于急性肾小球肾炎、类风湿性关节炎、系统性红斑狼疮、自身免疫性贫血、血管炎等与免疫复合物有关的疾病的诊断、疗效观察和预后判断。

四种类型超敏反应的检测总结见表 16-2。

表 16 – 2　四种类型超敏反应的常用免疫检测项目

超敏反应类型	检测项目
Ⅰ型超敏反应	皮肤试验（皮内法、挑刺法）、血清总 IgE 及特异性 IgE 测定、嗜酸性粒细胞计数、嗜碱性粒细胞计数、嗜碱性粒细胞脱颗粒试验
Ⅱ型超敏反应	抗血细胞抗体的检测、抗基底膜抗体的检测
Ⅲ型超敏反应	免疫复合物的检测
Ⅳ型超敏反应	皮肤试验（结核菌素试验、斑贴试验）

本章小结

　　超敏反应是指已致敏的机体再次接触相同抗原时所发生的生理功能紊乱或组织损伤。根据发生机制及临床特点，将其分为四型，其中Ⅰ、Ⅱ和Ⅲ型超敏反应是由抗体介导的体液免疫应答；Ⅳ型超敏反应是由 T 细胞介导的细胞免疫应答。Ⅰ型超敏反应主要表现为生理功能紊乱，Ⅱ、Ⅲ、Ⅳ型超敏反应均可引起组织损伤。

　　Ⅰ型超敏反应主要由 IgE 介导，因肥大细胞和嗜碱性粒细胞释放的生物活性介质导致机体生理功能紊乱，其发作快，有明显的个体差异和遗传倾向。常见疾病有：过敏性休克，呼吸道过敏反应，消化道过敏反应，皮肤过敏反应等。Ⅰ型超敏反应的免疫检测项目包括：皮肤试验（皮内法、挑刺法）、血清总 IgE 及特异性 IgE 测定、嗜酸性粒细胞计数、嗜碱性粒细胞计数、嗜碱性粒细胞脱颗粒试验等。

　　Ⅱ型超敏反应主要由 IgG、IgM 介导，其直接与靶细胞表面抗原结合，在补体、吞噬细胞和 NK 细胞参与下，导致靶细胞溶解。常见疾病有：输血反应、新生儿溶血症、血细胞减少症、感染后肾小球肾炎、甲亢等。Ⅱ型超敏反应的免疫检测项目包括：抗血细胞抗体的检测、抗基底膜抗体的检测等。

　　Ⅲ型超敏反应由可溶性抗原与抗体（IgG 或 IgM）形成的中分子 IC 介导，通过激活补体，活化血小板，使白细胞聚集，引起炎症反应。常见疾病有：Arthus 反应、血清病、链球菌感染后肾小球肾炎、类风湿性关节炎等。Ⅲ型超敏反应的免疫检测项目主要是免疫复合物的检测。

　　Ⅳ型超敏反应由 T 细胞介导，致敏的 T 细胞再次接触相同抗原，产生多种细胞因子或直接攻击靶细胞，引起单核细胞浸润为主的炎症反应。常见疾病有：感染性迟发型超敏反应、接触性皮炎等。Ⅳ型超敏反应的免疫检测项目包括：皮肤试验（结核菌素试验、斑贴试验）。

　　临床上超敏反应性疾病往往并非单一机制所致，同一变应原可引起不同类型的超敏反应，同一超敏反应性疾病也可由不同的变应原引起。

思 考 题

1. 临床使用青霉素可能引起哪些类型超敏反应？简述其发病机制。
2. 比较Ⅱ型超敏反应与Ⅲ型超敏反应引起的肾小球肾炎的发生机制。
3. 血清过敏性休克属于哪型超敏反应？简述其发病机制及防治办法。
4. 超敏反应的主要检测项目有哪些？

第十七章　其他临床免疫检验

知识要点

1. 掌握自身免疫病、免疫增殖病、肿瘤抗原的概念及免疫检测。
2. 熟悉免疫缺陷病的概念、种类及检验。
3. 熟悉移植排斥反应的概念及类型。
4. 了解移植免疫的检验方法。

第一节　自身免疫病及其免疫检验

一、自身免疫病概述

自身免疫是机体免疫系统能特异性识别自身组织抗原，不产生免疫损伤，这种特异性无应答状态又称为自身免疫耐受。在正常人体内存在多种低效价、低亲和性的自身抗体和自身反应性T细胞，其对于清除体内衰老变性细胞、维持机体内环境的稳定具有重要的生理学意义，其机制与胚胎期的免疫接触有关。当机体免疫系统在某些因素诱发下，对自身抗原产生过度的免疫应答，导致组织损伤或功能障碍，才发生自身免疫病（AID）。

二、常见的自身免疫性疾病

自身免疫疾病的分类方法有多种，其中根据自身免疫应答针对的自身抗原的分布分为器官特异性自身免疫病和非器官特异性自身免疫病两大类。若自身抗原存在于某一特定靶器官（如胰腺、脑、甲状腺和消化道等），称为器官特异性自身免疫病；若自身抗原存在的组织分布于全身，称为非器官特异性自身免疫病，也称为全身性或系统性自身免疫病。

表 17 – 1　常见自身免疫病分类

类别	病名	自身抗原
器官特异性	桥本甲状腺炎	甲状腺球蛋白和甲状腺粒体
	甲状腺功能亢进（Graves 病）	促甲状腺受体
	重症肌无力（MG）	乙酰胆碱受体
	晶状体过敏性眼炎	眼晶体状蛋白
	I 型糖尿病	胰岛素 β 细胞
	胰岛素抵抗	胰岛素受体
	萎缩性胃炎	胃壁细胞
	溃疡性结肠炎	结肠上皮细胞
	多发性硬化症	髓磷脂
	原发性胆汁性肝硬化	胆小管细胞、线粒体
	自身免疫性溶血性贫血	红细胞
	特发性血小板减少性紫癜	血小板
	艾迪生病（Addison 病）	肾上腺细胞
非器官特异性	系统性红斑狼疮（SLE）	细胞胞核成分（DNA、DNP、PNP、Sm）
	类风湿性关节炎	变性 IgG、类风湿相关的核抗原
	干燥综合征（SS）	细胞核（SS – ASS – B）、唾液腺管胞浆线粒体、微粒体、红细胞、血小板
	混合性结缔组织病（MCTD）	细胞核

知识链接

强强为何得了白血病？

　　搬入新居大概四五个月后，强强总说有点头晕、没力气，上楼梯也喜欢让爸爸妈妈抱着，妈妈以为她在撒娇，几天后妈妈发现强强的脸色苍白，不如以前活泼好动，到社区医院查，医生说有点轻度贫血；后转到医院，复查血常规异常，医生经过骨穿检查，诊断为急性淋巴细胞白血病。

　　白血病俗称"血癌"，是儿童最常见的恶性肿瘤，居儿童肿瘤发病的首位（30%）。外因是白血病发病不可缺少的条件。主要包括物理性因素如放射线、紫外线，长期接触患病风险增高 3～10 倍。在化学性因素中，多数白血病与环境污染有关，如劣质家具、装修材料、油漆、镉、沥青中含有些有害的化学物质，如氡、甲醛、苯、氨、苯乙烯、三氯乙烯和石棉等。生物性因素主由病毒和细菌引起，人类对白血病的病毒病因研究已有数十年历史，但至今只有成人 T 细胞白血病肯定是由病毒引起的。

三、自身免疫性疾病的主要免疫学检测

自身免疫病主要以检测血清中的自身抗体为主，也可检测淋巴细胞、免疫复合物和补体等成分，对自身免疫病的诊断有非常重要的意义。

（一）自身抗体的检测

自身抗体是机体免疫系统对自身成分发生免疫应答而产生的针对自身成分的抗体。自身免疫性疾病患者大多数体内均可查出较高滴度的自身抗体，一种自身免疫病可检出多种自身抗体，检出一种自身抗体可涉及多种相关自身免疫病。因此临床要对多种免疫指标综合分析并以此作为自身免疫性疾病诊断、疗效评价和预后估计的依据。自身抗体的检测方法种类繁多，目前临床常用自身抗体检测方法及其临床意义见表 17 - 2。

表 17 - 2　自身抗体的类型、检测方法及其相关疾病

自身抗体的类型	检测方法	相关疾病
抗核抗体	间接免疫荧光法、ELISA	SLE、药物性狼疮、RA、自身免疫性肝炎、桥本甲状腺炎、MG、CTD、SS、PAA（原发性干燥综合征）
抗甲状腺球蛋白抗体	荧光免疫法、ELISA、RIA	桥本甲状腺炎
抗甲状腺过氧化物酶抗体	ELISA	桥本甲状腺炎
抗胃壁细胞抗体	荧光免疫法	恶性贫血、Graves 病、桥本甲状腺炎萎缩性胃炎
抗乙酰胆碱受体抗体	ELISA、RIA	MG
类风湿因子	胶乳凝集法、比浊法、RIA、ELISA	RA、SLE、SS、PSS、冷球蛋白症
抗心肌抗体	荧光免疫法	风湿性心脏病
抗胰岛 β 细胞抗体	ELISA	I 型糖尿病
抗中性粒细胞胞质抗体	荧光免疫法、RIA、ELISA、IBT	SLE、RA、DM（糖尿病）
抗精子抗体	免疫荧光法、ELISA、浅盘微量凝集法、伊红 Y 染色法	不育症、不孕症
抗心磷脂抗体	RIA、ELISA	SLE、自发性流产
抗子宫内膜抗体	荧光免疫法、ELISA、双免疫扩散法、间接血凝法	不孕症、流产、子宫内膜异位症
抗卵巢抗体	荧光免疫法、ELISA、RIA、免疫斑点法	卵巢早衰、不孕症、流产、子宫内膜异位症
抗肾小球基底膜抗体	荧光免疫法	Goodpasture 综合征、狼疮肾炎、增殖性肾炎
抗红细胞抗体	凝集试验、Coombs 试验	新生儿溶血、自身免疫性溶血性贫血
抗血小板抗体	收集法	原发性血小板减少性紫癜
抗肝特异性脂蛋白抗体	ELISA、放射免疫沉淀法、放射免疫自显影法	自身免疫性肝炎

续表

自身抗体的类型	检测方法	相关疾病
抗平滑肌抗体	荧光免疫法、RIA、ELISA、间接血凝试验	原发性胆汁性肝硬化、慢性活动性肝炎
抗线粒体抗体	荧光免疫法、ELISA、RIA	原发性胆汁性肝硬化、慢性活动性肝炎、长期持续性肝阻塞

（二）其他检测

自身免疫病的诊断除检测自身抗体外，还可以进行淋巴细胞检测、狼疮细胞试验、免疫复合物和补体的检测。但此类检测多无特异性见表17-3

表 17-3 其他检测及其相关疾病

其他检测	相关疾病
自身反应性致敏淋巴细胞	溃疡性结肠炎、外周神经炎、实验性变态反应性脑脊髓炎
淋巴细胞数量和比值（CD4/CD8）↑	SLE、RA、MG 自身免疫性溶血性贫血
CD4/CD8↓	原发性胆汁性肝硬化
狼疮细胞试验	SLE 及部分 RA、PSS、肝炎、结节性动脉炎、多发性硬化症和 DM 等
CH50 试验	SLE、自身免疫性血细胞减少症
循环免疫复合物检测（CIC）	SLE、类风湿性关节炎、骨髓炎、痛风、过敏性紫癜、部分肾小球肾炎和血管炎

第二节 免疫增殖性疾病及其免疫检测

免疫增殖病主要指因免疫系统异常增殖所致的一组疾病。增殖细胞种类有 T 细胞增殖、B 细胞增殖及其他淋巴细胞增殖，其中 B 细胞异常增殖引起的免疫球蛋白水平异常增高，免疫功能异常，与免疫学检验关系最为密切，称为免疫球蛋白增殖病。包括良性增生（多克隆增殖）和恶性增生（单克隆增殖）两大类，其中以恶性增生比较多见。

一、常见免疫球蛋白增殖病

免疫球蛋白增殖病分为多克隆免疫球蛋白病和单克隆免疫球蛋白病。单克隆免疫球蛋白增殖病是患者体内单株浆细胞异常增殖出现理化性质均一、异常增多的单克隆免疫球蛋白的疾病，称为免疫球蛋白增殖病，这种单克隆免疫球蛋白又称为 M 蛋白。血清中的 M 蛋白多来源于骨髓浆细胞的恶性增生。这可能与病毒感染或基因突变触发浆细胞增殖有关。若以轻链合成过多，且从尿中检出，称为本周蛋白（B-J 蛋白）。多克隆丙种球蛋白病是指血清中两个克隆以上的浆细胞同时增生，体内多种 Ig 异常增高和/或尿中出现游离轻链或重链的病理现象。

1. 多发性骨髓瘤 多发性骨髓瘤是骨髓内浆细胞异常增生的恶性肿瘤，也称浆细胞瘤。

免疫学特征为血中和尿中出现 M 蛋白，血清中正常 Ig 明显降低，骨髓中不成熟浆细胞比例显著升高。轻链病是多发性骨髓瘤的一个重要亚型。

2. 原发性巨球蛋白血症 原发性巨球蛋白血症是以分泌血清 IgM 的浆细胞恶性增生的疾病。主要表现为五聚体的 IgM 异常增高，血清 IgM 水平可超过 3g/L，常伴有高黏滞血症。

3. 重链病 重链病是由于浆细胞发生突变和异常增生，合成功能障碍，只产生 Ig 的重链或有缺陷的重链，致使血清和尿中出现大量游离的无免疫功能的重链的恶性疾病。目前已发现有 α、γ、μ、δ 四种重链病，但 δ 型极为罕见。

4. 良性单克隆丙种球蛋白病（BMG） 良性单克隆丙种球蛋白病是指正常人血清中出现 M 蛋白，而不伴有浆细胞恶性增殖的疾病。BMG 一般无症状，血清中 M 蛋白含量一般较低，并不呈进行性增加；血中抗体水平及活性正常；血及尿中没有游离的轻链或重链。仅有少数患者可转变为恶性多发性骨髓瘤，当血中或尿中出现本周蛋白，则很可能是一个危险信号。

5. 冷球蛋白血症 冷球蛋白血症是指血中含有冷球蛋白时而表现的疾病。冷球蛋白是指温度低于30℃时易自发聚合，达到4℃时沉淀，加温后又可溶解的免疫球蛋白。这种病理状态多继发于某些原发性疾病，如感染、自身免疫增殖病。

6. 淀粉样变性 淀粉样变性是指淀粉样蛋白纤维以不可溶形式沉积在细胞外导致组织器官结构与功能损伤的全身性疾病。可累及多个的组织和器官，以小动脉、肾小球、肝、脾和肾上腺为主。血液中可出现 M 蛋白，但不能作为疾病的诊断依据。组织活检是淀粉样变性确诊的依据。

二、免疫球蛋白异常增生常用的免疫检测

免疫球蛋白增殖实验室诊断主要依靠血液学和免疫学手段，主要免疫检验项目及方法有：

1. 血清蛋白区带电泳 血清（或尿液）标本中不同性质的蛋白质经区带电泳可明显分开，形成不同的区带，通过正常的电泳图谱进行比较分析，很容易发现患者电泳图谱有一狭窄而浓缩的集中带，即 M 区带。

2. 免疫球蛋白定量测定 应用免疫比浊法定量检测，进行动态观察，已成为免疫球蛋白增殖病的诊断和疗效的判断的重要手段。

3. 免疫球蛋白的分类鉴定 运用免疫电泳技术对血清标本进行区带电泳，继而用特定的抗血清进行免疫扩散，观察其电泳迁移位置与抗原特异性，可进行 M 蛋白的 Ig 类型和其轻链型的鉴定，用抗正常人血清作为对照，为诊断提供依据。

4. 本周蛋白检测 本周蛋白检测是轻链病诊断必不可少的项目，对多发性骨髓瘤、原发性巨球蛋白血症、重链病等的诊断、鉴别和预后判断均有一定的帮助。本周蛋白在 pH5.0 的条件下，加热至50℃～60℃时出现沉淀，继续加热至90℃～100℃后又重新溶解，故称为凝溶蛋白。

5. 冷球蛋白的检测　取患者外周血，分离出血清置4℃冰箱中，一般在24～72h出现沉淀，若一周仍不出现沉淀者才可判断为冷球蛋白阴性。已形成沉淀，再置37℃温育使其复溶，也可将冷沉淀物离心洗涤后作定性与定量分析。

第三节　免疫缺陷性疾病及其免疫检验

免疫缺陷病（IDD）是指由于遗传或其他原因造成的免疫系统中任何一个成分的缺失或功能不全，而导致免疫应答障碍的疾病。其共同特征是：①对各种感染的易感性增加，患者出现反复、持续、严重的感染；②伴发恶性肿瘤的倾向；③伴发自身免疫病者可高达成14%；④免疫缺陷的临床表现复杂多样，病理有明显异源性。

一、免疫缺陷病的分类

免疫缺陷病按其发生的原因和时间，可分为原发性和继发性免疫缺陷病两类。

（一）原发性免疫缺陷病（PIDD）

PIDD是由于遗传缺陷或先天发育异常所致的一类疾病。原发性免疫缺陷病涉及淋巴细胞、吞噬细胞和补体成分缺陷，以婴幼儿时期发病为主，体液免疫缺陷约占50%。见表17-4。

表17-4　原发性免疫缺陷病的分类

分类	代表疾病
B细胞缺陷病	性联无丙种球蛋白、选择性IgA缺陷或IgA和IgG缺陷、性联高IgM综合征
T细胞缺陷病	先天性胸腺发育不全、单纯嘌呤核苷磷酸化酶缺乏症、T细胞缺陷伴有MHC-Ⅰ类或MHC-Ⅱ类分子缺陷
T、B细胞联合缺陷	重症联合免疫缺陷病、毛细血管扩张性共济失调综合征、伴湿疹血小板减少、腺苷酸脱氢酶缺陷
吞噬细胞缺陷	慢性肉芽肿病、白细胞粘附缺陷症、Chediak-Higashi综合征
补体成分缺陷	补体固有成分缺陷、调节因子缺陷、补体受体缺陷

（二）继发性免疫缺陷病（SIDD或AIDD）

SIDD是出生后由多种诱因导致的免疫缺陷病。常见的引起SIDD的因素有：①感染：HIV、EBV、麻疹病毒、结核杆菌、寄生虫的感染。②理化因素：射线、高温、化学试剂、抗肿瘤药物和各种免疫抑制剂破坏免疫细胞等。③营养不良：营养物质摄入不足，影响免疫细胞的发育成熟。④恶性肿瘤：恶性肿瘤可进行性抑制免疫细胞的功能。⑤手术、创伤、烧伤和脾切除等均可引起继发性免疫缺陷。

二、免疫缺陷病的实验室检测

引起免疫缺陷病的原因及临床表现多种多样，检测方法也具有多样性。主要检查方法有：①淋巴细胞计数和外周血象检查。②活组织检查：如骨髓、淋巴结、直肠黏膜等。③病原体检查：有助于 IDD 类型的诊断。④免疫学检查：IDD 主要表现是免疫学特征的异常，因此，检测相关的免疫学指标有利于各类型 IDD 的最终诊断，并为恢复或重建免疫功能提供依据。免疫缺陷病部分检测项目见表 17 – 5

表 17 – 5　免疫缺陷病部分检测项目

免疫缺陷类型	免疫检验项目
原发性 T 细胞缺陷	E 玫瑰花结试验、淋巴细胞转化试验、迟发型皮肤过敏反应
原发性 B 细胞缺陷	血清免疫球蛋白定量测定、mIg 检测、sIgA 测定、抗 IgA 抗体测定等
吞噬细胞功能缺陷	四氮唑蓝（NBT）还原试验、吞噬和杀伤试验
补体缺陷	CH50 测定、C3、C1q、C4、B 因子含量测定、C1 酯酶抑制物测定
获得性免疫缺陷综合症	HIV 抗体、T 细胞亚群（CD4、CD8）检测

IDD 主要临床表现为反复感染，不同类型 IDD 有相对稳定的病原谱，因此检出病原体对推测是哪种类型 IDD，具有一定的参考意义见表 17 – 6

表 17 – 6　常见病原体谱与免疫缺陷类型

免疫缺陷类型	常检出的病原体
B 细胞缺陷	葡萄球球菌、链球菌、肺炎链球菌、流感嗜血杆菌
T 细胞缺陷	结核分枝杆菌、麻风分枝杆菌、李斯特菌、念珠菌、新型隐球菌、肺囊虫、弓形虫、疱疹病毒、水痘病毒、巨细胞病毒
联合免疫缺陷	以化脓菌为主，有时合并胞内寄生病原体感染
吞噬细胞或补体缺陷	化脓菌为主，以葡萄球菌为多见

第四节　肿瘤免疫及其检验

一、肿瘤抗原

肿瘤抗原是指细胞癌变过程中出现的新抗原及过度表达的抗原物质的总称。肿瘤抗原在肿瘤的发生、发展及诱导机体抗肿瘤免疫效应中起重要作用，也可作为肿瘤免疫诊断和免疫治疗的靶分子。目前已在动物以及人类肿瘤细胞表面发现了多种肿瘤抗原。可分为：

（一）肿瘤特异抗原（TSA）

TSA 指肿瘤细胞特有的或只存在于某种肿瘤细胞表面，而不存在相应正常细胞或其他肿瘤细胞表面的抗原。多数为突变基因的产物。人类黑色素瘤、结肠癌和乳腺癌已检测到有肿瘤特异抗原的存在。

（二）肿瘤相关抗原（TAA）

TAA 指肿瘤细胞和正常细胞组织均可表达的抗原，只是其含量在细胞癌变时明显增高。此类抗原在肿瘤细胞的表达量远远超过正常细胞，而无严格的肿瘤特异性，主要有两类。

1. 胚胎抗原　是在胚胎发育阶段有胚胎组织产生的正常成分，在胚胎后期减少，出生后逐渐消失或仅存留极微量。当细胞恶性变时，此类抗原可重新合成，高表达于肿瘤细胞表面，也可分泌和脱落到体液中，成为诊断肿瘤的重要标志物。目前在人类肿瘤中已发现多种胚胎性抗原，其中研究最多的是甲胎蛋白（AFP）和癌胚抗原（CEA）。

2. 分化抗原　分化抗原常表达于正常组织细胞的某一分化阶段，又称为组织特异性抗原。也可作为肿瘤组织来源的诊断标志。

二、肿瘤标记物的检测及临床意义

肿瘤的免疫诊断有两个目的：一是应用免疫学方法检测肿瘤标志物，达到早期诊断和鉴别良、恶性肿瘤鉴别诊断的目的；另一个目的是监测患者机体的免疫状态，为临床对肿瘤治疗效果观察和判断预后提供有价值的实验资料。临床常规血清肿瘤标志物检测及相关的肿瘤见表 17 – 7

表 17 – 7　临床常规血清肿瘤标志物检测及相关的肿瘤

肿瘤标志物	相关的肿瘤
甲胎蛋白（AFP）	肝细胞癌、畸胎瘤
癌胚抗原（CEA）	结肠癌等消化道肿瘤、肺癌、乳腺癌等
绒毛膜促性腺激素（HCG）	葡萄胎、绒毛膜上皮癌
CA（糖链抗原）19 – 9	葡萄胎、结肠癌等
CA125	卵巢癌、乳腺癌等
CA15 – 3	乳腺癌等
CA50	胰腺癌、直肠癌、结肠癌
神经元特异性烯醇化酶	小细胞肺癌、神经母细胞瘤
EB 病毒抗原及抗体	鼻咽癌、B 细胞淋巴瘤
前列腺酸性磷酸酶（PAP）	前列腺癌
前列腺特异性抗原（PSA）	前列腺癌
自身黑色素瘤抗体	黑色素瘤

第五节　移植免疫及其免疫检测

一、概述

应用自体或异体的正常细胞、组织、器官置换病变或功能缺损的细胞、组织、器官，以维持和重建机体生理功能，这种治疗方法称为细胞移植、组织移植和器官移植。提供移植物的个体称为供者，接受移植物的个体称为受者或宿主。根据供、受体间遗传基因的差异，可将组织器官移植分为：

1. 自体移植　移植物取自受者自身，如烧伤者自身皮肤移植，此类移植不会发生移植排斥反应，可终生存活。

2. 同系移植　指遗传基因型完全相同个体间移植，如单卵孪生之间的移植，或同系动物个体之间的移植，移植后不会发生排斥反应。

3. 同种异体移植　指同种不同个体间移植，供、受体间遗传基因型不同或不完全相同，移植后常出现排异反应，临床移植多属于此类型。

4. 异种移植　指不同种属个体间的移植，以动物为供者，人类为受者的移植，由于供、受者间遗传背景差异较大，可产生较强排斥反应。详见表17-8

表17-8　移植种类和命名

移植名称	供者、受者关系	举例
自体移植	同一个体	自体断肢再植、自体皮片移植
同系或同基因移植	同系或同基因的个体间	人的单卵双生子的器官移植、同品系小鼠的皮片移植
同种异基因移植	同种不同基因的个体间	人与人之间的肾移植
		不同品系小鼠间的皮片移植
异种移植	异种动物间	狗的器官移植给猩猩
		猪的器官移植给狗

移植排斥是指受者免疫系统识别移植物抗原后，针对移植物抗原产生免疫应答，进而破坏移植物的现象。移植物抗原是指移植物上被识别的非己抗原分子，主要来自供者细胞上的主要组织相容性抗原。是受者T细胞所识别并产生排斥反应的靶抗原。

移植排斥反应包括两种类型：①宿主抗移植物反应（HVGR）　是指受者T细胞识别移植抗原，激活宿主免疫应答，产生针对移植物的细胞和体液免疫应答，导致移植物损伤。②移植物抗宿主反应（GVHR）：是指受者处于免疫无能或免疫抑制状态时，不能对移植物产生排斥反应，而移植物内含有的供者成熟T细胞，通过识别受者抗原而产生针对受者的免疫攻击，造成免疫损伤。

二、移植排斥反应的免疫检验

移植排斥反应的免疫检验主要是选择合适的供体组织、检测受体的机体免疫状态，帮助诊断或推测排斥反应的发生，以延长移植物的存活。具体检测项目包括组织配型、免疫细胞生物活性监测。

1. 组织配型　移植前的组织配型或组织相容性试验，是指对某一个体的表型和基因型的HLA特异性鉴定。通过组织配型试验选择与受者组织相容性抗原相近似的供者，可降低急性排斥反应的频率和强度，从而延长移植物的存活。检测项目为ABO血型配型、HLA配型和HLA交叉配型等。

2. 移植排斥反应的免疫检验 　受者体内的 T 细胞及供者移植物中的抗原提呈细胞、成熟 T 细胞是参与移植排斥反应的主要细胞。据此，检测机体的免疫状态可帮助诊断或推测排斥反应的发生。检测项目主要是外周血 T 细胞功能及其亚群计数。还可检测相关抗体、补体、细胞因子及其受体、粘附分子及其配体。

本章小结

自身免疫疾病是机体对自身成分发生免疫应答导致的病理状态，主要检测自身抗体。免疫增殖病以单克隆免疫球蛋白增殖为主，检测异常的免疫球蛋白或其组成成分，为诊断疾病提供依据。免疫缺陷病是免疫功能障碍而表现的一系列疾病，常与遗传因素密切相关。用免疫学方法检测肿瘤抗原是诊断肿瘤性疾病的常用手段。移植排斥反应的实质是受者免疫系统对供者移植物抗原的免疫应答过程，通过组织配型和免疫学检测可降低排斥反应的发生，延长移植物的存活。

思 考 题

1. 原发性免疫缺陷病可分几类？有哪些检测项目？
2. 什么是移植排斥反应？哪些检测项目有助于延长移植物的存活？
3. 正确理解自身免疫与自身免疫病。举出五例常用的自身抗体的检测项目。

第十八章 免疫学检验的质量控制

1. 掌握免疫检验质量控制的相关概念。
2. 熟悉免疫检验质量控制的原则及方法。
3. 了解常用免疫试验的质量控制要求。

随着科学技术的发展，免疫检验的对象和应用技术范围不断扩大，这就要求对这些对象和技术有更严格的质量保证（quality assurance，QA）内容，以保证免疫检验结果的准确性和可信度，所以开展免疫检验的质量控制工作是非常有必要的。

第一节 免疫学检验质量控制的相关概念

1. 准确度和精密度

准确度（accuracy）：待测物的测定结果与真值（或靶值）接近的程度。准确度不能以数字表示，往往用不准确度来衡量。

精密度（precision）：指在一定条件下所获得的独立测定结果之间的一致性程度，即重复性试验。与准确度一样，精密度是以不精密度来间接表示，常来源于测定的随机误差，以标准差（SD）和（或）变异系数（CV）具体表示。SD 或 CV 越大，表示重复测定的离散度越大，精密度越差，反之则越好。精密度分批内和批间重复性，批内重复性的变异系数要比批间小些，而一个精密度较差的方法不可能获得正确的结果。准确度好的实验，其精密度不一定好；准确度差的实验，精密度不一定差。

2. 特异性和敏感性

特异性：指抗原（抗体）与相应抗体（抗原）反应的专一性。在免疫学试验中，特异性含义有两个方面，一是被测标本中不含被测物，应得出阴性结果，若为阳性，则为假阳性。二是指某种试验应无交叉反应。特异性可用特异性指数表示：特异性指数 $= \dfrac{\text{真阴性} - \text{假阴性}}{\text{真阴性}} \times 100\%$，理想特异性指数为 100%。

敏感性：指某种试验方法检测出某免疫物质最低浓度的能力，检出物质浓度越低说明敏感性越高。敏感性可用敏感指数表示：敏感指数 $= \dfrac{\text{真阳性} - \text{假阳性}}{\text{真阳性}} \times 100\%$，理想敏感指数为100%。

3. 标准差和变异系数

标准差（standard deviation，SD 或 s）：表示一组测定数据的分布情况，即离散度。根据高斯分布（Gaussian distribution），同一质控品多次测定数据通常都呈现以均数为中心的正态分布，即测定数据分布规律是：68.27%落在均数±1SD 范围内；95%落在均数±1.96 SD 范围内；99%落在均数±2.58SD 范围内。计算公式如下：

$$标准差（SD）= \sqrt{\frac{1}{n-1}\left(\sum X_i^2 - \frac{1}{n}\left(\sum x_i\right)^2\right)}$$

变异系数（coefficient of variation，CV）：标准差与均数的百分比，以下式计算：

$$变异系数（CV）= \frac{SD}{\bar{x}} \times 100\%$$

$$均值(\bar{x}) = \frac{\sum X_i}{n}$$

免疫学实验 CV 值宜控制在10%以内，>10%不宜采取计量分析，>20%则应将计量资料转变成为计数资料。一般而论，免疫学实验稳定性不如经典的化学分析，作为折中方法，免疫学实验多采用不连续等级资料进行定量（如效价等），做这类资料，CV 值>10%时也应转变成阴性或阳性的计数资料，这样做虽然会损失一部分信息，但实验的可靠性提高了。CV>50%时，计数分析也不宜采用，即该项实验无使用价值。

4. 诊断敏感性和诊断特异性

诊断敏感性（sensitivity of diagnosis）：是指将实际患病者正确判断为阳性（真阳性）的百分率。计算公式为：

$$\frac{TP}{TP+FN} \times 100\%$$

其中 TP 为真阳性；FN 为假阴性。理想测定方法的诊断敏感性为100%。

诊断特异性（specificity of diagnosis）：是指将实际无病者正确判断为阴性（真阴性）的百分率。计算公式为：

$$\frac{TN}{TN+FP} \times 100\%$$

其中 TN 为真阴性；FP 为假阳性。理想测定方法的诊断特异性应为100%。

5. 偏倚和误差

偏倚（bias）：指待测物的测定值与一可接受参考值之间的差异，即为测定的不准确度。偏倚又分批内偏倚和批间偏倚，批内偏倚反映该批测定的系统误差，如校准不准、非特异显色等；批间偏倚反映如试剂或校准物变质所致的误差，对测定结果的影响大。计算公式如下：

$$批内偏倚 = \frac{x\omega - xt}{xt} \times 100\% \qquad 批间偏倚 = \frac{xb - xt}{xt} \times 100\%$$

其中 $X\omega$ 为在一批测定中室内质量控制（internal quality control，IQC）质控品的多个测定值的均值。Xb 为不同测定批的 IQC 质控品的测定值的均值，为质控品的靶值。

误差（error） 包括随机误差、系统误差和过失误差三种。

（1）随机误差（random error） 是无法避免的、难以避免和校正的统计学误差，也叫偶然误差，不能估计。检验工作中随机误差的分布趋于正态分布。

（2）系统误差（system error） 是指一系列测定结果与真值或靶值之间存在的同一倾向的误差，有明显的规律性，可在一定条件下重复出现，可由试验方法、仪器等有关因素引起，是质量问题引起的误差，通过改进可以解决。

（3）过失误差 是人为的责任误差。通过加强实验室管理和开展质量控制工作是可以避免的。

6. 测定结果的重复性和复现性

测量结果的重复性（repeatability of results of measurements）：在相同测定条件下，对同一被测量进行连续多次测量所得结果的一致性。

测量结果的复现性（reproducibility of results of measurements）：在改变测定条件下，同一被测量测定结果之间的一致性，即"再现性"。改变的条件可包括测量原理、测量方法、观测者、测量仪器、使用条件、时间等。

7. 诊断效率和诊断指数

诊断效率（efficiency of diagnosis）：指能准确区分患者和非患者的能力，理想测定方法的诊断效率应为100%。计算公式为：

$$\frac{TP + TN}{TP + FP + TN + FN} \times 100\%$$

诊断指数：评价某种免疫学试验敏感性和特异性的综合指标，是敏感性与特异性之和。理想的诊断指数为100% + 100% = 200%。若诊断指数不大于100%，在任何情况下此项试验均不能成立。目前一般认为凡诊断指数 < 170% 的试验都不宜采用。

第二节 免疫学检验质量控制的基本原则

一、标本的正确收集及处理

用于免疫检验的临床标本最为常用的是血清（浆），有时因为特定的检测目的，也用到唾液、脑脊液、尿液、粪便等标本。在采集、处理和保存标本时应保证标本的密闭、防震、防漏和防污染。对用于激素和治疗药物测定的血清标本的收集，要注意其影响因素如：收集时间、病人的体位、保存方式等。此外，患者标本中也有可能会含有干扰免疫测定结果的多种因素，其可分为两类，即内源性和外源性的。

（一）内源性干扰因素

内源性干扰因素一般包括类风湿因子、补体、高浓度的非特异免疫球蛋白、异嗜性抗体、某些自身抗体、因使用鼠抗体治疗或诊断诱导的抗鼠Ig抗体、交叉反应物质等。在日常的血清（浆）标本中，有相当比例不同程度地含有上述各种干扰物质，从而导致测定结果的假阳性。

知识链接

类风湿因子（rheumatoid factor，RF）可分为 IgM、IgA、IgG、IgD、IgE 五型，是类风湿关节炎血清中针对 IgG FC 片段上抗原表位的一类自身抗体，类风湿因子阳性患者较多伴有关节外表现，如皮下结节及血管炎等。IgM 型 RF 阳性率为 60% ~78%。

（二）外源性干扰因素

外源性干扰因素包括标本溶血、标本被细菌污染、标本贮存时间过长和标本凝固不全等。

二、标准品和质控品的应用

标准品即含量确定的处于一定基质中的特性明确的物质，这种物质通常是纯品，可分为第一、第二和第三 3 个等级。通常国际标准品（international standard，IS）为一级标准品，国家标准品则为二级标准，可溯源至一级标准，二级标准可用来维持校准。三级标准品则通过与二级标准的比对而来，为通常使用的商品校准品。质控品是指含量已知的处于与实际标本相同的基质中的特性明确的物质，这种物质通常与其他杂质混在一起，根据其用途可分为室内质控品、室间质评样本和质控血清盘等 3 类。室内质控品用于临床实验室日常工作的室内质控，其定值应可溯源至二级标准品。室间质评样本则为主持室间质评的机构制备或监制，通常无需准确的定值，但对于定性测定，需明确其阴、阳性。质控血清盘可用于特定的定性免疫测定试剂盒的质量评价。

三、实验室的环境、设施和设备

作为一个临床实验室，首先应有充分的空间、良好的照明和空调设备，这是保证检验人员做好工作的前提。对于免疫检验所涉及的仪器设备必须制定严格的维护保养措施，通常必须注意仪器极易出现问题的区域，如探针、洗涤区等。临床免疫检测过程中所运用的仪器设备，如离心机、加样器、温度计、温箱、酶标仪和各种全自动检测仪等，均要进行定期校准，以保证使用的有效性。

第三节　常用免疫检验的质量控制

一、定性免疫检验

定性免疫检验方法较多，主要有沉淀试验、凝集试验、荧光免疫试验、化学发光免疫试验和酶免疫试验等，测定结果的判断为反应性或非反应性、阴性或阳性，此类测定的质控要点是测定下限，因此应选择靶抗原或抗体浓度接近试剂盒或方法的测定下限的质控品进行室内质量控制，并与临床标本的测定同时进行，以判断检测方法的有效性。

二、定量免疫检验

定量免疫检验方法主要有放射免疫试验、酶免疫试验和化学发光免疫试验等，后两者通常需要使用全自动免疫分析仪，由于其对测定结果要求有准确的量值，因此在测定时须用校准品对仪器进行校准，室内质控则应选择特定试剂盒或方法的测定范围内的高、中和低三种浓度的质控品，以监测对不同浓度标本的测定变化。

三、半定量免疫检验

半定量免疫检验方法主要有酶免疫试验、荧光免疫试验等，测定结果的判断通常为测定抗体的滴度、效价等。此类测定的质量控制要点是采用数个相应滴度或效价的抗体作为室内质控品，同时也需有阴性质控。

四、免疫学检验实验室的质量控制

免疫学检验实验室的质量可通过以下两种方式来控制

1. 室内质量控制（internal quality control，IQC） 由实验室工作人员采取一定的方法和步骤，连续评价本实验室工作的可靠性程度，旨在监测和控制本室常规工作的精密度，即日间重复性。提高本室常规工作中对批内、批间样本检验的一致性。

2. 室间质量评价（external quality assessment，EQA） 为客观地比较某一实验室的测定结果与靶值的差异，由上一级临床检验中心采用发放质控品的方法，连续、客观地评价实验室的检测结果，发现误差并校正其结果，使各实验室之间的结果具有可比性。

两者在实验室的质量控制中相辅相成、互为补充，缺一不可。见表 18 - 1

表 18 -1　室内质控与室间质评的区别

区别要点	室内质控	室间质评
进行范围	实验室内进行	在两个以上实验室之间进行
质控物质	室内质控血清	由各级临床检验中心发放质控样品
测定次数	20 次以上	由实验室自行确定
工作目的	控制监测的精密度	控制检验的准确度
意义	判断当天结果是否可被采用	回顾性评价
二者关系	开展室内质控是室间质评的基础	评价室内质控效果，建立室间检验结果的可比性

本章小结

标本采集的内源性干扰因素一般包括类风湿因子、补体、高浓度的非特异免疫球蛋白、异嗜性抗体、某些自身抗体、因使用鼠抗体治疗或诊断诱导的抗鼠 Ig 抗体、交叉反应物质等。外源性干扰因素包括标本溶血、标本被细菌污染、标本贮存时间过长和标本凝固不全等。

标准品即含量确定的处于一定基质中的特性明确的物质，这种物质通常是纯品，可分为第一、第二和第三等 3 个等级。通常国际标准品（international standard，IS）为一级标准品，国家标准品则为二级标准，三级标准品为通常使用的商品校准品。质控品则是含量已知的处于与实际标本相同的基质中的特性明确的物质，这种物质通常与其他杂质混在一起，根据其用途可分为室内质控品、室间质评样本和质控血清盘等三类。

IQC 的实施涉及实验室的每一个人，是一个集体性活动，在每批临床标本的测定中，除实际测定者外，还应有另外一人对测定数据进行质检。注意不能将 IQC 作为一个监察方法，当发现一次测定未达到质量标准时，应以建设性的而非批评的方式去探查失控的原因。除了将 IQC 数据作为日常质控外，还应定期评价累积数据以监测实验室在测定操作中的长期变化趋势。

思 考 题

1. 质量控制的相关概念有哪些？各自的含义是什么？
2. 免疫检验的质量控制原则是什么？

第十九章 实践指导

实践一 抗血清的制备

【目的】

1. 了解抗血清制备的基本过程。
2. 掌握抗血清的收集和保存方法。

【原理】

抗血清为含有某一类具有特异免疫功能的抗体分子的血清，一般为动物被人工注射某类抗原后制备的动物血清。高效价的抗血清用于研究工作以及疾病的诊断和治疗。

一种抗原能否产生抗体，一方面取决于抗原分子表面有无抗原决定簇（Antigenic determinant），另一方面取决于机体的免疫状态，当具备以上两个条件后，抗体生成将遵循抗体生成的一般规律——初次反应和再次反应。

抗原的种类繁多，包括天然的蛋白质抗原和细胞性抗原、合成性抗原以及基因工程抗原等，不同的抗原免疫动物具有不同的特异性。一般完全抗原免疫动物需加用佐剂，尤其在使用可溶性抗原时，以期得到高效价的抗血清；合成性抗原和基因工程抗原等半抗原物质需先通过人工的方法与蛋白质载体连接后再与佐剂混合免疫动物，方可获得理想的免疫效果。使用佐剂后可增加抗原的免疫原性和延长抗原在机体内存留的时间，从而改变了抗原原有的免疫原性。

【材料】

1. 金属编号牌（对动物做标记用）或染料。
2. 1ml、5ml、20ml 注射器。
3. 采血针头（9#、12#），卡介苗针头（4½# — 5½#）。
4. 灭菌平皿，疫苗瓶，青霉素瓶，皮塞及吸管，脱脂棉。
5. 卡介苗（75mg/ml）。
6. 抗原（小鼠血清）。
7. 青霉素溶液，链霉素溶液和5%葡萄糖溶液。

8. 液体石蜡（医用），羊毛脂（配制佐剂用）。

9. 灭菌生理盐水，75%酒精，2.5%碘酒。

10. 1.5%琼脂，玻板，饭盒（保温、保湿用）。

11. 实验动物（家兔）。

【操作方法】

1. 动物的选择

羊、马、鸡、猴、豚鼠、兔都是常用的免疫动物，在实验中，选择动物时应考虑抗原与动物的种属关系、抗原性质与动物种类、免疫血清的需要量、免疫血清的要求以及动物个体等因素。免疫用动物应选适龄、健壮，最好为雄性。最常用的实验动物是家兔，一般选择年龄在 6 个月以上当年繁殖的雄性，体重 2 ~ 3 kg，健康家兔三只，免疫前用金属编号牌固定兔耳，或用染料涂抹在动物的背部，做出明确的标记。

2. 抗原制备

（1）抗原稀释　用灭菌生理盐水将抗原稀释为 2mg/ml，于免疫前一天加入青霉素溶液，使每毫升抗原溶液含青霉素 1000IU，链霉素 1000IU，放 4℃过夜（一般可不加青、链霉素）次日取出，与佐剂混合制成乳剂后用于动物免疫。

免疫原的注射剂量应考虑其抗原性的强弱、分子量大小、动物的个体状态和免疫时间。对于纯的可溶性抗原的免疫剂量，通常小鼠首次抗原剂量为 50 ~ 100μg/次，大鼠为 100 ~ 200μg/次，兔为 100μg ~ 1mg/次，合成免疫原为 2mg（半抗原约为 20 ~ 200μg），一般需要与等量的福氏完全佐剂混合。加强免疫的剂量为首次量的 1/2，通常用不完全福氏佐剂或不用佐剂。如需制备高度特异性的抗血清，可选用低剂量抗原短程免疫法；反之，欲获得高效价的抗血清，宜采用大剂量抗原长程免疫法。

（2）佐剂和抗原乳剂的配制

①佐剂的配制：福氏完全佐剂（Freund's complete adjuvant），各实验室的配方不尽相同，我室采用的配方如下：

医用液体石蜡　　　　　　20ml

羊毛脂　　　　　　　　　12g

水浴溶化、混匀，分装于青霉素小瓶，用纱布、线绳扎紧瓶塞。8 磅 20 分钟灭菌，4℃保存备用。于免疫前准备抗原乳剂制备时，以活卡介苗（有时亦用死卡介苗）代替死结核菌，每毫升试剂中加入 10mg 活卡，即为福氏完全佐剂。

②抗原乳剂的制备：其方法一般有两种，其一，将等量的完全佐剂（注意佐剂必须预先加热融化，但不超过 50℃）和抗原溶液分别吸入两个 5ml 注射器内，在两个注射器的 12#针头间套上一根长约 8 ~ 12cm 的医用无毒塑料管，将两个注射器连接在一起（塑料管必须先经酒精浸泡消毒，使用时取出，用灭菌生理盐水冲洗后，与注射器针头相连接，塑料管与针头的口径须合适，不能松，稍紧些为宜），针头插进塑料管约 1 ~ 2cm 然后由两人相对而坐后缓缓推动针芯，使管内溶液进入塑料管道至对侧注射器内，每次推动针芯时必须把管内容物全部推出，另一侧也同样操作，使管内液体往返混

合，直至形成油包水乳剂（Water – in – oil enulsion）为止。

其二是，将等量的佐剂和抗原溶液倒入钵内，经过反复碾磨，也可形成油包水乳剂，该法主要优点是快速、可靠，不足方面主要是由于粘附过多，浪费佐剂及抗原。

制成的乳剂是否形成油包水乳剂直接影响免疫效果，因此，必须进行质量检查，检查的方法是将制成的乳剂滴一滴在凉水（自来水）表面，质量合格的乳剂滴入水面保持滴珠完整而不分散，不合格者进入水面后立即扩散，水面油亦逐渐扩大，这就必须要继续操作至质量合格为止。

但有时，由于佐剂的配制质量原因，很难乳化至合格，遇有这种情况，须考虑重新配制佐剂。

3. 免疫途径，剂量和免疫周期

抗原注射途径可根据不同抗原及试验要求，选用皮内、皮下、肌肉、静脉或淋巴结内等不同途径注入抗原进行免疫。一般常采用背部、足掌、淋巴结周围、耳后等处皮内或皮下多点注射。初次免疫与第二次免疫的间隔时间多为 2～4 周。常规免疫方案为抗原加 CFA 皮下多点注射进行基础免疫；再以免疫原加 IFA 作 2～5 次加强免疫，每次间隔 2～3 周，皮下或腹腔注射加强免疫。

（1）常规（皮内多点注射）免疫

①第一次免疫：剂量为每只兔子注射 1.0ml 抗原乳剂（含抗原量 1～2mg）。注射部位为两只后脚掌的皮内各注射 0.2ml，其余 0.6ml 分多点注入脊柱两侧，颈部，腹股沟和腋窝等处淋巴结附近部位皮内，每点可注入 0.05ml，分 12 点注入。

②第二次免疫：初次免疫后 20 天左右，剂量为 1.0ml/只（1～2mg/ml），加福氏不完全佐剂。注射部位在腹部皮下多点注射，每点注入 0.1ml。

③第三次免疫：再次免疫后两周内进行，注射剂量和部位同第二次免疫，免疫后 7～14 天抽取少许静脉血，分离血清，试血测定效价。

（2）淋巴结免疫　主要优点是可减少抗原用量。过程如下：

①卡介苗致敏：免疫前足掌皮下每侧各注入活卡介苗（75mg/ml）0.3ml。10 天左右观察两侧腘窝淋巴结，一般可肿胀如蚕豆大小，此时即可进行淋巴结内免疫注射。

②第一次免疫：用手指定淋巴结后在两侧腘窝淋巴结内各注入抗原乳剂 0.25ml，每只兔总量 0.5 ml；为加强免疫，于初次免疫 20 天后，于腹部皮下多点注射不加佐剂抗原溶液 1mg/1ml。

③二周后可如同第一次免疫的剂量和途径再注射一次，一般可在第三次免疫注射前试血，测定效价，效价如已达到要求可不必进行第三次免疫。

有条件的情况下，免疫后要加强动物饲料管理，如给熟黄豆饲养等。

（3）腹腔免疫　一般不必加佐剂，适用于细胞性或颗粒性抗原，而且抗原性较强者，例如用绵羊红细胞免疫家兔或小鼠即可用此法。

4. 试血，测定抗体效价

一般在第三次免疫后 7～10 天即可于兔耳静脉或小鼠尾尖取少量血，分离出血清之后进行试血。

① 环状试验：是较为经典的方法，目前较少采用，如与 20μg/ml 以下的抗原于 30min 内能出现"++"的沉淀环，即测定抗体效价达 1:5000 以上时为合格。

② 免疫双扩散法：这是最常用的试血方法，其具体方法是，中间孔加稀释的抗原（1mg/ml）10μl，周围孔顺时针方向加制备的抗血清分别为 1:2、1:4、1:8、1:16、1:32 和 1:64（用生理盐水或 PBS 稀释）。经 37℃ 保温 24h 后观察结果，效价在 1:16 以上即可决定放血。

5. 放血

经效价检查合格后即可放血。放血前动物应停食 12 h，以减少血清中的脂肪含量。如拟保留该免疫动物，可直接由心脏取血，或切开耳缘静脉滴血或心脏穿刺取血。取血后由静脉缓缓注入等量 5% 葡萄糖溶液以补足失血量。取血的动物经 2~3 个月休息，可再次加强免疫后取血。如拟一次放血致死，可用颈动脉放血的方法，各种取血方法如下。

（1）心脏取血 固定动物于仰卧位置，用食指探明心脏搏动量高部位（在胸骨左侧，由下向上数第 3 与第 4 肋骨之间），剪去少许毛，用 2.5% 碘酒和 75% 酒精消毒后，以 9# 针头在预定位置与胸部呈 45°角刺入心脏，微微上下移动针头，待见血液进入针筒后，即将注射器位置固定取血。2.5Kg 体重的家兔一次可取血 20~30ml。

（2）耳缘静脉滴血 先将耳缘静脉附近的毛剪去，用无菌棉球将皮肤擦干净（不用酒精消毒，避免溶血）。用台灯照射耳部使血管因温度增高而扩张，然后用无菌刀片将耳缘静脉切一长 0.5cm 的纵切口，第一次切口应从耳尖部开始，以后再切时，逐步向耳根方向移动。用无菌试管或平皿收集流出的血液。如切口凝血，血流不畅时，可用无菌棉棒轻轻将切口外血凝块擦去（注意勿使切口损伤太大），血流仍可继续流出，直至达到所需要的血量为止。取血后用无菌棉球压迫切口止血。耳缘静脉取血一次可取血 50ml 左右而动物不死。

（3）颈动脉放血 使动物仰卧固定四肢，颈部剪毛、消毒后纵向切开前颈部皮肤长约 10cm，用止血钳将皮肤分开夹住，剥离皮下组织，露出肌层，用刀柄加以分离，即见搏动的颈动脉。小心将颈动脉和迷走神经剥离长约 5cm，选择血管中段，用止血钳夹住血管壁周围的筋膜。远心端用丝线结扎，近心端用动脉钳夹住，用酒精棉球消毒血管周围，用无菌剪刀剪一 V 形缺口。取长 2.5cm、直径为 1.6mm 塑料管一段，将一端剪成针头样斜面，并将此端插入颈动脉中，另一端放入 200ml 无菌三角瓶内，然后放开止血钳，血即流入三角瓶内，动物流血至死，2.5kg 家兔可放血 80~100ml。

6. 分离血清

必须在无菌条件下进行，待收集于平皿或三角瓶内的血液凝固之后，用无菌滴管在无菌环境（例如超净工作台）中把血块与瓶壁剥离后，放入 37℃，1~2 小时取出后放入 4℃ 过夜，使血清充分析出（不能冰冻，否则产生溶血），经离心沉淀分出血清，放进低温冰箱保存。使用前必须经过鉴定合格后再分装保存备用。

7. 抗血清的保存

（1）经鉴定合格后的抗血清，以 1:100 比例加入 1% 的硫柳汞或 5% 的叠氮钠，使其最后浓度分别为 0.01% 或 0.05%。

（2）用无菌滴管将抗血清分装小管，每管装 1ml 左右。

（3）-20℃以下保存，可保存 2 年以上。

（4）如有条件可将血清冷冻干燥保存于 4℃以下，保存时间更久。

【注意事项】

1. 动物的免疫反应存在着个体差异，一般最好免疫 3~4 只，因为有的动物可能产生抗体效价很低或不产生抗体，免疫反应好的动物所能提供的抗体往往高于一般动物 3~4倍。

2. 为制备单价特异性高的抗血清，所用抗原纯度越高越好，因此，在纯化抗原过程中应尽量除去可能存在的杂蛋白。

3. 要制备高效价的抗体，必须要加佐剂（一般采用完全福氏佐剂），加佐剂后免疫动物，抗体效价至少可增加 5 倍。但如果抗原中有微量的杂蛋白存在，即使 0.005mg，亦可因有佐剂而产生非特异性的抗体，所以要根据实验需要和抗原的纯度适当地使用佐剂。

4. 制成的抗原乳剂如不是油包水乳剂，应重新制备，否则会影响免疫效果。

5. 当抗原量过少不易提纯时，可采用抗原抗体在琼脂扩散中形成的沉淀线直接免疫动物制备抗体。

6. 抗血清效价一般以抗血清稀释倍数表示。血清效价的检测方法很多，灵敏度各不同，因此在表示抗血清效价时，应标明检测方法。另外，在沉淀反应中，出现沉淀时的抗原、抗体比例有一较大的范围，如用不同浓度的抗原测定效价时，结果会因此有别，所以在测定抗血清效价时，需注意抗原的浓度。

7. 分装保存的抗血清应注明抗血清的名称，效价，制备日期以及包装量。

实践二　凝集反应

【目的】

掌握凝集反应原理、方法及其应用原则。

【原理】

颗粒性抗原（细菌、红细胞等）与相应的抗体结合，在适量电解质（通常是 0.85% NaCl）存在的条件下出现凝集现象，称为凝集反应。

凝集反应的方法有两种：①直接法；②间接法。颗粒性抗原与抗体直接结合，出现凝集现象，称为直接凝集反应。如玻片凝集反应和试管凝集反应。将可溶性抗原预先吸附于一种与免疫无关的颗粒性载体表面，然后与相应的抗体结合，出现凝集现象，称为间接凝集反应。如 RF 因子检测。

【项目】

1. 玻片凝集反应。
2. 试管凝集反应（微量反应板法）。
3. 间接凝集反应（类风湿因子检测）。

一、玻片凝集反应

玻片凝集反应是在玻片上将细菌等颗粒性抗原与其相应抗体混合，如出现凝集块者为阳性反应。混合后均匀浑浊，无凝集块出现者为阴性反应。本试验可应用于已知抗体（免疫血清）检测未知抗原，是定性试验。如细菌鉴定和人类 ABO 血型鉴定。

【材料】

1. 1∶20 痢疾免疫血清，1∶20 伤寒免疫血清。
2. 伤寒沙门菌菌液，痢疾志贺菌菌液。
3. 生理盐水，玻片，微量移液器，消毒缸等。

【操作方法】

1. 取洁净玻片 2 张，各用记号笔划分三等份，如下图所示。
2. 在玻片的左上角分别标记 1 和 2。

○	●	○
8.5g/L	1∶20	1∶20
生理盐水	伤寒血清	痢疾血清
+	+	+
伤寒	伤寒	伤寒
沙门菌	沙门菌	沙门菌

○	○	●
8.5g/L	1∶20	1∶20
生理盐水	伤寒血清	痢疾血清
+	+	+
痢疾	痢疾	痢疾
志贺菌	志贺菌	志贺菌

3. 用微量移液器分别吸取生理盐水、1∶20 伤寒免疫血清、1∶20 痢疾免疫血清各 20μl 按上图位置放在玻片上，注意在换取另一种血清时要更换移液器的 TIP 头，以免混淆血清产生错误结果。使用过的 TIP 头放入消毒缸内。

4. 用微量移液器吸取伤寒沙门菌菌液 20μl 加入 1 号玻片的生理盐水中，充分混匀，再吸取伤寒沙门菌菌液 20μl 加入 1∶20 伤寒免疫血清中混匀，更换移液器 TIP 头，再吸取伤寒沙门菌菌液 20μl 加入 1∶20 痢疾免疫血清中，混匀。

5. 同法吸取痢疾志贺菌菌液 20μl 分别加入 2 号玻片上的生理盐水、1∶20 伤寒免疫血清和 1∶20 痢疾免疫血清中，使用过的 TIP 头放入消毒缸内。

6. 轻轻摇动玻片，1～2 分钟后观察结果。

【结果判断】

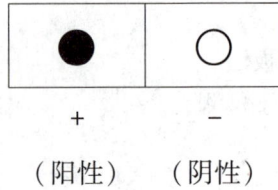

+　　　　－

（阳性）　（阴性）

液体变清，并有乳白色凝集块出现者为阳性。

液体仍然混浊，无凝集块出现者为阴性。

记录结果之后，将玻片放入含消毒液的指定容器内，切勿任意放置或冲洗。

二、试管凝集反应（微量反应法）

试管凝集反应是在试管内将待检血清做对倍稀释后，加入等量的已知颗粒性抗原与待检血清混合，然后观察试管内有无凝集块出现。如出现凝集块者为阳性反应。混合后仍均匀浑浊，无凝集块出现者为阴性反应。根据血清凝集效价判定待检血清中相应抗体的含量。即在试管内用已知颗粒性抗原检测未知抗体的相对含量的半定量试验。如肥达试验，外斐实验。

【材料】

1. 1:20 伤寒免疫血清。

2. 伤寒沙门菌菌液，甲型副伤寒沙门菌菌液。

3. 生理盐水，TIP 头，微量移液器，U 型微量反应板。

4. 恒温培养箱等。

【操作方法】

1. 在 U 型微量反应板上预先用标签纸作好实验标记。

2. 于两横排 1～10 孔中各加入生理盐水，每孔 50μl。

3. 分别在两横排的第 1 孔内加入 1:20 伤寒免疫血清 50μl，每排各从第 1 孔开始做对倍稀释至第 9 孔，从第 9 孔混匀后弃去 50μl（勿置第 10 孔内）。

血清对倍稀释方法：

用微量移液器将第 1 孔的溶液连续吸吹 3 次，使其充分混匀。注意：吸取溶液时 TIP 头插入孔底，吹出溶液时 TIP 头离开液面，沿孔壁吹下（先反复练习吸吹方法，勿使产生气泡，待掌握操作方法后进行正式试验），吸出 50μl 移入第 2 孔。同法吸吹 3 次使充分混匀后再吸出 50μl 移入第 3 孔，如此作对倍稀释至第 9 孔，吸吹混匀后吸出 50μl 弃去（勿置第 10 孔内）。此时第 1～9 孔的血清稀释度依次增加 1 倍，即血清对倍稀释法或倍比稀释法。

4. 两横排血清对倍稀释完毕后，第 1～9 孔的血清稀释度分别为 1:40，1:80，

1：160，1：320，1：640，1：1280，1：2560，1：5120，1：10240。

5. 第一横排从第10孔至第1孔各加入伤寒沙门菌菌液50μl/孔。第二横排同法各加入甲型副伤寒沙门菌菌液。

6. 充分混匀后，置45℃恒温箱孵育1h后取出，室温静置15分钟，观察并记录结果。

表1 试管凝集反应操作方法

孔号	1	2	3	4	5	6	7	8	9	10
生理盐水（μl）	50	50	50	50	50	50	50	50	50	50
1：20伤寒免疫血清（μl）	50	50	50	50	50	50	50	50	50	—（弃去50）
血清稀释度	1：40	1：80	1：160	1：320	1：640	1：1280	1：2560	1：5120	1：10240	
菌液（μl）	50	50	50	50	50	50	50	50	50	50
血清最终稀释度	1：80	1：160	1：320	1：640	1：1280	1：2560	1：5120	1：10240	1：20480	—
充分混匀后，置45℃孵育1h，取出室温静置15分钟观察结果										

【结果判断】

观察结果：先观察生理盐水对照孔（第10孔）。此孔细菌应不发生凝集，液体混浊，管底沉淀物呈圆形，边缘整齐。此沉淀物为细菌悬液在静置1h过程中，因重力作用自然下沉形成。然后自第1孔开始依次观察孔内液体的混浊程度及孔底凝集块的大小。

表2 试管凝集反应结果判断

凝集物	上清液	凝集程度
全部凝集	澄清透明	＋＋＋＋（凝集块大，为最强凝集）
大部分凝集	基本透明	＋＋＋（凝集块较大，为强凝集）
有明显凝集	半透明	＋＋（凝集块明显，为中度凝集）
很少凝集	基本混浊	＋（凝集块不明显，为弱凝集）
不凝集	混浊	－（未见凝集块，为不凝集）

孔底凝块观察：

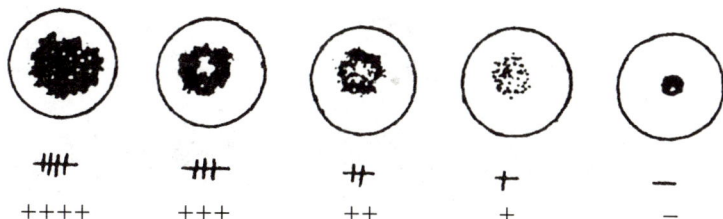

图1 试管凝集反应结果观察

凝集效价（血清凝集滴度）的判定：通常以能与一定量的抗原发生肉眼可见明显

凝集（＋＋）的血清最高稀释度为血清凝集效价。

三、间接凝集反应——类风湿因子检测

类风湿因子（RF）是一种抗"自身变性 IgG"的 IgM 类抗体（也称抗球蛋白抗体），它能与人变性 IgG 结合。利用人变性 IgG 吸附于聚苯乙烯胶乳颗粒上作为检测试剂，加入待检血清，待检血清中若含有 RF，可与胶乳颗粒结合出现凝集反应。是一种间接凝集试验。RF 主要见于类风湿性关节炎（RA），也可见于其他结缔组织病。

【材料】

1. 1∶20 待检血清。

2. 类风湿因子胶乳试剂。

3. 类风湿因子阳性控制血清（可直接使用）。

4. 类风湿因子阴性控制血清（可直接使用）。

5. 玻片、滴管。

【操作方法】

1. 取洁净玻片 1 张，用记号笔划分三等份。

2. 在玻片的三个格中分别加入 1∶20 待检血清、阳性控制血清和阴性控制血清各 1 滴。

3. 轻轻摇匀胶乳试剂，然后每格加入胶乳试剂各 1 滴。

4. 立即持续摇动玻片，1~3 分钟后观察结果。

【结果判断】

出现均匀凝集颗粒者为阳性。

未出现凝集颗粒者为阴性。

记录结果之后，将玻片放入含消毒液的指定容器内，切勿任意放置或冲洗。

【注意事项】

1. 试剂及待检血清应在 4℃~8℃ 环境保存，试验前应将试剂和血清标本恢复到室温。

2. 观察结果时可在黑色背景下观察。

实践三　单向琼脂扩散试验

【目的】

掌握单向琼脂扩散试验的原理、方法、结果判断。

【原理】

单向琼脂扩散试验是一种定量试验,将抗体混合于琼脂内,倾注于玻片或平皿上,凝固后在琼脂上打孔,再将抗原标本加入孔内,经过一定的时间,在孔的周围出现抗原抗体复合物形成的沉淀环,环的大小与抗原含量和扩散时间相关。用不同浓度的抗原制成标准曲线,则未知标本中的抗原含量即可从准标曲线中求出。本试验主要用于检查血清中各种免疫球蛋白和补体成分的含量。

【材料】

IgG、IgA、IgM 免疫板、参考血清、待检血清、微量加样器(10μl)、量尺、纱布、生理盐水、带盖方盘。

【操作方法】

1. 免疫琼脂板制备 将 1.5% 琼脂(用 pH8.2、0.05M 的巴比妥缓冲液配成),加热溶化,待琼脂冷至 56℃ 加入适量抗血清(抗血清最终稀释度取决于抗血清所标化的稀释度),混匀,制成厚 1.5mm 的琼脂板,待琼脂凝固后打孔,孔径为 3mm,孔距 1 ~ 1.2cm。

2. 稀释参考血清及待检血清 参考血清用 0.5ml 蒸馏水溶解后使用,参考血清、待检血清稀释按要求进行。

表1 参考血清和待测血清稀释方法

免疫板	参考血清稀释范围					待检血清稀释度
IgG	12.5	25	50	100	200	50 倍
IgA	2.5	5	10	20	40	10 倍
IgM	原液	2	4	8	16	4 倍

3. 加样 将上述稀释参考血清分别滴入相应的抗体免疫板的一排孔内,其余孔滴加待检的稀释血清,每个检样加两个孔,每孔滴加 10μl。

4. 扩散 将免疫板置水平湿盘内,放进 37℃ 温箱,IgG 免疫板扩散 24h,IgA、IgM 板 48h 后取出,置黑色背景前观察结果(如果沉淀环不清晰,也可用 1% 鞣酸液浸泡免疫板半小时后观察),必要时可以染色后观察。

5. 绘制标准曲线及血清标本中 IgG、IgA、IgM 定量测定 测量沉淀环直径。沉淀环直径的大小除与抗原量相关,还与分子量和扩散时间有关。这种沉淀环直径与抗原含量的关系不是直线相关,而是对数关系,这种关系有两种计算方法:

(1)Mancini 曲线 – 适用于大分子抗原和长时间扩散(>48h)的结果处理。使用方格计算纸画线,沉淀环直径的平方与抗原浓度呈线性关系。公式表示:

$$C/d^2 = K \ (C = 抗原浓度,d = 沉淀环直径,K = 常数)$$

(2)Fehey 曲线 – 适用于小分子抗原和较短时间(24h)扩散的结果处理。使用半对数纸画线，浓度的对数与沉淀环直径之间呈线性关系。公式表示：

$$logC/d = K \quad (C = 抗原浓度，d = 沉淀环直径，K = 常数)$$

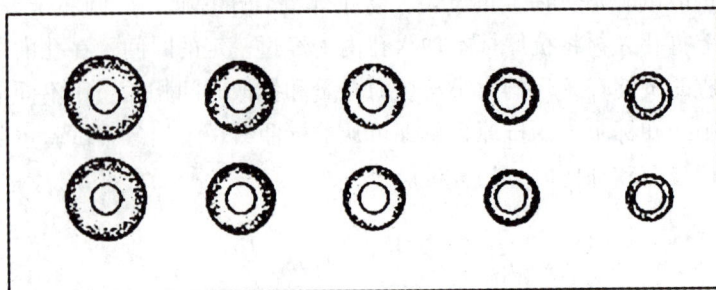

单向免疫扩散试验沉淀环模式图

【结果判断】

免疫球蛋白的含量用 mg/ml 表示，不同批号的参考血清其免疫球蛋白含量不一。

实践四　双向琼脂扩散试验、对流免疫电泳

一、双向琼脂扩散试验

【目的】

掌握双向琼脂扩散试验的原理、方法、结果判断及注意事项。

【原理】

抗原与抗体在含有电解质凝胶板的对应孔中，各自向周围辐射自由扩散，当抗原抗体相遇，则在比例适宜处形成肉眼可见的白色沉淀线。根据沉淀线的特征可判断抗原或抗体的分子量大小、浓度、纯度和扩散速率。

【材料】

1. 1% 琼脂：1g 琼脂加生理盐水 100ml，加热溶解配成。
2. 待测抗原（抗体）、已知抗体（抗原）。
3. 载玻片、打孔器、滴管、玻璃平皿等。

【操作方法】

1. **浇板**　将加热融化的 1% 琼脂约 4ml 趁热浇在玻片上。
2. **打孔**　凝固后，根据需要打孔，常用梅花形，孔距 3～5mm，孔径 3mm。

3. **加样**　中央孔加抗体，外周孔分别加待测抗原（抗原可做不同稀释度，如定量每孔 10μl）。

4. **扩散**　置水平湿盒内，经 37℃18～24 小时后，观察抗原抗体沉淀线。

【结果判断】

观察抗原抗体沉淀线，以出现沉淀线的为阳性（如定量则以最高稀释倍数孔的稀释度为效价）。沉淀线的位置与反应物的浓度有关；沉淀线的形状与反应物的分子量有关；如果出现几条沉淀线，则说明实验材料中存在几对抗原抗体。

【注意事项】

1. 浇板时不得有气泡和凝块。
2. 打孔挑琼脂时注意不得划破琼脂板。
3. 加样时注意不要产生气泡或样品溢出。
4. 扩散时注意温度和时间，且样品要水平放置。

【应用与评价】

本方法操作简便，但敏感性较低，结果易受多种因素的影响，且反应时间长。一般多用于判断抗原的性质。

二、对流免疫电泳

【目的】

掌握对流免疫电泳试验的原理、方法、结果判断及注意事项。

【原理】

在 pH8.6 的缓冲液中，将双向扩散琼脂板置于电场中，使带电抗原和抗体在外加电场作用下向相对电极移动，如果两者对应又相遇，在最适比例处形成乳白色沉淀线。

【材料】

1. 缓冲液：pH8.6 的醋酸 – 巴比妥钠。
2. 1% 琼脂：1g 琼脂加 pH8.6Tris – EDTA 100ml 配成。
3. 抗体。
4. 抗原。
5. 电泳仪、载玻片、打孔器、加样器等。

【操作方法】

1. **浇板**　将加热融化的 1% 琼脂约 4ml 趁热浇在玻片上。

2. 打孔　凝固后，根据需要打两组对流孔，孔距 3 ~ 5mm，孔径 3mm，组距 15mm。

3. 加样　每孔加 10ul。

4. 电泳　置于电泳槽上，抗原接负极，抗体接正极，琼脂板两端分别用纱面与缓冲液相接，接通电源，经电压 4V/cm 电泳 1 小时后关闭电源，观察结果。

【结果判断】

观察抗原抗体沉淀线，以出现沉淀线的为阳性。

【注意事项】

1. 选用电渗较大的琼脂糖。
2. 浇板时不得有气泡和凝块，打孔挑琼脂时注意不得划破琼脂板。
3. 加样时注意不要产生气泡或样品溢出。
4. 电泳时电压和电流的恒定。

【应用与评价】

本方法操作简便，与双向琼扩散试验比较，敏感性高，反应时间缩短，但分辨能力低。用于对待测抗原或抗体进行定性分析。

实践五　酶免疫技术检测乙肝抗原抗体（ELISA 法）

【目的】

1. 熟知 ELISA 的实验原理。
2. 熟练掌握乙肝五项检测的操作方法，结果判定和报告。
3. 理解乙肝五项检测的临床意义。

【原理】

1. ELISA 的基本原理　包被抗原（或抗体）后，通过抗原抗体反应使酶标抗体（或抗原）结合到载体上，使结合的酶标抗体和游离的酶标抗体分离，洗去游离的酶标抗体，加入底物显色，根据颜色深浅定性或定量。

2. 夹心法　用抗 – HBs 包被反应板，加待测标本，形成固相抗原抗体复合物，再加酶标抗 – HBs，使酶标抗体与固相免疫复合物中的抗原结合，形成抗体 – 抗原 – 酶标抗体的夹心式复合物，洗涤除去未结合的酶标抗体，加底物显色，根据颜色反应的程度进行该抗原的定性或定量测定。

3. 间接法　用已知抗原包被反应板，加待测标本，形成固相抗原抗体复合物，再加酶标抗抗体，使酶标抗抗体与固相免疫复合物中的抗体结合并被固定，洗涤去除未结合的酶标抗抗体，加底物显色，根据颜色反应的程度进行该抗体的定性或定量测定。

4. 竞争法 用已知抗原包被反应板，加待测标本，再加酶标记抗体，标本中的抗体与酶标记抗体竞争结合固相抗原，洗涤去除未结合的酶标抗体及其他未结合物，加底物显色，颜色深浅与酶标抗体量呈正比，与被测抗体量呈反比。

【材料】

1. 待测血清 新鲜、无溶血，冰箱内保存、最好 5 天内测定。

2. 试剂盒 由厂商提供的试剂盒，共 5 个盒，每盒分别为一个检测项目。

①塑料凹孔板：由聚苯乙烯或聚氯乙烯制成，已被包被。

②酶标记试剂：含标记辣根过氧化物酶的相应的抗原或抗体。

③阴、阳性对照血清：与所检测项目相匹配。

④底物溶液：邻苯二胺或辣根过氧化物酶底物液。

⑤终止液：为 2mol/L 硫酸。

⑥洗涤液：含 0.05% 吐温 20 的 pH7.4 磷酸缓冲液，用之前先用蒸馏水作 25 倍的稀释。

【操作方法】

1. 准备 取反应板，将包被好的塑料凹形板安放到反应板孔中，做好标记（每批试剂应做阴、阳性血清对照），试剂盒应置于室温平衡 30 分钟。

2. 加样 将待测血清分别加入各凹孔内，每孔加 50μl（检测抗 – HBc 的血清需要用生理盐水先作 1:30 稀释后再加样）。

3. 加酶标记物 凹孔内垂直加入酶标记物一滴，然后用试剂盒内的所附带的胶带封孔，微量振荡器上震荡 1 分钟，置于 37℃30 分钟。

4. 洗板 取出反应板，甩出孔内的反应液，用洗涤液洗涤 5 次，每次停留 5s，最后甩干。

5. 加底物液 加底物液 A、B 液各一滴，轻轻混匀，置于 37℃15 分钟。

6. 加终止液 取出后，每孔加终止液一滴（如及时观察，也可不加终止液）。

【结果判断】

1. 目测法 反应终止后，立即在白色背景下用肉眼观察判断结果。HBsAg、抗 – HBs、HBeAg 阳性及相应的阳性对照血清孔应呈现明显蓝色（加终止液的应呈现黄色），阴性对照血清孔应该接近无色，抗 – HBe、抗 – HBc 阳性及相应的阳性对照血清孔应呈现无色，阴性对照血清孔应呈现蓝色（或黄色）。

2. 比色法 用酶标仪在 492mm 波长处测定各孔的吸光度值（A），然后套入下列公式计算。

公式 = 标本孔吸光度 A 值/阴性对照吸光度 A 值。≥2.1 者，为阳性。

【注意事项】

1. 血清是最常用的标本，应保证其新鲜、无溶血、无污染。

2. 试剂盒应放低温（2℃～8℃）保存，并在有效期内使用。使用时应恢复至室温（18℃～25℃）。

3. 洗涤过程是本实验的重要环节，洗涤时务必保证各孔均洗涤干净，以免影响实验结果。

4. 判读实验结果不能仅用目测法，须用酶联仪测定。

5. 试剂盒应按照有传染性材料的生物危险品对待。

【应用与评价】

检测病人待检血清中乙肝五项对病毒性乙型肝炎的病原学诊断、乙肝病毒携带者的调查、筛选献血员和进行乙肝病毒感染的流行病学调查均有重要的意义。

实践六 金免疫技术检测 HCG

【目的】

1. 熟知斑点免疫层析法的实验原理。

2. 熟练掌握斑点免疫层析试验的操作方法，结果判定和报告。

3. 理解 HCG 检测的临床意义。

【原理】

此试验检测尿中 HCG 是采用双抗体夹心法。以硝酸纤维膜为载体，利用微孔膜的毛细管作用使测试条测试端的待测尿液缓慢向另一端渗滤。将金标记抗 - HCG 单克隆抗体（为鼠 IgG）粘附于测试条的测试端，抗 - HCG 和抗小鼠 IgG 分别固化于检测区及对照区。当尿液通过时，金标记抗 - HCG 单克隆抗体复溶，与尿液中的 HCG 形成复合物，此复合物流至测试区即被固相抗 - HCG 所捕获，在检测线上显示红色反应线。过剩的金标记抗体继续前行，至对照区与固相抗小鼠 IgG 结合，呈现红色对照线。

【材料】

1. 待检者尿液

2. 测试条 由厂商提供的，上面分别已经包被：

①金标记抗 HCG 单克隆抗体：为鼠 IgG 粘附于测试端。当有液体通过时可复溶，并可与尿液标本中的 HCG 特异性结合形成抗原抗体复合物。

②固相抗 HCG：被固定于检测线处，能与前面形成的 HCG - 金标记抗 HCG 复合物发生特异性结合，使检测线显色。

③固相抗小鼠 IgG：被固定于对照线处，能与金标记抗体鼠 IgG 结合，使对照线显色。

【操作方法】

将试纸条下端标志部插入尿液中 5 秒左右，取出平放，置于室温下约 3 分钟，目测观察结果。

【结果判断】

1. **阳性**　测试条对照线、检测线均出现红色反应（妊娠）。
2. **阴性**　测试条仅对照线呈现红色反应（未妊娠）。
3. **无效**　测试条上检测线、对照线均无反应线出现，表明实验失败或测试条失效。

【注意事项】

1. 测试条应该避光、低温保存，使用前取出使之回复至室温。
2. 测试后应该在规定的时间内观察结果。

【应用与评价】

尿 HCG 临床应用：

1. 早期妊娠的诊断。HCG 在月经延期 3 天左右即可测出，可用于诊断早孕及宫外孕；也可作为绒癌、恶性葡萄胎的辅助诊断。

2. 在宫外孕时，在子宫出血后 3 天仍可阳性，可用 HCG 与其他急腹症鉴别，但其只有 60% 左右的阳性率。

3. 不完全流产时 HCG 检测仍可为阳性，完全流产或死胎时则由慢性转阴。

4. 用于产后或人流术后的情况的判断。如在一定时间内未恢复则应考虑异常可能。

5. 葡萄胎和恶性葡萄胎，绒毛膜上皮癌及睾丸畸胎癌等可显著增高。

6. 应用于肿瘤术后观察。

7. 其他一些如内分泌疾病如脑垂体疾病、甲亢、卵巢肿瘤、子宫癌、胃癌、肝癌等也可升高。

实践七　中性粒细胞吞噬功能的检测

【目的】

1. 知道中性粒细胞吞噬功能检测的原理。
2. 学会中性粒细胞吞噬功能检测的方法和结果观察。
3. 了解中性粒细胞吞噬功能检测的注意事项和临床意义。

【原理】

白细胞与葡萄球菌共育后经瑞氏染色，观察白细胞对葡萄球菌的吞噬情况。通过计算吞噬率来反映中性粒细胞的吞噬功能。

【材料】

1. 0.5%甘油　甘油 0.5ml，加蒸馏水 99.5ml。

2. 45.0g/L NaCl　4.5g NaCl 溶于蒸馏水并加水至 100ml。

3. 葡萄球菌菌液　将生长于普通营养琼脂上的金黄色葡萄球菌（或表皮葡萄球菌）菌落，置于生理盐水混匀中，沸水浴 20 分钟，离心后洗涤 2 次，用标准比浊管比浊，配成 5×10^8 菌体/ ml。

【操作方法】

1. 取受检者末梢血 40 μl，注入含 25U/ml 肝素的 20 μl 生理盐水中，混匀，置 37℃水浴 1 分钟。

2. 注入葡萄球菌菌液 40 μl，混匀，秒表计时，振荡温育 5 分钟。

3. 加入 0.5%甘油 2ml，8 秒后加入 45.0g/L 的 NaCl 0.5ml，混匀。

4. 将上述反应物置于尖底离心管，500r/min 离心 10 分钟。弃去上清液，用滴管吸除红细胞膜。

5. 取沉淀物涂片，用瑞氏染液染色。

【结果判断】

油镜下检查 200 个中性粒细胞，并计数其中吞有葡萄球菌的中性粒细胞，计算吞噬率，以吞噬率报告结果。

【注意事项】

为使结果有较好的可比性和重复性，每次试验的白细胞浓度、菌液浓度、反应时间和条件均应统一规范。

【应用与评价】

中性粒细胞吞噬率正常参考值为 61% ~ 64%。中性粒细胞吞噬功能缺陷常见于慢性肉芽肿、肌动蛋白功能不全症、膜糖蛋白缺陷症、G6PD 高度缺陷症、Chediak – Higashi 综合征等。

实践八　淋巴细胞转化试验

【目的】

1. 知道淋巴细胞转化试验形态学计数法和 MTT 比色分析法的原理。

2. 学会淋巴细胞转化试验形态学计数法和 MTT 比色分析法的操作方法。

3. 能够正确识别淋巴母细胞的形态。

【原理】

T 淋巴细胞在体外培养过程中受有丝分裂原植物血凝素（PHA）刺激时，细胞内核酸和蛋白质合成增加，T 细胞形态出现细胞体积变大，胞质增多，胞质出现空泡，核仁明显和核染色质疏松等变化，转化为淋巴母细胞。依据细胞的转化率测定 T 细胞的免疫功能。

目前有形态学计数法、放射性核素掺入法和 MTT 比色分析法。以下介绍常用的形态学计数法和 MTT 比色分析法。

（一）形态学计数法

【材料】

1. RPMI1640 培养液　取 RPMI 1640 粉 10.4g，加入 500ml 双蒸水，混匀后加入 1mol/L HCl 2ml，待完全溶解后加 1mol/L NaOH 2ml，调 pH 为 7.2 ~ 7.6，补加双蒸水至 1 000ml。用 G6 号玻璃砂滤器过滤除菌，无菌技术分装，－20℃保存，可用一个月。

2. 完全培养基　临用前，每 80ml 上述培养液加小牛血清 20ml、3% L - 谷氨酰胺 1ml，再用灭菌 60g/L NaHCO₃ 调 pH 至 7.2 ~ 7.6，最后加 10 000U/ml 青霉素和 10 000μg/ml 链霉素各 1ml 防腐。

3. Hanks 液　用双蒸水及分析（AR）试剂配制。配方及配制方法（见附 1）。

4. 肝素抗凝剂　肝素 62.5U/0.5ml/管（用 Hanks 液配制，可抗凝全血 3ml）。

5. PHA　用 1640 培养基稀释成 1 000μg/ml。

6. 8.3g/L NH₄Cl　将 0.83g NH₄Cl 溶于 l00ml 双蒸水中。

【操作方法】

1. 采血　无菌手续采血并用肝素抗凝。

2. 培养　在能够密塞的培养管或培养瓶内，用无菌操作加入肝素抗凝血 0.1ml、1640 完全培养基 1.8ml、PHA 0.1ml，混匀后置 37℃温箱旋转培养 72 小时或每天旋转摇匀 2 次。

3. 收获　培养结束后，用无菌滴管吸去大部分上清液。加入 8.3g/L NH₄Cl 溶液 4ml，混匀置 37℃水浴 10 分钟。取出后以 2 500r/min 离心 10 分钟，弃去上清液，于沉淀物内加入 5ml 固定液（甲醇 9 份、冰醋酸 1 份）置室温下作用 10 分钟后再离心弃去上清液，留 0.2ml 沉淀。

4. 制片　取洁净无油玻片预先浸泡于蒸馏水中，置 4℃冰箱。制片时，滴 2 ~ 3 滴沉淀物于冰冷带有水分的玻片上，使其均匀铺开。

5. 染色　待玻片自然干燥后用吉姆萨染液染色 10 ~ 20 分钟，水洗、干燥。

【结果判断】

油镜下计数 200 个淋巴细胞中母细胞数，按下式计算其转化率：

$$淋巴细胞转化率 = \frac{转化的淋巴细胞数}{转化的淋巴细胞数 + 未转化的淋巴细胞数} \times 100\%$$

以淋巴细胞转化率报告结果。

【注意事项】

1. 最好设置不加 PHA 的对照，以区分因 PHA 刺激转化的母细胞及血标本中原已存在的母细胞（如某些血液病时），减少对结果的干扰。

2. 培养基成分、小牛血清等对转化率影响较大，应注意预试选定。PHA 的最适浓度，也可通过预试来确定。

3. 培养液 pH 以 7.2~7.6 为宜。要密封试管，减少对 pH 的影响。偏酸对细胞生长不利，偏碱时细胞有收缩倾向。

4. 整个操作过程要注意无菌操作，严防污染。

【应用与评价】

淋巴细胞转化率参考值为（60±7.6）%。细胞免疫功能缺陷或低下的各种疾病，如细胞免疫缺陷、恶性肿瘤以及重症结核、重症真菌感染、瘤型麻风等，淋巴细胞增殖转化能力均可显著降低，此试验无疾病特异性，不能用于疾病的诊断和鉴别。

附1　Hanks 液配制

原液甲：NaCl　　　　　　　　　　　　160g

　　　　KCl　　　　　　　　　　　　　8g

　　　　$MgSO_4 \cdot 7H_2O$　　　　　　　　2g

　　　　$MgCl_2 \cdot 6H_2O$　　　　　　　　2g

　　　　双蒸水　　　　　　　　　　　　800ml

另：$CaCl_2$ 2.8g 溶于 100ml 双蒸水。

将上述二液混合，补加双蒸水至 1 000ml，加氯仿 2ml 防腐，4℃保存备用。

原液乙：$Na_2HPO_4 \cdot 12H_2O$　　　　　3.04g

　　　　KH_2PO_4　　　　　　　　　　1.20g

　　　　葡萄糖　　　　　　　　　　　　20.0g

　　　　双蒸水　　　　　　　　　　　　800ml

　　　　4.0g/L 酚红液　　　　　　　　100ml

补加双蒸水至 1000ml，加氯仿 2ml 防腐，4℃保存备用。

应用液：原液甲 1 份

　　　　原液乙 1 份

　　　　双蒸水 18 份

混合分装小瓶，115℃灭菌 10 分钟备用。

（二）MTT 比色分析法

【材料】

1. MTT　取 5mg MTT 溶于 1ml PBS 中，过滤除菌后 4℃避光保存。
2. 溶剂　二甲基亚砜（DMSO）。
3. RPMI 1640 培养基、PHA 请参见形态学计数法。
4. 96 孔细胞培养板。

【操作方法】

1. 用淋巴细胞分离液自外周血中分离单个核细胞（参见第十二章），用培养液将细胞配成 $1 \times 10^6/ml$ 悬液。
2. 待测细胞培养于 96 孔细胞培养板中，每孔细胞悬液 $100\mu l$。加入 PHA $100\mu l$，37℃，5% CO_2 培养箱培养 72 小时。
3. 终止培养前 4 小时，加入 MTT 试剂 $20\mu l$ 至每孔中，37℃ 5% CO_2 培养箱温育 2～4 小时。
4. 每孔加入 DMSO $100\mu l$，振荡，使甲䐶充分溶解。
5. 每次试验设不加有丝分裂原（用溶解有丝分裂原的溶剂代替）的对照孔。
6. 在酶联仪 560nm 波长测吸光度（A）值。

【结果判断】

以刺激指数（SI）判断淋巴细胞增殖转化程度，通常 SI≥2 为有意义。
$$SI = 测定孔 A 值/对照孔 A 值$$

【注意事项】

1. 培养基、小牛血清等对细胞增殖有较大影响，更换厂家或批号时应与原培养基、小牛血清比对。
2. 由于影响试验结果的因素很多，故选用的试剂、操作程序均应统一和规范。
3. 用特异抗原代替有丝分裂原，此试验可用于研究患者的淋巴细胞对某种特异抗原的反应能力。

实践九　E 花环试验

【目的】

1. 知道 E 花环试验的原理。
2. 学会 E 花环试验的操作方法和识别 E 花环。

3. 了解 E 花环试验的临床意义。

【原理】

T 细胞表面具有 E 受体, 在一定条件下能与 SRBC 结合形成玫瑰花样的花环, 称 E 花环试验。当淋巴细胞与 SRBC 经 37℃ 短时温育、低速离心、再置 4℃2 小时以上所形成的花环数, 代表被检标本中的 T 细胞总数, 称总 E 花环。如改变两种细胞比例, 温育后立即形成的花结, 称活性 E 花环。一般认为活性 E 花环能更可靠地反映 T 细胞免疫功能。

【材料】

1. Hanks 液、抗凝剂 请参见实践八 形态学计数方法

2. Alsever 液　葡萄糖　　　　　　2.05g

　　　　　　　　　氯化钠　　　　　　0.42g

　　　　　　　　　枸橼酸钠　　　　　0.80g

双蒸水加至 100ml, 隔水煮沸 30 分钟, 无菌分装, 4℃ 保存备用。

3. 淋巴细胞分层液 有商品供应。

4. 小牛血清 有商品供应 (一般是取自 5 条或更多的小牛血清, 混合后 56℃30 分钟灭活, 并以 SRBC 吸收而成)。

5. 0.8% 戊二醛溶液 市售戊二醛浓度为 25%, 用时配制。

【操作方法】

(一) 总 E 花环试验

1. 采集待检血样 采 3ml 全血于肝素抗凝管, 可室温 15℃ ~ 25℃ 存放, 但不宜超过 6 小时, 应尽快进行试验。

2. 分离淋巴细胞 参见第十二章单个核细胞分离方法。

3. 配制细胞悬液

(1) **淋巴细胞悬液** 将分离到的单个核细胞加于经 37℃ 预温的 5ml Hanks 液内, 混匀后离心 2 000r/min, 10 分钟。吸弃上清液, 同法再洗涤, 并用 1 000r/min, 离心 10 分钟。最后, 将沉积之细胞悬液用含有 20% 小牛血清的 Hanks 液配成 $1 \times 10^6 \sim 2 \times 10^6$/ml 的淋巴细胞悬液。

(2) **SRBC 悬液** 将 Alsever 液保存的 SRBC (保存液 1 份加脱纤维血 2 份, 混匀, 可保存 2 周), 用 5 ~ 10 倍量的生理盐水或 Hanks 液洗涤 3 次, 最后一次应 2 500r/min 离心 10 分钟, 尽可能吸尽并弃去上清液, 取压积 SRBC 用 Hanks 液配成 1% 悬液 (约 2×10^8/ml)。

4. 促进花环形成 取上述淋巴细胞悬液和 SRBC 悬液各 0.1ml (两种细胞之比例约为 1 : 100 ~ 1 : 200), 混匀, 置 37℃ 水浴 5 分钟, 取出后 500r/min 离心 5 分钟, 再置 4℃ 2 小时以上 (最好 4 小时, 过夜也可)。

5. 制片、染色

(1) **湿片法** 在上述细胞管中, 加 1.0g/L 甲苯胺蓝 1 滴或加 5.0g/L 中性红与

1.0g/L 煌绿各 1 滴染色，然后再滴片、加盖片后镜检。

(2) 戊二醛固定法 先于上述细胞管中加入 0.8% 戊二醛 0.2ml，不必混匀，置 4℃20 分钟后弃去上清液。再轻轻旋转试管（不要用滴管吹打或上下震动试管以防摇散花环）使沉下的细胞重新混匀。再推片、自然干燥、染色，染色时用吉姆萨与瑞氏混合染液（吉姆萨染液 6 滴、瑞氏染液 1 滴、0.067mol/L pH7.4 磷酸盐缓冲液 10ml）染色 10 分钟，水洗、干燥后镜检。

（二）活性 E 花环试验

与总 E 花环基本相同，只有以下两点区别：①淋巴细胞与 SRBC 之比为 1:10，即将 SRBC 按 0.1% 配制；②两种细胞混合后不需预温而立即 500 r/min 离心 5 分钟，离心后不置 4℃，即刻加入 0.8% 戊二醛固定。以下步骤与总 E 花环相同。

【结果判断】

高倍镜或油镜下检查 200 个淋巴细胞，凡黏附 ≥3 个 SRBC 者即为花环形成细胞，再计算花环形成率。

【注意事项】

1. 淋巴细胞的分离、洗涤宜在 37℃ 条件下进行，E 花环形成在 4℃ ~24℃ 结合率较好。
2. 掌握好淋巴细胞与 SRBC 的比例及两者结合的条件、时间。
3. pH 以 7.0 ~7.6 之间为宜。
4. 小牛血清可以增强反应，但小牛血清个体差异大，需预试、灭活、吸收。
5. 淋巴细胞离体后不能超过 6 小时。
6. 一切操作要轻且洗涤不宜过度，以防花环解离。

【应用与评价】

1. 总 E 花环参考值为（64.4±6.7）%。活性 E 花环参考值为（23.6±3.5）%。
2. E 花环增高的疾病见于甲状腺功能亢进、甲状腺炎、重症肌无力、移植排斥反应等。
3. E 花环降低的疾病见于某些病毒感染、全身性红斑狼疮、瘤型麻风、应用激素等免疫抑制剂及接受大剂量放射治疗时。

实践十 总补体活性 50% 溶血法测定

【目的】

熟悉总补体活性 50% 溶血法的原理，掌握其操作方法和临床意义。

【原理】

绵羊红细胞（SRBC）与相应抗体结合形成的致敏红细胞可激活补体，从而导致

SRBC 溶解。当致敏红细胞浓度恒定时，溶血程度与补体的活性成正比。将待检血清作一系列稀释后，分别加入抗体致敏的红细胞进行反应，测定溶血程度，可判定待检血清的总补体活性。由于溶血程度在 50% 附近（30% ~ 70%）时，补体的用量稍有变化就会对溶血程度产生很大的影响。所以通常以 50% 溶血程度（CH50）作为判定反应终点的指标，而不用 100% 溶血程度。

【材料】

1. pH7.4 巴比妥缓冲液（BBS）。
2. 溶血素（抗 SRBC 抗体）。实验中一般使用 2 个单位，按效价用 PBS 稀释。
3. 2% SRBC。
4. 待检血清、生理盐水、17g/L 高渗盐水。
5. 离心机、试管、吸管、恒温水浴箱、分光光度计、比色杯等。

【操作方法】

1. 稀释待检血清 吸取待检血清 0.2ml，加 BBS3.8ml，将血清 1∶20 稀释。

2. 制备 50% 溶血标准管 吸取 2% SRBC 悬液 0.5ml，加蒸馏水 2.0ml，混匀使红细胞全部溶解；加入 17g/L 高渗盐水 2.0ml 使之成为等渗溶液，再加入 2% SRBC 悬液 0.5ml，即成为 50% 溶血管。

3. 正式试验 取 10 支试管按顺序编号，然后按照表 1 所示加入各试剂，将各管混匀，置 37℃ 水浴 30 分钟后测定补体活性。

表 1 补体溶血活性测定（剂量单位：ml）

试管号	巴比妥缓冲液	1∶20 稀释血清	2% SRBC	2 单位溶血素		补体溶血活性
1	1.40	0.10	0.5	0.5		200
2	1.35	0.15	0.5	0.5		133
3	1.30	0.20	0.5	0.5		100
4	1.25	0.25	0.5	0.5		80
5	1.20	0.30	0.5	0.5	37℃水浴	66.6
6	1.15	0.35	0.5	0.5	30 分钟	57.1
7	1.10	0.40	0.5	0.5		50
8	1.05	0.45	0.5	0.5		44.4
9	1.00	0.50	0.5	0.5		40
10	1.05	0.00	0.5	0.5		-

【结果判断】

将各反应管经 2500r/min 离心 5 分钟后，先用目测法观察其溶血程度，并与 50% 溶血标准管比较，选择与标准管最接近的两管，再用分光光度计于波长 542nm 进行比色测定。以缓冲液作为空白，校正零点，找出透光率与标准管最接近的一管，根据该管的血清用量，求出总补体溶血活性。

【注意事项】

1. 待检血清必须新鲜，如放置室温 2 小时以上，可使补体活性下降。

2. 待检血清还应无溶血、无污染等。

3. 实验器材应清洁，残留的酸碱等化学物质均可使补体受破坏。

4. 绵羊红细胞等试剂均应新鲜配制。

5. 补体的溶血活性可受多种因素的影响，如溶液酸碱度变化、钙和镁离子增加等可使补体溶血活性下降；绵羊红细胞浓度和致敏 SRBC 吸附溶血素的量等可直接影响溶血程度，当每一致敏 SRBC 吸附的抗体分子少于 100 时，溶血程度随红细胞浓度的增加而减少，当用高浓度溶血素致敏时，溶血程度则随红细胞浓度的增加而增加。

6. 补体性质不稳定，所以需对试验的条件和各个环节加以严格控制。

【应用与评价】

本方法快速、简便，但敏感性较低，结果易受多种因素的影响，主要用于测定补体经典激活途径的溶血功能，不能测定补体蛋白的绝对值。

CH50 正常参考值：50～100 U/ml。CH50 异常见于：①CH50 增高可见于急性炎症、组织损伤、恶性肿瘤等；②降低多见于免疫复合物型超敏反应，如系统性红斑狼疮活动期、急性肾小球肾炎、类风湿性关节炎和严重肝病等。

实践十一　C3 的测定

【目的】

熟悉免疫比浊测定法的原理、方法及结果判断。

【原理】

本试验以透射比浊法检测人血清 C3 在反应系统中保持抗 C3（抗体）过量时，所形成的免疫复合物与 C3（抗原）的量正相关，而形成的浊度与入射光的衰减呈正相关，测定吸光度 A 值可反映液相中的 C3 量。通过参照标准曲线可得到待测血清中的 C3 含量。

【材料】

1. **标本**　待测人血清、标准血清（混合正常人血清）、人 C3 参考品（或冻干人血清 C3 参考标准）。

2. 聚乙二醇 – 氟化钠（PEG – NaF）溶液 PEG（分子量 6000~8000）4.0g；NaF 1.0g；$Na_2HPO_412H_2O$ 10.15g；$NaN_3$0.18g；加蒸馏水至 100ml。

3. 其他试剂 羊抗人 C3 抗血清、生理盐水、蒸馏水等。

4. 器材 分光光度计（721 或 731 等）、水浴箱、微量移液器、刻度吸管、试管等。

【操作方法】

1. 系列参考管 用生理盐水稀释人 C3 参考标准品，使其稀释度分别为 1:10、1:16、1:20、1:32（浓度可根据不同制剂变动）。取上述 C3 参考标准液各 10 微升分别放于 4 个试管中，另取生理盐水 10 微升，放于第 5 支试管中，作为空白对照。分别做好标记。

2. 血清测定管 将待检血清和标准血清均做 1:10 稀释（0.1ml 待检/标准血清 + 0.9ml 生理盐水），混匀。各取 10 微升分别放于预先标记的试管中。

3. 抗体准备 用 PEG – NaF 溶液稀释羊抗人 C3 抗血清（按商品效价稀释）。

4. 抗原抗体反应 向上述参考管、空白管、标准管、待测管中分别加入稀释抗血清 1ml 混匀后，置 37℃ 水浴 30 分钟。

5. 比浊 用分光光度计进行测定，使用 340nm 的波长，用生理盐水空白管校正零点，逐个测定各参考管、标准管和待测管，准确读取并记录各自的 A 值。

【结果判断与报告方式】

以 4 个浓度的 C3 参考标准品的 A 值为纵坐标、以其含量为横坐标，用半对数纸制作出参考标准曲线，测定待测血清的 A 值，在标准曲线上可查到对应的 C3 的含量值，再乘以标本稀释倍数即可得待测血清中的 C3 含量，以 g/L 表示，标准血清的 C3 含量应该处于正常参考值（1.3g/L）的范围以内，否则应考虑实验结果可能有问题。

报告方式：血清中 C3 含量：XXg/L。

【注意事项】

1. 每批羊抗人 C3 抗血清制品的效价是不同的，因此每批羊抗人 C3 抗血清制品都要测定最适抗体浓度。

2. PEG 的分子量不同，沉淀蛋白的效果不同；PEG 浓度越大，沉淀的复合物越小。

【应用与评价】

免疫浊度法可用于血清中多种蛋白成分的定量测定，临床上应用全自动蛋白检测系统进行免疫浊度测定，如果有特异性好、亲和力强、效价高的抗人 C3 抗血清，就能对大量标本进行自动化检测。

C3 属于急性时相反应蛋白，在全身感染、风湿热、心肌梗死、严重烧伤时血清 C3 含量可升高；在活动性免疫复合物病（如狼疮肾炎、慢性活动性肝炎、类风湿性关节炎等），C3 水平常与 CH50 同时降低。

实践十二　抗 O 试验（乳凝法）

【目的】

1. 掌握间接胶乳凝集法测抗链 O 的原理和方法。
2. 了解间接胶乳凝集法测抗链 O 的意义。

【原理】

将可溶性抗原吸附于一种与免疫无关、大小均匀的载体微粒表面，使成为致敏颗粒或免疫微粒，再与相应抗体结合，由于抗原抗体的特异性结合使载体微粒被动聚集，一定条件下出现肉眼可见的凝集现象。可用作载体的物质有红细胞、聚苯乙烯胶乳颗粒、活性炭以及明胶颗粒等。本实验用溶血素 "O" 作为抗原吸附于聚苯乙烯乳胶颗粒上制成抗原乳胶（ASO 乳胶），ASO 胶乳试剂灵敏度调到 200IU/ml，加入待测血清，如果血清中的 ASO 含量超过 200IU/ml，即可出现肉眼可见的凝集颗粒。

【材料】

1. 待测血清　56℃、30 分钟灭活，可防止假阳性凝集。

2. 试剂　抗链 O 试剂盒包括 ASO 胶乳试剂、阳性对照（＞200IU/ml）、阴性对照（＜200IU/ml）。

3. 器材　反应板、滴管。

【操作方法】

1. 定性试验　在反应板各孔中分别滴加一滴（约 50μl）未稀释的待测血清、阳性对照和阴性对照，再各滴加 ASO 胶乳试剂一滴，轻轻摇匀，两分钟观察结果。阳性结果血清进一步做半定量试验。

2. 半定量试验

（1）待测血清用生理盐水进行 1:2 ~ 1:8 连续对倍稀释（方法如下表）：

表 1　待测血清稀释操作方法

管号	1	2	3
生理盐水	100μl	100μl	100μl
待测血清	100μl	100μl	100μl
血清稀释倍数	1:2	1:4	1:8
待测血清中 ASO 的含量（IU/ml）	400	800	1600

（2）取各稀释倍数的待测血清各 50μl，分别加入 ASO 胶乳试剂 50μl 摇匀，两分钟后观察结果，根据结果即可从上表中查出待测血清中 ASO 的含量。

【结果判断】

1. 定性试验 阳性（ASO>200IU/ml）：出现肉眼可见的凝集现象。

阴性（ASO<200IU/ml）：无凝集现象出现。

2. 半定量试验 根据不同稀释倍数待测血清的凝集情况，从表中查出血清中 ASO 的含量。1∶2 稀释血清出现凝集 ASO 的含量约为 400 IU/ml；1∶4 稀释血清出现凝集 ASO 的含量约为 800 IU/ml；1∶8 稀释血清出现凝集 ASO 的含量约为 1600 IU/ml。

【注意事项】

1. 标本必须用血清，不能用血浆。标本应新鲜，储存于 2℃~8℃并在 48 小时内使用，若长时间不用，应放置于 -20℃保存。

2. 试剂盒不得冰冻，应放置于 2℃~8℃保存。每次使用之前需先取出预置至室温（18~25℃）后才能使用，并且要将试剂充分摇匀，无肉眼可见的絮状物方可使用。

【应用与评价】

用于风湿热、链球菌感染后的肾小球肾炎等链球菌感染性疾病的辅助诊断。

主要参考书目

1. 鲜尽红．免疫检验技术．第2版．北京：人民卫生出版社，2008.

2. 皮至明．免疫学及免疫检验技术．北京：高等教育出版社，2012.

3. 王兰兰，吴健民．临床免疫学与检验．第4版．北京：人民卫生出版社，2008.

4. 刘辉．免疫学检验．第3版．北京：人民卫生出版社，2010.

5. 肖纯凌，赵富玺．病原生物学和免疫学．第6版．北京：人民卫生出版社，2011.

6. 王兰兰．临床免疫学与检验．第5版．北京：人民卫生出版社，2012.

7. 曾照芳．临床检验仪器学．第2版．北京：人民卫生出版社，2011.

8. 王易，卫洪昌．疾病学基础．北京：中国中医药出版社，2010.

9. 李凡，刘晶星．医学微生物学．第7版．北京：人民卫生出版社，2008.

10. 颜培宇，许洪霞，代巧妹．医学微生物学与免疫学．哈尔滨：黑龙江科技出版社，2012.

11. 章晓联．病毒免疫学．北京：科技出版社，2010.

12. 何维．医学免疫学．第2版．北京：人民卫生出版社，2010.

13. 邱全瑛等．医学微生物学与免疫学．修订版．北京：科技出版社，2010.

14. 谢萍，杭菊萍．血吸虫病免疫学检测技术的进展（文献综述）．放射免疫学杂志．2009. 22 （2）：137~139.

15. 吕昌龙．医学免疫学．第2版，北京：高等教育出版社，2008.

16. 吕世静，毕胜利．医学免疫学．北京：科技出版社，2007.

17. 王易，袁嘉丽．免疫学基础与病原生物学．北京：中国中医学出版社，2012.